基层中医药能力提升丛书

总主编 郭子华 陈 燕

基层名医医案

主 编 王大海 李海洋

U0201026

全国百佳图书出版单位
中国中医药出版社
·北 京·

图书在版编目（CIP）数据

基层名医医案 / 王大海 , 李海洋主编 . -- 北京 : 中国中医药出版社 , 2024. 9. -- (基层中医药能力提升丛书).

ISBN 978-7-5132-8864-4

Ⅰ . R249.7

中国国家版本馆 CIP 数据核字第 2024XM2445 号

中国中医药出版社出版

北京经济技术开发区科创十三街 31 号院二区 8 号楼
邮政编码　100176
传真　010-64405721
河北新华第二印刷有限责任公司印刷
各地新华书店经销

开本 880×1230　1/32　印张 12　字数 279 千字
2024 年 9 月第 1 版　2024 年 9 月第 1 次印刷
书号　ISBN 978 – 7 – 5132 – 8864 – 4

定价　62.00 元
网址　www.cptcm.com

服 务 热 线　**010-64405510**
购 书 热 线　**010-89535836**
维 权 打 假　**010-64405753**

微信服务号　**zgzyycbs**
微商城网址　**https://kdt.im/LIdUGr**
官 方 微 博　**http://e.weibo.com/cptcm**
天猫旗舰店网址　**https://zgzyycbs.tmall.com**

如有印装质量问题请与本社出版部联系（010-64405510）
版权专有　侵权必究

基层中医药能力提升丛书

总编委会

名誉主编　陈小春　李小松

总 主 编　郭子华　陈　燕

副 主 编　肖文明　刘　杰　曾　清

　　　　　蔡宏坤　刘　军　杨文洲

　　　　　陈卫平　刘光喜

编　　委　张素秋　吴红玲　胡　蓉

　　　　　冯传平　楼天晓　徐　慧

　　　　　吴橙香　李　远　冯务群

　　　　　黄宇辉

基层中医药能力提升丛书

《基层名医医案》
编 委 会

主　审　周锦颢　陈　燕

主　编　王大海　李海洋

副主编　蒋凯彪　曾恩锦　刘国华

编　委　（按姓氏笔画排序）

　　　　王其美　文　楠　刘　颖

　　　　许岳新　李　勇　杨　敏

　　　　时格格　陈　萍　易　婕

　　　　罗英姣　周　振　徐　波

　　　　高　娟　曾白玉

秘　书　罗英姣　曾白玉

前　　言

中医药博大精深，是中华民族优秀文化的重要组成部分。党的十八大以来，习近平总书记多次对中医药工作做出重要指示，强调要传承精华、守正创新，为建设健康中国贡献力量。

《"健康中国2030"规划纲要》明确指出，健全覆盖城乡的中医医药保健服务体系，所有基层医疗卫生机构都能够提供中医药服务。到2030年，中医药在"治未病"当中的主导作用、在重大疾病治疗中的协同作用、在疾病康复中的核心作用得以充分发挥。湖南省关于促进中医药传承创新发展的系列文件提出：要夯实基层中医药服务阵地，推进实施基层中医药服务能力提升工程，以促进湖湘中医药传承创新发展，加快中医药强省建设。

在湖南省中医药管理局的指导下，在中医药服务能力提升项目的支持下，湖南中医药高等专科学校组织专家针对基层常见慢性疾病编写了一套《基层中医药能力提升丛书》，包括《基层常见慢性疾病中医诊疗手册》《基层药房中药调剂与管理》《基层中医特色护理技术与应用》《基层常见慢性疾病康复技术应用》《基层名医医案》，以满足基层中医药从业人员能力提升和非中医类医师临床学习、应用的需要，助力基层医疗卫生机构中医药服务能力的提升。

本套丛书得到了中国中医科学院广安门医院、广东省中医院、上海中医药大学附属龙华医院、湖南中医药大学护理学院、湖南省中医研究院附属医院、青岛市中医院等的大力支持，并邀请了众多中医药专家参与编写和审定，在此一并表示真诚的感谢。每一位编者既肩负着传承和创新中医药教育的责任，又怀揣着对中医药服务基层民众的殷殷期盼。基层中医药事业发展和中医药服务能力提升任重而道远，本套丛书不仅可以为基层中医药从业人员能力提升提供帮助，也可以为非中医类医师的中医药适宜技术推广培训辅导提供参考。希望广大读者，尤其是基层中医药服务人员对本套丛书提出宝贵意见，以便再版时修订提高。

湖南省中医药管理局　郭子华

湖南中医药高等专科学校　陈燕

2022 年 1 月

编写说明

　　本书编写遵循真实性、科学性、系统性、实用性的原则，力争较全面地反映基层中医临证所见常见病的中医证治，以助于基层中医师、中医实习人员、中医药院校学生中医临床水平的提升。

　　本书是从浩如烟海的期刊报道中（少数来自图书），遴选出基层名中医263则医案，经整理完善而成的。全书分为十二个单元，范围涵括内外妇儿杂症、癌病和急症。本书内容切合基层中医实际，病历完整，按语详细，反映了医者辨治思路和用药特点，适合基层中医师、中医实习人员等使用，也可供中医药院校师生和中医爱好者参考。

　　《基层名医医案》吸收了相关医案类书籍的优点，更注重严谨性，以便向临证教材转化。本书具有以下特点：

　　1.医案涵盖了内科、妇科、儿科、皮肤科、五官科、癌病、急症，其中内科医案占多数，其病名参照张伯礼、吴勉华主编的中国中医药出版社出版的第十版《中医内科学》教材。所选医案为纯中医治疗（未纳入针灸等治疗的医案），几乎没有中西医结合治疗的案例。

　　2.所选医案的主诊者多数来自县区级及以下医疗单位，少数来自地级市医疗单位。

　　3.以保持医案原貌为前提，如患者信息、病史、处方、剂数、随访等均遵照原文献。

4.规范书写。例如:文中出现的西药用通用名;大便情况统一用"一日二三行""二三日一行"的格式;饮片剂量用"g";等等。

5.按照案头、案体、按语的体例形制,所有医案书写规范统一。案头由病名、病机、治法构成;案体的行文顺序按照规范的医案格式和临证思路;按语依照原文,对于部分过于简短的按语,编者进行了适当扩充;最后标注主诊者与医案出处,如主诊者或主诊者的单位不明确,则不标注主诊者。

6.每个病名下的医案排序基本遵照先表后里、先实后虚、先热后寒、先阳后阴的顺序。

7.编者选取医案进行汇编,有些作者因难以取得联系,故未先取得作者的同意,实属不得已而为之,敬请谅解。各位作者可以联系我们领取报酬。

本书编写分工:医案的检索由《中医药导报》编辑人员完成,医案的筛选和整理由王大海、李海洋完成,医案格式的调整和校对由《中医药导报》编辑人员完成,最后由刘国华统稿。

本书在编写过程中得到了湖南中医药高等专科学校领导和同道,以及《湖南中医杂志》编辑部的大力支持和协助,在此谨表深深的感谢!

因编者学识所限,不足之处敬请广大基层中医师、在校师生和同行提出宝贵意见,以使再版时修正。

《基层名医医案》编委会
2023年10月

基层名医亦风流

"一定要编写一本关于基层名中医的书"，这一初心，我深深埋藏了整整十年而始终未变。当下时风，人们总习惯于聚焦大师巨匠，追逐沉醉于名星的耀眼光环之中。顽习久了，也不妨调整一下视角，给那些质朴的基层名中医留下几组特写镜头，或许会给你意外的惊喜。今日恰逢同道相谋而合，遂将初心付之于行动，以医案为切入点，着手编纂《基层名医医案》一书。基层中医人果然让我等耳目一新，震撼不已，敬畏之情也油然而生：基层名医亦风流！

基层名中医，生于基层、长于基层。他们大多没有显赫的文凭，更没有响亮的头衔，其所拥有的只是老百姓相传的好口碑。他们之所以名噪一方，完全是源自社会公认"看得好病"。自然村落里的卫生室、街头巷尾的诊所、偏远山区的卫生院、厂矿企业的职工医院等最基层医疗机构，就是他们赖以生存执业的广阔舞台，也是他们摸爬滚打，练就一身本领的前沿阵地。每天面对形形色色的内、外、妇、儿各科患者，几乎没有选择，都要接诊，他们属于地地道道的"万金油"医生。正是这种全科门诊的广涉历练，造就了通治百病的多面能手。因为条件所限，人手不够，这些基层名中医，免不了还要兼当药工、护理员，要亲自上山采药，要亲手加工炮制饮片及膏、丹、丸、散，甚至还要为患者代煎汤药。节假日加班加点，顶风冒雪走村串户，送医上门，更是家常便饭。这其中承袭了"医药不分家"的中医传统，也培养了"大医精诚"的职业道德。这样成长起来的基层名中医，"昼夜寒暑，饥渴疲劳，一心赴救，无作功夫行迹之心"，这真可谓"明贤治病"、德技双馨，理应受到世人尊重。

基层名中医大多出身于师承，走过的是一条独特的传统的师承教育之路。有的世袭为医，家学渊厚，从小耳濡目染，守祖训而薪火相传；有的自幼拜师入室，天资聪慧，学成出道，服务十里八村，青出于蓝而胜于蓝；还有的是少数民族医，独门单传，凭借专病专技打天下，八方患者慕名云集。这些名医身上，大致有着三个共同的特点：一是明师授业。他们拜的师父，不一定是有名头的大家，但一定是有真才实学的明师，也就是精通医理，"看得好病"的明白之师。有了明师指引，学习路径就会很正，不会走偏，尽量避免走弯路，更不可能误入歧途。二是苦读经典。他们绝大部分人没有系统学习过西医学知识，更没有进过实验室，中医经典原著是他们的主修课、必修课。他们心无旁骛，立志"勤求古训，博采众方"，忘我神游于经文至理，潜心悟道于精方妙术。他们大多入行早，出道快，练的是童子功，少年春风意者也大有人在。有的虽属半路出家，先儒后医，但凭借自身学养底蕴和执着勤勉，也能大器晚成，让人叹服。三是用心侍诊。跟师侍诊，是中医锤炼临证技术水平的必经途径。从某种意义上讲，中医是经验医学，强调个性化诊疗。四诊合参之精熟，辨证用方之精准，都应有一个长期的实践实训过程，唯一有效的方法就是零距离跟师，同步跟进，口传心授，身临其境，真切体验，方可变深奥医理为心法，化方药加减为神奇，察表里寒热虚实以求证眼，将脉诀之要转植为指头记忆。探究恩师熊继柏的国医大师成长历程，其中就有基层名中医真实而传奇的写照。

　　医案是中医临证的真实记录，是医家经验与学术的鲜活载体，也是中医学习的必备教材。国学大师章太炎曾说："中医之成绩，医案最著。"实证教学，历来是中医教育的有效手段。梁启超先生也讲："治学重在真凭实据。"从浩如烟海的期刊报道中（少数选自图书），遴选出263则基层名中医医案，范围涵括内外妇儿杂症、癌病和急症，比较全面地反映了当代基层名中医的中医临诊水平和技术特色，其中内科杂症居多，外科、妇科、儿科、五官科等专科亦各有优势病种精彩呈现。精选的急症案例从一个侧面展现了中医治急症的特色优势，可以从很大程度上消除"中医只治慢病不治急症"的社会偏见。所录的医案都有一个鲜明特征，那就是纯中医治疗，几乎没有中西医结合治疗的案例。虽然也有西医检查与诊断，治疗则完全是按中医临证路径，理法明晰、选方有源、加减有据。

　　为了充分表达医案的系统性、完整性，充分呈现主诊者的独到经验和学术观点，在保持医案原貌的前提下，按照案头、案体、按语的体例，对所有医案进行了书写规范统一。这样做是为了提高其严谨性，也是向临证教材转化的需要。

　　由于时间有限，学识水平更有限，编辑成书难免挂一漏万，鲁鱼帝虎，敬请同道海涵指正。

壬寅仲冬

王大海于百川斋

目　录

一、肺系病证

（一）感冒

解表散寒治疗风寒束肺久嚏案

何某，男，30岁。

初诊（1988-10-17）：喷嚏频作反复1年余。患者平素体健，务农兼捕鱼为业。近1年来常感畏寒、头晕头痛，喷嚏频作，时有鼻塞流清涕，遇寒则剧，医院诊断为过敏性鼻炎。曾服速效感冒胶囊、参苏丸、穿心莲片、鼻炎丸等效果不佳，经西医治疗1月余无明显好转。转求某中医院，以苍耳子散、辛夷散、玉屏风散等治疗，先后服药数十剂，时而好转，时而加剧，经久不愈。刻诊：喷嚏不止，嚏则涕泪俱出，肢体酸痛，时有恶寒鼻塞，头痛无汗，口不渴，二便如常；舌淡，舌苔薄微腻，脉浮而有力。

辨证：风寒束表，肺气失宣。

治法：解表散寒，燥湿宣肺。

主方：麻黄汤加减。

处方：麻黄10g，桂枝10g，甘草6g，杏仁15g，苍术15g。2剂，水煎服。

二诊（1988-10-19）：身有微汗，喷嚏频作显著减少。守方再服3剂。

服药后诸症若失。后以玉屏风散调治半个月而愈。3个月后患者来医院复查，鼻炎痊愈。随访至今未见复发。

按：仲景在《金匮要略·腹满寒疝宿食病脉证治》中指出："夫中寒家，喜欠，其人清涕出，发热色和者，善嚏。"喷嚏是一种临床症状，常伴随他病出现，或由异物异气入鼻所致。中医学认为，肺主皮毛，开窍于鼻。风寒外袭，束于肌表，肺气失宣，气通不利则发喷嚏。患者因常冒雨露，风寒之邪夹湿外袭，郁于肌表，内滞于肺，肺失宣发之职，气通不利而致喷嚏频作。前医拘于过敏性鼻炎而投苍耳子散、辛夷散之类，徒治局部而未顾全面，又用玉屏风散反致闭门留寇。本方用麻黄汤发汗解表以宣肺，又见有舌苔白腻之症，恐有湿邪困扰，故加苍术燥湿健脾，为麻黄汤驱散表邪，排除障碍，湿去则不碍解表。表寒散，肺气宣，气道通，喷嚏自止。

［主诊：湖南省桃源县城都地段医院周汉清；周汉清.麻黄汤治久嚏不止.中医药学报，1989（5）：36.］

表里双解治疗太少两感发热案

刘某，女，54岁。

初诊（1989-03-02）：发热恶寒，肢节疼痛7天。西医诊治无效，遂转诊中医。刻诊：发热恶风，体温38.5℃，肢体痛楚，口苦作呕，肢麻木，皮肤湿润，头面汗出淋漓；舌红，舌苔薄白，脉浮弱。

辨证：伤寒太少二阳并病。

治法：和解少阳，调和营卫。

主方：柴胡桂枝汤。

处方：柴胡12g，黄芩10g，法半夏10g，党参10g，炙甘草3g，桂枝10g，白芍10g，生姜3片，大枣5枚。2剂，水煎服。

二诊（1989-03-04）：体温降至37.4℃，汗出大减，肢痛亦除。守服原方2剂，水煎服。

三诊（1989-03-06）：体温36.5℃，寒热口苦均无，仍微汗出。改拟桂枝合玉屏风散3剂，水煎服。服药后病愈，出院。

按：《伤寒论》第146条曰："伤寒六七日，发热微恶寒，支节烦疼，微呕，心下支结，外证未去者，柴胡桂枝汤主之。"患者为太少二阳并病，治宜和解少阳、调和营卫，方用柴胡桂枝汤，取小柴胡汤、桂枝汤各半量，合剂制成。其外能解太阳表邪，内能疏少阳枢机，有和营卫、调阴阳气血之功。服药4剂后，疾病缓解，但仍微汗出，考虑卫表不固气虚，故合用玉屏风散益气固表止汗。正如《医方考》所云："卫气一亏，则不足以固津液，而自渗泄矣，此自汗之由也。白术、黄芪所以益气，然甘者性缓，不能速达于表，故佐之以防风。"故3剂后病愈出院。

［**主诊：**湖南省辰溪县中医院胡学刚；胡学刚.柴胡桂枝汤应用体会.中医药研究，1989（6）：33.］

宣湿化浊治疗湿阻膜原感冒案

佘某，男，64岁。

初诊（1981-08-24）：寒热往来2天。刻诊：寒则颤抖发冷，热时身如燔炭，脘痞呕恶，心烦懊恼，不寐，痰难咯出，溲赤灼热；舌质深红，舌苔如积粉，脉弦数有力。

辨证：痰湿秽浊阻于膜原。

治法：开达膜原，宣湿化浊。

主方：柴胡达原饮加味。

处方：柴胡10g，枳壳10g，厚朴10g，青皮6g，黄芩10g，桔梗10g，草果6g，槟榔6g，荷叶梗20g，佩兰10g，石菖蒲10g，生甘草6g，滑石15g，山栀6g，浙贝母12g，竹茹6g。2剂，水煎服。

二诊（1981-08-26）：寒热解，诸症减轻。因苔腻垢浊未净，胃呆纳少，改用三仁汤加味。杏仁12g，滑石20g，通草6g，白蔻仁10g，竹叶12g，厚朴10g，薏苡仁20g，法半夏10g，黄连6g，佩兰10g，藿梗6g。3剂，水煎服。

三诊（1981-08-29）：苔垢除，胃得纳谷。再以健胃益气之剂，病渐痊愈。

按：患者痰湿浊毒舍于伏脊之内，邪阻膜原，形似少阳，病情重，以舌质深红、舌苔白厚如积粉为特征，方用《重订通俗伤寒论》柴胡达原饮加味。柴胡疏达膜原之气机，黄芩、栀子泄膜原之郁火；枳壳、桔梗、竹茹、贝母开上，厚朴、草果疏中，青皮、槟榔达下，八药合用，燥湿化痰，开痞散结，以畅达三焦之气机，使膜原伏邪从三焦外达肌腠而解；荷叶梗透之；甘草和之；佩兰、石菖蒲、滑石化湿浊，使湿热秽浊得以芳化分消。服两剂后寒热即解，诸症减轻。又因苔腻垢浊未净，胃呆纳少，改用三仁汤加黄连、佩兰、藿梗清热利湿，以健胃益气之剂固护正气，病渐愈。

［主诊：湖南省辰溪县中医院胡学刚；胡学刚.和解少阳法临床运用经验点滴.湖南中医杂志，1986（5）：25.］

（二）咳嗽

化瘀清毒治疗疫毒瘀肺顿咳案

周某，男，4岁。

初诊（1973-10-09）：顿咳20余日，伴眼、鼻出血及痰中带血。咳声阵作，昼轻夜重，咳时面色潮红乃至青紫，后至喉中如鸡叫之回声时，吐出带血之痰并见鼻衄，方可暂时缓解。日夜数十次，外院予以多种抗生素治疗两周无效。刻诊：双眼白睛尽为紫暗血瘀斑。患儿因惧怕而哭闹，以致顿咳发作，咳声急剧，乃至鼻衄，呕吐痰涎，且痰中带血；舌淡紫红，舌苔薄黄，脉弦细带数。

辨证：疫毒瘀肺。

治法：化瘀清毒。

主方：血府逐瘀汤加减。

处方：生地黄15g，全当归8g，赤芍8g，川芎6g，柴胡6g，枳壳6g，桃仁8g，川牛膝10g，桔梗8g，红花3g，甘草5g，百部18g。3剂，水煎服。另用红花3g，以开水泡后点双眼。

二诊（1973-10-14）：咳嗽阵作日夜仅3~5次，鼻衄停，眼眶变为淡紫，白睛瘀斑已退，病情大有好转。上方加黄芪15g，3剂，水煎服。

药后血止、瘀散、咳停，告愈。

按： 本案为疫毒客肺，肺不肃降，咳急且久，肺络瘀阻，痰瘀胶结，气逆热迫，故血妄行不循常道而出上窍。血府逐瘀汤源自《医林改错》，主治"胸中血府血瘀"诸症。疫毒瘀肺，其病性、病位与该方主治合拍，故可依法施用。方中生地黄、全当归、赤芍、川芎凉血止血，柴胡、枳壳清热宽胸，桔梗载诸药上行入肺降逆，川牛膝引血下行，桃仁、红花、百部逐瘀镇咳，甘草调和诸药而收捷效。

[主诊：湖南省常德市第二中医院吴忠文；吴忠文.逐瘀法治验2例.湖南中医学院学报，1993，13（2）：36.]

夏养脾胃调理脾虚久咳案

张某，男，56岁。

初诊（2000-06-20）：入冬反复咳嗽10年，腹泻1周，服西药未愈。刻诊：面色无华，乏力纳差，脘腹胀满，泻下水样大便；舌淡，苔薄白，脉沉缓。大便常规检验仅发现脂肪球。

辨证：脾虚食滞。

治法：健脾化滞。

主方：四君子汤合保和丸。

处方：党参10g，茯苓10g，炒白术12g，炙甘草10g，焦山楂10g，法半夏10g，陈皮10g，连翘10个，神曲12g，炒麦芽15g。3剂，水煎服。告愈。

二诊（2000-06-23）：问其病史，患者近10年来入夏喜食冷饮及冰啤酒，即嘱患者夏日勿贪凉，并常用薏苡仁、怀山药煎汤代茶。

当年入冬很少感冒咳嗽。追访3年，入冬体健，病未再发。

按：《素问·四气调神大论》云："春夏养阳，秋冬养阴。"春夏养阳"即是指春夏季节人的生活起居、饮食及治病的药物都要顾护脾胃阳气。患者夏日喜食冷饮及冰啤酒有损脾阳，导致脾失运化，土不生金，肺失濡养。肺气虚弱则腠理疏松，卫外不固，入冬寒邪袭肺，故每入冬则易受外感而咳吐不已。论其病机，其标在肺，其本在脾。患者夏日禁食冷饮，以保脾胃之阳；常饮薏苡仁淮山汤，借以健脾祛湿，振奋脾阳。脾旺则土能生金，肺气不虚，腠理固密，入冬虽有寒邪外袭而无损于肺，故冬日咳吐之疾不药而愈。

［主诊：湖南省桃源县红十字会医院周汉清；周汉清.时间养生验案二则.中国民间疗法，2004，12（12）：36-37.］

温肺补肾治疗肺肾虚寒久咳案

张某，女，69岁。

初诊（2019-05-07）：受凉后咳嗽两个月。咳大量白黏痰，咽痛，稍感胸闷、气促，伴头晕、发热、汗出。外院西医治疗后症状有所改善，但仍咳嗽、咳痰。检查示：血常规、C反应蛋白、胸部正侧位片未见明显异常。双肺呼吸音稍粗，未闻及明显干湿啰音。刻诊：咳嗽频作，咳声轻微，遇冷加剧，咳大量白稀痰，伴乏力、汗出，动则甚，纳欠佳；舌淡红，舌苔薄白腻，脉弦滑。

辨证：虚寒夹痰。

治法：温肺补肾，化痰止咳。

主方：玉屏风散合金水六君煎加减。

处方：当归12g，熟地黄15g，陈皮10g，法半夏10g，茯苓10g，炙甘草6g，黄芪12g，白术12g，防风10g，干姜6g，杏仁12g，桔梗10g。5剂，水煎服。另予中药贴敷（穴位贴敷药物由肉桂、细辛、甘遂、麻黄、延胡索、白芥子细末按照1∶5∶5∶5∶10∶10比例用姜汁调制而成）贴于定喘、肺俞、脾俞、肾俞、膈俞、膏肓、丰隆、足三里、大椎、天突、命门、气海等处，贴2小时后取下。

二诊（2019-05-21）：偶有咳嗽，乏力好转，无咳痰、汗出；舌淡红，舌苔薄白，脉弦。查双肺呼吸音清晰。上方去杏仁、桔梗，再服3剂，水煎服。继续予以穴位贴敷。

后随访已无咳嗽、乏力。

按：《景岳全书》记载金水六君煎"治肺肾虚寒，水泛为痰；或年迈阴虚，血气不足，外受风寒，咳嗽呕恶，多痰喘急等证，神效"。患者初因感受寒邪，直中肺腑，肺失宣肃，肺气上逆致咳，经治疗后表证已消，但年老体虚，元气不足，运化功能失常不足以抵抗外邪，致咳嗽迁延不愈，属虚寒夹痰证。故初诊时予玉屏风散合金水六君煎加减。方中当归、熟地黄温养肺肾，法半夏、陈皮燥湿化痰，黄芪、白术健脾益气固表，防风祛风解表，茯苓健脾利湿、宁心安神，炙甘草健脾和中，干姜温肺化饮，杏仁止咳平喘，桔梗可载药上行，同时宣肺可助排痰。诸药合用，共奏滋养肺肾、健脾益气、化痰止咳、祛风解表之效。

穴位贴敷药物由温阳散寒、祛湿化痰的药辅以补益肺脾肾、活血通络、辛香走窜药组成。《灵枢·背腧》谓："五脏之腧，出于背。"指出背部腧穴为脏腑气血灌注的要穴，脏腑疾病应取五脏俞穴治疗。肺俞输注肺之经气，可宣降肺气起到理肺止咳平喘的功效；脾俞则健脾益气、行气燥湿以化痰；肾俞既可刺激肾之经气，又可通过药物作用直接补肾温阳；膈俞为血之会，可调一身气血；膏肓为治疗各种亏虚劳损的要穴；丰隆为祛湿祛痰要穴；足三里为强身健体之要穴；大椎祛邪外出，又提升阳气；定喘属经外奇穴，是治疗咳喘的经验穴；天突可止咳平喘；命门可培肾固本、温养真阳；气海、血海调控气血。诸穴合用，达到表、里、标、本同治之功，协同中药汤剂治疗疗效更好。

［主诊：重庆市垫江县中医院石峻；张婕，刘峻呈，石峻，等.石峻治疗感染后咳嗽经验.实用中医药杂志，2020，36（1）：119.］

（三）哮喘

表里同治急救表里俱实咳喘案

李某，男，56岁。

初诊（1998-12-15）：咳喘反复发作7年，复发加剧7天。患者素有喘疾，7天前外出感风寒，次日出现恶寒、发热、咳嗽气喘、肢节疼痛，服小青龙汤以及西药抗感染，无效。刻诊：咳嗽气喘加重，咽干，口渴，大便3日未行，腹部胀满，小便短黄；舌红，苔黄滑，脉浮滑数。

辨证：素蕴痰热，复感风寒。

治法：辛温解表，泄热涤痰。

主方：防风通圣散加减。

处方：防风6g，荆芥6g，麻黄6g，大黄6g，栀子6g，天竺黄6g，连翘10g，黄芩10g，桔梗10g，生石膏30g，芦根15g，六一散15g。3剂，水煎服。

二诊（1998-12-18）：大便通，微喘，咳嗽，痰黄，口渴；

舌红，舌苔黄滑，脉弦滑数。乃为痰热留恋、肺失清肃所致，治宜清肺化痰。原方去荆芥，加瓜蒌皮10g，紫苏子10g，浙贝母10g，杏仁10g，鱼腥草15g。5剂，水煎服。药后喘平咳止。

按：患者外感风寒，内有郁热，故治宜外散表寒，内涤痰热，通腑导浊，方用防风通圣散加减。防风通圣散出自《宣明论方》，主治表里俱实证，临床常用于治疗感冒、头面部疖肿、急性结膜炎、高血压病、肥胖、习惯性便秘、痔疮等属风热壅盛，表里俱实者。防风、荆芥、麻黄轻浮升散，解表散寒，使风热随汗出而散之于上；大黄通腑破结，栀子降火利水，使风热随便出而泄之于下；天竺黄清热化痰；芦根、桔梗、生石膏清肺泻胃；黄芩清中上之火；连翘清热解毒、消肿散结；六一散上清水源，下利膀胱水道，使三焦内蕴之热从小便而出，以解湿热。3剂后，患者大便通，仍有微喘、咳嗽痰黄、口渴等症，此为痰热留恋、肺失清肃所致，治以清肺化痰，方用宣肺疏风、止咳化痰之止嗽散，去解表之荆芥，加清热化痰之瓜蒌皮、浙贝母、鱼腥草，降气止咳之紫苏子、杏仁。5剂后，喘平咳止。

［主诊：湖南省溆浦县龙潭镇中心卫生院张寿华；张寿华. 防风通圣散临床运用举隅. 实用中西医结合临床，2004，4（6）：62.］

涤清泻下治疗痰热壅实哮喘案

冯某，男，62岁。

初诊（1992-02-06）：气喘反复15年，复发加重7天。患者患慢性阻塞性肺病15年余，因1周前暴食肥甘后复受风寒外邪侵袭而发哮喘。刻诊：喘促气急，不能平卧，伴有咳嗽，咯痰黄稠，纳呆恶心，大便干结4日未行；舌苔腻黄，脉滑数。

辨证：痰热壅实，腑气不通。

治法：涤痰清火，泻下通腑。

主方：小承气汤合桑白皮汤加减。

处方：大黄10g（后下），厚朴12g，枳实10g，桑白皮12g，杏仁10g，瓜蒌12g，葶苈子10g，黄芩10g，炙甘草6g。2剂，水煎服。

患者服药后大便通畅，喘急消失，已能平卧，偶有咳嗽。予以七味都气丸合生脉散调理善后。

按：肺与大肠相表里，肺气肃降，有助于大肠传导功能的发挥，大肠传导功能正常，则有利于肺的肃降。若大肠实热，腑气不通，则可影响肺的肃降而产生胸满、喘息气急等症，此时以泻下通腑法，可使肺气通利，喘咳得平。本例患者肺疾日久，因暴食肥甘，复受外邪，湿痰化热而引发诸症。方中以小承气汤泻下通腑，桑白皮、葶苈子、瓜蒌、黄芩涤痰清火使肺气得降，杏仁降肺气，炙甘草补中缓急，则喘急自平。

［主诊：甘肃省定西县中医院（现甘肃省定西市中医院）周勤；周勤.下法治疗急症举隅.甘肃中医，2002（3）：34.］

回阳救逆治疗阳气虚脱咳喘案

李某，男，64岁。

初诊（1981-12-05）：咳嗽、喘息1天。患者素有慢性支气管炎。昨日下午锄麦受凉，发生咳喘。刻诊：咳嗽，喘息，大口吐清稀白痰，头痛，身痛，恶寒发热，体温39.5℃，苔白滑，脉浮。

辨证：外寒内饮。

治法：解表散寒，温肺化饮。

主方：小青龙汤。

处方：麻黄、白芍、干姜、五味子、甘草、桂枝、半夏、细辛各9g。2剂，水煎服。

二诊（1981-12-15）：其子述其父病重，邀余前往。及至，但见患者汗出不止，面青肢冷，心悸气短，喘咳不得平卧，语音低微，气不接续；舌淡，六脉沉微欲绝。问其原委，其子代诉，上次服了两剂药后，喘咳俱减，病好大半。照原方又服8剂后，反而加重。此乃方中固本扶正力量不足，久服宣散，下元益虚，故出现阳气虚脱之象。治当急予回阳救逆，纳气平喘。

处方：炮附子30g，茯苓20g，半夏15g，白术9g，补骨脂12g，五味子6g，白芍15g，细辛6g，肉桂6g，干姜9g。3剂，水煎服。

三诊（1981-12-20）：上症好转，面有喜色。守原方去干姜，加人参9g，龙骨20g。5剂。

连服5剂，诸症消失。后以蛤蚧定喘丸调理而愈。

按：小青龙汤用于外寒内饮之证，必须根据病情、体质而灵活运用。凡是久病体虚或下元亏虚型的咳喘，细辛、桂枝量应在4.5～6.0g，五味子应在12.0g左右，以加强敛阴固本的作用。同时还不宜多服、久服，以免造成虚脱。后来就此病例请教于人，他人曰："《金匮》明言：'青龙汤下已，多唾口燥，寸脉沉，尺脉微，手足厥逆……'此例患者必素体肾亏兼夹外感，又加用之过度使然。用之不慎，就有'拔肾根'的危险。"闻之感悟颇深，故录之以作戒训。

［王勤生，张泽生.小青龙汤临床运用得失.河南中医，1991，11（2）：12-13.］

（四）肺胀

补中散寒治疗脾虚外感肺胀案

欧阳某，女，64岁。

初诊（2007-10-03）：咳嗽，咯白色泡沫样痰，反复发作10年，伴气短加重两日。患者受凉后自觉恶寒发热（体温38℃），全身酸痛，无汗，动则气喘，说话气短无力，大便时溏，纳食欠佳。刻诊：舌质淡胖边有齿印，舌苔薄白腻，脉浮滑小数。听诊双肺弥漫哮鸣音。查血常规：白细胞14.8×10⁹/L，中性粒细胞80%；X线片：右下肺有小斑片状阴影，肺野透亮度轻度增高。

辨证：肺脾气虚，风寒外束。

治法：补中益气，散寒解表。

主方：补中益气汤加减。

处方：黄芪45g，党参10g，白术20g，升麻10g，柴胡20g，当归10g，陈皮10g，生甘草6g，干姜4g，炙麻黄6g，杏仁10g，桔梗6g，枳壳12g，法半夏10g，冬瓜仁10g，甘松10g，红景天30g。3剂，水煎服。

二诊（2007-10-06）：汗出热退。去麻黄，减柴胡剂量，加山药50g，大枣10枚。适逢冬季，又以上方为基础熬制成膏方，调理后自感精力充沛，快走无喘促气急感。

随访两年，未见喘咳复作，病情稳定。

按：慢性支气管炎是一种气道慢性、非特异性炎症，以慢性咳、痰、喘为主要临床表现；与吸烟、呼吸道感染等因素有关。其基本病机为肺、脾、肾三脏功能失调，痰浊、水饮、瘀血搏结于气道，或因外感，或因内伤而诱发。肺气失于宣降，则出现咳、痰、喘的症状。方中运用补中益气汤健脾益气，补益后天脾胃，使宗气充足；炙麻黄解表散寒，宣肺平喘；干姜、法半夏、冬瓜仁散寒化痰饮；桔梗、枳壳、杏仁一升一降，使气机升降自如；甘松炮制后可醒脾健胃，理气化痰；红景天有活血消肿、清肺止咳、解热止痛、益气安神之功效。诸药合用，扶正祛邪，且治疗始终贯穿补中化痰法，而收事半功倍之效。

［廖杏琴，邓宝华.补中益气法论治慢性支气管炎浅识.实用中医内科杂志，2011，25（2）：43-44.］

回阳固脱急救心衰痰瘀咳喘案

宋某，女，74岁。

初诊（1983-01-01）：咳喘反复发作10余年，加重7天。患者素有痰饮，继患肺胀，感受寒邪后咳喘加剧，面浮唇紫，心胸阵痛，外院综合治疗7天症状无改善，出院后病情转危重，家人已为其准备后事。入院诊断：慢性支气管炎并感染；阻塞性肺气肿；慢性肺心病；充血性心力衰竭Ⅲ度。刻诊：形体消瘦，颜面苍白而浮肿，双目无神，张口呼吸，口唇发绀，喉中痰鸣，神志昏聩，偶能言语，但声音低微，时断时续；舌体呈紫色，舌下络脉青紫粗张，脉象数大无根。

辨证：心阳衰微，痰瘀内阻。

治法：回阳救逆固脱。

主方：回阳救急汤加减。

处方：人参15g，麦冬10g，五味子10g，附子10g，干姜5g，熟地黄15g，法半夏10g，肉桂3g，茯苓15g，白术10g，陈皮10g，炙甘草6g，丹参10g，紫苏子10g。嘱浓煎频服。

二诊（1983-01-03）：药进2剂。白天神志略清，能饮1小杯桂圆汤，至夜又说胡话，喉中痰鸣，呼吸困难。因夜半阴寒独盛，阴盛则阳微，故病情反复加重。仍守回阳之法，原方人参、熟地黄两药用量增至20g。3剂，水煎服。

三诊（1983-01-06）：病见转机，患者神志清醒，浮肿见消，两目得神，说话略有力，能在床上坐，舌紫转红润，能进少量饮食，二便调，仍咳喘。守服原方5剂。

四诊（1983-01-12）：进服5剂，神情转佳，胃开知饥，呼吸平稳，咳喘亦略减，危候缓解。

按：疾病发展到阳气衰微，阴寒内盛，肢厥神昏，诚生死存亡之秋，非大剂温热回阳救逆不可。方选回阳救急汤。方中以四逆汤加桂温补回阳，为君。以《千金要方》生脉散为臣，以人参益气生脉，麦冬治胃络脉绝，五味子引阳归根也，内含六君补益中气。方中用熟地黄，是宗景岳阴中求阳之法，复佐紫苏子降气化痰，丹参活血化瘀。力遣四逆、生脉、参附、六君，复方重剂，群雄并进，开辟群阴，交通中土，迎阳归舍，是以获效。前贤何秀山对《伤寒六书》回阳救急汤赞誉极高，言其"面面顾到"，乃"回阳固脱，益气生脉之第一良方"。

［胡学刚，孙梅初.老年危病二则.湖南中医杂志，1989（4）：36-37.］

（五）肺痈

清热解毒化瘀治疗痰热夹瘀肺痈案

申某，男，23岁。

初诊（1976-03-20）：恶寒发热、咳嗽、头痛、汗出5天。患者从事炊事员一职，素体健康。求某医诊治，诸症均减，唯咳嗽未止。近来，体温逐渐上升至40℃，咳嗽增剧，吐出脓痰，呼吸急促，于某院住院治疗一周，病情未见明显好转。刻诊：壮热神昏，汗出，胸闷作痛，转侧不利，咳嗽气急，咳吐脓痰，其味腥臭，口干咽燥，烦躁不安；舌质红，苔黄厚，脉数有力。胸部X线片示：右肺叶大片状阴影，密度不匀，阴影内可见液气平面。

诊断：肺痈（成脓期）。

辨证：热毒炽盛，正邪交争，痰热壅肺，瘀热内结。

治法：清热解毒，化瘀散结。

主方：四妙勇安汤加味。

处方：金银花90g，玄参60g，当归45g，甘草20g，蒲公英30g。3剂，1剂/日，分3～4次温服。

按原方加减服用12剂，病愈出院。随访至今未再发。

按：四妙勇安汤重用金银花为主药，取其清热解毒之功；当归活血散瘀；玄参泻火解毒；甘草清解百毒；再加蒲公英清热解毒、散结消肿。五药合用，共奏清热解毒、活血散瘀之效。无论是外感热病，还是内伤杂病，不论是西医学易治之病，还是西医学较为棘手的疑难病证，中医只要辨证准确，用药精当，就能获得满意的疗效，堪为后学者效法。

［郑振芳，郑英良.运用四妙勇安汤治疗内外科杂病经验总结（四妙勇安汤新用）.中国中医药咨讯，2010，2（13）：245.］

（六）肺痨

养阴清热治疗阴虚潮热案

廖某，女，63岁。

初诊（1989-09-24）：午后发热反复半个月，于外院曾用青霉素、链霉素、异烟肼治疗十日，未能退热。高热时体温39.5～40.0℃，每日下午2时始发热，时而恶寒，入夜则热甚，至翌日清晨热自退，伴五心烦热，咳嗽，纳少，口干不饮，手足心灼热难受，欲置凉水中始快。刻诊：形体消瘦，面色苍白，精神萎靡；舌质红，舌苔白略厚，脉细数。既往病史：1985年确诊肺结核，因未能坚持化疗，病情一直迁延不愈。

辨证：阴虚潮热。

治法：养阴清热。

主方：小柴胡汤合青蒿鳖甲汤加减。

处方：柴胡10g，黄芩10g，半夏10g，党参10g，青蒿10g，牡丹皮10g，知母10g，地骨皮10g，生地黄30g，鳖甲15g，甘草5g。2剂，水煎服。

二诊（1989-09-26）：寒热尽退，体温36.8℃，精神好转，胃动知饥。复进2剂。

观察1周寒热未再复发。

按：肺结核临床以阴虚多见，《素问·逆调论》曰："阴气少而阳气胜，故热而烦满也。"患者寒来热往每起于午后阴分，夜热早凉，显系阴虚而见于少阳证。清·名医高鼓峰治肺痨久热不退，每以小柴胡汤加生地黄30g取效，余宗其法，考虑患者热淫日久，阴伤难复，故以青蒿鳖甲汤复方进行治疗，滋阴退热之力益增，高热等象随之而愈。

［主诊：湖南省辰溪县中医院胡学刚；胡学刚.肺结核高热治验.四川中医，1991（1）：28.］

二、心系病证

（一）心悸

益气养血治疗气血两虚怔忡案

刘某，男，58岁。

初诊（2007-05-12）：反复心悸8个月。患者心悸阵作，心中惕惕不安，自觉有逆气从胸中上冲已8个月，其症状无昼夜差别。查心电图，示频发性室性早搏。服用西药维拉帕米、普罗帕酮等控制早搏，上症短时间可缓解，但久而罔效，遂停用，转求中医。刻下症见：面色萎黄，精神疲惫，手足欠温；舌淡，苔薄白，脉结代。

辨证：气血两虚，心阳不振，血脉瘀滞。

治法：益气养血，温阳化瘀。

主方：当归补血汤加味。

处方：黄芪50g，当归10g，桂枝10g，人参5g，阿胶15g（烊化），薤白10g，赤芍12g，丹参15g，五味子6g，炙甘草10g。5剂，1日1剂，水煎服。

服用上方后自觉心悸好转，夜寐转安。再进5剂，诸症悉减。后守方共服20剂，诸症消失。

按：频发室性早搏归属中医学"怔忡"范畴。心主血，有赖于血液的滋养，尤赖宗气的推动而运行血脉，心神得以所养。今心血不足，心阳不振，心脉因之痹阻，气血不能畅达，从而出现怔忡。明·孙一奎提出："治怔忡之法，惟当益其心血。"但此中益心血而非补血，恐滋腻滞气，故首推当归补血汤合人参补气以生血；桂枝配阿胶意在补而不滞、温而不燥；薤白与桂枝相伍增强通阳散结之效；赤芍、丹参以活血散瘀；炙甘草调和诸药，与桂枝相合辛甘通阳，与五味子相合酸甘化阴。全方配伍严谨，故临证效佳。

[主诊：湖南省新化县疾病预防控制中心曾劲松；曾劲松.当归补血汤的临床运用举隅.中医药导报，2007，13（4）：63-64.]

益气固脱急治气血两亏妊娠怔忡案

鄢某，女，20岁。

初诊（1974-07-20）：妊娠怔忡、气促持续加重8个月。怀孕5个月以来，间作气促，怔忡，神疲乏力，至妊娠8个月时，上症明显加重，持续发作，遂在当地医院治疗，效果不显。近半个月气促、怔忡益甚，且周身汗出，不能平卧，由乡卫生院转来县医院妇产科住院治疗，诊断为"晚期妊娠临产合并心衰"，予常规西药抗心衰治疗，症状无明显改善。刻诊：患者半坐卧位，形体瘦弱，精神疲惫，少气懒言，面色潮红，唇红而干，大汗淋漓，汗出而黏，四肢欠温；舌淡红，苔薄白而干，脉细数（168次/分）。

辨证：气阴两亏。

治法：益气固脱，敛阴和阳。

主方：生脉散加味。

处方：红参须30g（另蒸，兑服），麦冬15g，五味子、山萸肉各6g，煅龙骨、煅牡蛎各15g（包煎）。

二诊（1974-07-21）：服1剂，精神好转，大汗得止，四肢渐温，但脉仍数，间作怔忡，微汗，唇红。药已中的，效不更方，续服原方2剂。

药尽诸症消失。后顺产一男婴，母子平安。

按：大汗淋漓，四肢欠温，脉细之证，似属亡阳之候，法当回阳救逆，宜参附汤主之。然此证情有出入：时值炎暑之季，暑能伤津耗气，此其一；晚期妊娠临产，精血专以养胎，此其二；虽大汗淋漓，但汗出而黏，此其三；四肢欠温，但唇红而干，面色潮红，虽谓"戴阳证"，然阴足，阳焉能上浮，此其四；脉虽细，但数，且舌淡红而干，加之素体瘦弱，均提示气阴两亏。故药用参须益气固脱；麦冬养阴增液；五味子、山萸肉敛阴和阳；煅龙骨、煅牡蛎益阴潜阳。共奏益气固脱、敛阴和阳之功。由于用药中的，故效如桴鼓。

［主诊：湖南省茶陵县中医院陈华；陈华.晚妊临产合并心衰.湖南中医杂志，1987（6）：31.］

温阳活血治疗阳虚阴寒心悸案

郑某，女，60岁。

初诊（2010-06-13）：心悸、气短10年余。症状加重时出现晕厥，曾在多家医院诊治，诊断为"病态窦房结综合征"，医生建议安装起搏器治疗，患者拒绝。患者口服心宝丸过敏，平时口服山莨菪碱-2（654-2）片、阿托品疗效不佳，在医院住院静脉滴注异丙肾上腺素，疗效尚可，停药后症状同前。现患者口服地高辛片、单硝酸异山梨酯片等药物，间断吸氧。刻下症见：心悸，头晕，胸闷，气短，口唇微紫，动则喘息，不能平卧，四肢微冷；舌质淡胖，苔白，脉细而迟结代。心电图示：心率37次/分，律不齐，室早三联律，下壁心肌供血不足；24小时动态心电图示：最低心率27次/分，最高心率154次/分，可见窦房传导阻滞、窦性停搏。

辨证：心肾阳虚，阴寒固结，血脉迟滞。

治法：益气养阴，温阳活血复脉。

主方：参麦饮、麻黄细辛附子汤合瓜蒌薤白桂枝汤加味。

处方：人参8g，麦冬10g，五味子10g，麻黄8g，制附子8g，细辛6g（先煎），瓜蒌15g，薤白10g，桂枝10g，桃仁10g，红花20g，鸡血藤30g，炙甘草8g。7剂，1剂/日，水煎服。嘱患者卧床休息，继续间断吸氧。

服上方后患者心悸、气短，动则喘息症状大减，口唇微紫消失，已能平卧。查心电图示：心率48次/分，窦性心律不齐，下壁心肌供血不足。效不更方，前后共服6周，诸症基本消失。后查心电图示：心率62次/分，窦性心律，仍下壁心肌供血不足，但较前心电图有改善。随访至今未复发。

按：病态窦房结综合征常见病因为心肌病、冠心病、心肌炎，亦见于结缔组织病、代谢或浸润性疾患，不少病例病因不明。除窦房结及其邻近组织外，心脏传导系统其余部分也可能受累，引起多处潜在起搏和传导功能障碍。合并房室交接处起搏或传导功能不全的又称双结病变；同时累及左、右束支的称为全传导系统病变。病态窦房结综合征的病程发展大多缓慢，从出现症状到症状严重可长达5~10年或更长。少数急性发作，见于急性心肌梗死和急性心肌炎。病态窦房结综合征属中医学"心悸""胸痹"范畴；《黄帝内经集解》载："宗气积于胸中，出于喉咙，以贯心肺，而行呼吸焉。"若宗气不足，则一身之气皆受影响，心肺功能也不能得以正常发挥。心脏的功能虽与心气、心阳、心阴、心血的温煦和濡养有关，但都从宗气的功能体现出来。宗气功能正常，心脏功能正常。患者心气阴两亏，尤以心肾阳虚为主，心阳虚不能鼓动心脉，则心动迟缓而致病窦，故治以益气养阴，温通心阳，以麻黄细辛附子汤合参麦饮加味，治疗取得满意疗效。

[佟秀芳，张国江.重症病态窦房结综合征治验.中国中医急症，2012，21（4）：677.]

（二）胸痹

清热化痰治疗痰热痹阻心痛案

孙某，男，76岁。

初诊（2019-08-05）：胸痛反复3年，加重1个月。3年前无明显诱因感胸痛，就诊于当地医院，诊断为"冠心病、高血压2级极高危"。遂予阿司匹林每次100mg，每晚1次；阿托伐他汀钙片每次20mg，每晚1次；苯磺酸左氨氯地平片每次2.5mg，1次/日，治疗至今。1个月前感胸痛较前加重，遂于当地医院住院，其间行冠状动脉造影检查，提示两支病变（左前降支、左回旋支）最严重处狭窄约65%。予以抗血小板聚集、降脂稳斑、降压、改善心肌微循环等治疗，症状好转后出院。5天前感胸痛较前稍加重。刻诊：胸痛阵发（4～5次/日），心胸憋闷不适，活动后明显加重，神疲乏力，心悸，口干口苦，头晕颈胀，双下肢轻度浮肿，纳寐一般，小便尚可，大便黏腻稍臭；舌质暗稍胖大，苔黄厚腻，脉滑数。嗜烟酒50余年，血压控制尚可。

辨证：痰热瘀阻。

治法：清热化痰，理气止痛。

主方：黄连温胆汤加减。

处方：胆南星、茯苓、法半夏、竹茹、陈皮、枳壳、瓜蒌、丹参、地龙、郁金、白术各10g，山楂、忍冬藤、枳椇子各15g，黄连、甘草各6g。7剂，1剂/日，水煎服。

二诊（2019-08-12）：症状稍减，舌脉同前。予温胆汤加味：胆南星、陈皮、茯苓、竹茹、枳壳、法半夏、瓜蒌、枳椇子各10g，葛根、丹参、山楂、白术各15g，银花藤、薏苡仁各20g，黄连、甘草各6g。14剂，1剂/日，水煎服。

三诊（2019-08-30）：症状较前明显减轻，双下肢无浮肿；舌质暗稍胖大，苔稍黄腻，脉弦滑。予温胆肠加味：陈皮、茯苓、竹茹、枳壳、法半夏、瓜蒌、柴胡、白芍、石菖蒲各10g，丹参、山楂、白术各15g，土茯苓、银花藤、薏苡仁各20g，甘草6g。14剂，1剂/日，水煎服。

四诊（2019-09-18）：心胸憋闷、隐痛（2～3次/日）较前明显好转，活动后轻微加重，神疲口干，偶有心悸、头晕、耳鸣，纳寐一般，小便尚可，大便稀溏；舌质暗稍胖大，苔白腻，脉弦滑。改用十全大补汤加减：桂枝、薤白、茯苓、陈皮、法半夏、丹参、当归、太子参、合欢皮、白术、石菖蒲、山楂各10g，鸡血藤、薏苡仁各15g，甘草6g。21剂，1剂/日，水煎服。

五诊（2019-10-12）：心胸憋闷、隐痛较前明显改善（每周6～8次），活动后未见明显加重，精神可，偶感心悸、头晕、耳鸣，纳一般，夜寐时有多梦，二便尚可；舌质暗稍胖大苔薄白，脉弦细。改用十全大补汤加减：熟地黄、当归、川芎、丹参、太子参、麦冬、白术、茯苓、白芍、山楂各10g，葛根、酸枣仁、黄芪、鸡血藤各15g，甘草6g。21剂，1剂/日，水煎服。

3个月后随访，诉间断自服五诊处方，偶有心绞痛发作（每周1～3次）且症状轻微，余无特殊不适。

按：患者为老年男性，住院期间完善冠状动脉造影等检查可明确诊断为冠心病，其以心绞痛为主要临床表现，辨病属于"胸痹心痛病"。患者素嗜烟酒，数十年受烟酒之邪暗损，加之年老，故脾胃功能失调，内生痰湿之邪，痹阻心脉，加之郁久化热，遂而引发胸痛。以痰、湿、瘀、热为主要病邪，治疗当以清热化痰、活血通络为大法，遂初诊以黄连温胆汤为基础加减化裁。二、三、四诊时，郁热消除，转为化痰通痹，以温胆汤、二陈汤为主。五诊以后，痰、热、瘀之标实已祛，以十全大补汤缓补气血治基本。其中山楂散瘀消积，丹参引药入心。二药惯用始终，此乃诊者经验之用。

［主诊：重庆市垫江县中医院杨德钱；陈彬涌，杨德钱.杨德钱用山楂治疗慢性稳定性心绞痛经验.实用中医药杂志，2021，37（5）：883-884.］

温阳散寒治疗寒湿痹阻心痹案

刘某，男，71岁。

初诊（2011-07）：背心发凉1年。风湿性心脏病瓣膜置换术后6年。患者于2005年7月在北京安贞医院行风湿性心脏病瓣膜置换术。2010年7月自感背部发凉，范围如巴掌大，添加衣物恶寒不减，炎暑略减，秋冬则甚。刻诊：口干不喜饮，素有畏寒肢冷；舌淡苔白腻，脉沉缓。

辨证：寒湿痹阻，清阳不升，阴寒上逆。

治法：温阳散寒。

主方：阳和汤加味。

处方：熟地黄、鹿角胶（烊化）、当归、白术、白芍各15g，黄芪20g，肉桂、干姜、白芥子、甘草、防风、炙麻黄各6g。6剂，1剂/日，水煎服。

服用上方后背寒渐减。续服30剂，背寒悉除。

按：风、寒、湿外邪入侵，内舍于心，成为心痹。背部首遭风寒之邪，风易犯人之上部，寒多伤人之阳。背心寒成为心痹之主症。患病日久，风、寒、湿邪滞留不去，着于背部，损伤阳气，阳气被遏不得宣发，痰气互结，胸阳不展，胸阳不达背府，而成外感背寒。寒凝湿滞，非温通而不足以化，以阳和汤温通补阳，补血药与温阳药合用，辛散与滋腻之品相伍，解寒凝、化痰滞，宣化寒凝而通经络，补养精血而扶阳气，平衡调和，最终达到治疗背寒心痹的目的。

［朱建新，罗雁.阳和汤治验4则.新中医，2013，45（6）：201-202.］

疏肝活血治疗肝郁血瘀真心痛案

傅某，女，54岁。

初诊（2016-06-12）：阵发胸背痛1年，再发半个月。患者有冠心病病史1年，平素阵发胸背疼痛，窜痛，情绪激动后易发作，叹息则舒，坚持服用阿司匹林肠溶片、辛伐他汀胶囊，间断服用速效救心丸治疗，仍反复发作。2016年3月30日行冠脉造影提示，冠心病三支病变。于2016年5月26日行冠脉支架植入术，术后坚持口服阿司匹林肠溶片、氯吡格雷、阿托伐他汀等西医规范治疗，阵发胸背痛仍发作。有抑郁病病史，曾服用氟哌噻吨美利曲辛片治疗，未规律服药，未规律复诊。刻诊：阵发胸背痛，窜痛，叹息则舒，与情绪异常有关，怕冷怕热，自汗恶风，口干口苦，夜间需饮水，纳可，失眠，大便秘结，二日一行，尿正常；舌淡红，舌下络脉瘀滞，苔白腻，脉沉弦细。

辨证：肝郁血瘀。

治法：疏肝理气，活血止痛。

主方：柴胡疏肝散加减。

处方：柴胡15g，赤芍、白芍各15g，枳壳15g，枳实15g，香附10g，川芎10g，陈皮6g，葛根15g，郁金12g，瓜蒌30g，三七4g，天花粉20g，炒酸枣仁30g，甘草6g。7剂，配方颗粒，1剂/日，分早晚2次服用。

二诊（2016-06-19）：患者胸背痛大减，善太息，睡眠改善，仍口干，夜间甚；舌淡红，舌下络脉瘀滞，苔白腻，脉沉弦细。上方天花粉改为30g，加白蒺藜12g。7剂。

药后胸痛止。随访半年，偶有胸背隐痛发作，但不影响日常生活。

按：患者本属气郁体质，冠脉支架植入术后，心理负担加重，情志愈加不畅，肝气郁结，气滞血瘀，心之血脉受阻，不通则痛，发为胸痛。方选柴胡疏肝散加减。方中柴胡疏肝解郁，为君；香附理气疏肝而止痛，川芎活血行气以止痛，二药相合，助柴胡以解肝经之郁滞，并增行气活血止痛之效，为臣；陈皮、枳壳、枳实理气行滞，芍药、甘草养血柔肝，缓急止痛，均为佐药；甘草调和诸药，为使药。诸药相合，共奏疏肝行气、活血止痛之功。加天花粉益气生津以治口干；加瓜蒌宽胸理气通便；加三七、葛根以增强活血行气止痛之效；加炒酸枣仁宁心安神。此类患者平素情志不畅，冠脉支架植入术后，加重原有的情志失调，既有因郁致病又有因病致郁，皆应从肝论治，通过疏肝理气，症状自然减轻或消失。患者二诊时，仍口干明显，故加大天花粉用量，善太息，胸背窜痛，时作时止，故加白蒺藜平肝解郁。

［主诊：北京市密云区中医医院王明福；付晓双，王明福.王明福辨治冠心病冠脉支架植入术后心绞痛经验.光明中医，2019，34（2）：209-211.］

理气温阳治疗心阳虚痹心痛案

陈某，男，45岁。

初诊（1985-10-15）：胸绞痛1天。胸闷作痛，心悸善惊，经某省级医院检查诊断为"冠心病心绞痛"，经用中西药治疗未获显效。症见：面色苍白，胸闷心悸，喘息自汗，呈阵发性发作，目眩脑涨，精神不振，纳谷不香，胸部隐痛，手足欠温；舌质红、边有瘀点，苔薄白，脉弦紧。心率128次/分，心律齐。

辨证：心阳虚衰，心脉瘀阻。

治法：理气解郁，温阳宣痹，活血化瘀。

主方：小柴胡汤加味。

处方：柴胡10g，黄芩6g，法半夏10g，西洋参10g，炙甘草

10g，生姜6g，大枣2枚，当归12g，川芎10g，丹参12g，炮附片6g，瓜蒌壳10g。3剂，水煎服。

药后症状缓解。续守原方20剂，临床症状消失。追访2年未见复发，已能正常上班。

按： 本例患者以心阳亏虚，气郁不畅，心脉瘀阻为病机，故见面色苍白、胸闷心悸、目眩脑涨、舌质红边有瘀点、苔薄白、脉弦紧等，治宜理气解郁，温阳宣痹，活血化瘀。但从六经辨证看，患者目眩、纳谷不香、苔薄白、脉弦等症为少阳病之主症，此为邪犯少阳，枢机不利所致，故用和解少阳、疏利气机之小柴胡汤加味治疗。小柴胡汤中柴胡为少阳专药，轻清升散，疏邪透表；黄芩善清少阳相火，配合柴胡，一散一清，共解少阳之邪；半夏和胃降逆，散结消痞；人参、甘草、生姜、大枣益胃气、生津液、和营卫，既扶正以助祛邪，又实里而防邪入。另加当归、川芎、丹参活血化瘀，行气开郁，无破血耗气之弊；瓜蒌壳理气宽胸；附子理气温阳，助扶正培本之功。胸痹心痛，责在胸中阳微，气郁不畅，前人习用通阳之法，但根据临床实践，运用理气解郁、活血化瘀、温阳宣痹之法，每收捷效。

［**主诊：** 湖南省芷江侗族自治县中医院张祥福；张祥福.小柴胡汤加减治疗急症举隅.湖南中医杂志，1989（1）：18-19.］

温阳活血治疗心阳瘀痹心痛案

邹某，男，48岁。

初诊（2003-04-11）：胸前区阵发性绞痛1个月。1个月前因胸部憋闷疼痛于常德某医院检查心电图及胆固醇、甘油三酯，确诊为冠心病、心绞痛。住院予西药治疗1个月，效果不显。刻诊：

急性病容，形体肥胖，面色㿠白，气怯畏寒。诉近几个月来心跳快，时有冷汗出，胸前区阵发性绞痛逐渐加重，并放射至右侧腋下及肩背，日发3~7次，且痛如针刺，固定不移，伴纳食少、泛吐清水，大便溏而不爽，一日二三行；舌胖嫩有齿痕，苔白，脉细涩无力。

辨证：胸阳不振，心血瘀阻。

治法：温阳活血。

主方：瓜蒌薤白桂枝汤加味。全瓜蒌12g，薤白18g，桂枝、炮附片各6g，厚朴、枳实、桃仁各8g，红花3g。10剂，水煎服。

二诊（2003-04-21）：心悸缓和，饮食增加，乃胸阳已振，但仍心绞痛，仍日发2~4次。此不仅瘀阻仍存，且肥人多湿，改投桃红四物汤：全当归、赤芍各12g，川芎、干地黄、桃仁各10g，红花4g。20剂，水煎服。配合苏合香丸（规格：每丸3g），2次/日，每次1丸。

三诊（2003-05-11）：饮食大增，胸痛基本控制；舌淡红润，少苔，脉缓。复查心电图示：T波稍平，心肌供血明显改善，右束支完全阻滞消失；胆固醇、甘油三酯基本正常。予金水六君煎加丹参20g。调理月余，患者康复出院。

随访至今，届满古稀之年，健康无恙。

按：胸痹是指以胸部闷痛，甚则胸痛彻背、喘息不得卧为主要表现的一种疾病，轻者感觉胸闷、呼吸欠畅，重者则有胸痛，严重者心痛彻背、背痛彻心。汉代张仲景将本病病机归纳为"阳微阴弦"。其病位在于心，涉及肝、脾、肾、肺等脏，主要病机为心脉痹阻。气血阴阳不足，心脉失养，不荣则痛；气滞、血瘀、寒凝、痰湿等痹阻心脉，不通则痛。本例患者病机为胸阳不振，痰浊瘀血结于胸所致。治以通阳散寒化痰，理气活血化瘀。

方用瓜蒌薤白桂枝汤加味。方中枳实消痞除满；厚朴下气消胀；桂枝、薤白通阳宣痹；全瓜蒌宽胸开结；桃仁、红花活血祛瘀止痛；附子温补脾肾，散寒止痛。诸药合用，除痰瘀，开痞结，行气血，温阳气，通经脉，胸胃之邪疏解，则胸痹缓解。服用10剂后，仍发心绞痛，说明心阳已振，但瘀阻仍在，又肥人多痰湿，故改用桃红四物汤活血化瘀、通络止痛，并配合苏合香丸芳香开窍、散寒化浊、行气止痛。后用金水六君煎补益肺肾、养阴化痰，加丹参活血祛瘀、通经止痛。本例患者病在心，先以通（温）阳逐瘀，待阳复则调整为温通活血、行气开窍化浊法，最后以资助培土治其本，循序渐进，环环相扣，药到病除，效如桴鼓。

　　［主诊：湖南省常德市第二中医院吴忠文；吴忠文.立"通法"治脏病论.湖南中医药导报，2004，10（2）：7.］

（三）厥证

回阳固脱抢治大气下陷昏厥案

张某，男，84岁。

初诊（2009-04-07）：突发昏迷5天。因慢性支气管炎急性发作、呼吸衰竭而入院。病情重笃，不省人事，经西医抢救5天，稍有转机。刻诊：神志不清，目合口张，鼻鼾息微，气短不足以息，胸腹四肢浮肿，脉细弱。

辨证：真阳散脱，阴阳离决。

治法：回阳固脱，健脾利水。

主方：参附汤合真武汤、实脾散加减。

处方：党参、黄芪、炒白术各100g，制附子（先煎）、白芍、甘松各10g，茯苓、大腹皮、桑白皮、葶苈子、桑寄生、路路通各15g，车前子30g。3剂，1剂/日，水煎服。

二诊（2009-04-10）：神志稍转清，叫之易醒，水肿减轻。效不更方，原方再服5剂，1剂/日，水煎服。

三诊（2009-04-15）：神志清楚，目视有神，气息转佳，水肿已消退，但不能言语。予上方加当归10g，细辛2g，党参、白术、黄芪减至80g。续服5剂，1剂/日，水煎服。

四诊（2009-06-06）：精神萎靡，气息微弱，少腹胀大如鼓，按之硬满，病情危笃，少腹鼓凸如孕5～6个月状，按之硬满，脉细弱。此为大气下陷之虚胀。急用黄芪、炒白术、党参各90g，大腹皮、升麻、柴胡、知母、当归、甘松、六神曲各10g，沉香3g（后下），补骨脂、山萸肉各30g，桑寄生15g。1剂后，少腹之鼓凸胀急立时消散，气息转佳；3剂后，神志清楚，病情稳定。效不更方，再进3剂，1剂/日，水煎服。

五诊（2009-06-10）：腹泻，一日十余行，但无不适感。处方：黄芪、炒白术、党参各60g，大腹皮、升麻、木香各6g，补骨脂、山萸肉各30g，知母、当归、甘松各10g，葛根、桑寄生各15g，六神曲8g。3剂后仍泻下不止，完谷不化，精神萎靡。此是大气下陷之滑脱证。治拟温阳补肾，涩肠固脱。上方去葛根、知母、当归、大腹皮，加红参（另炖）、附子（先煎）各15g，肉桂末3g（冲服），山药30g，肉豆蔻6g，诃子12g。3剂后腹泻减轻，一日二三行。再进3剂，腹泻消失，新病已解。

按：此例患者年逾八旬，病由沉疴积久，损及脾胃之阳，气机升降失常，日久中气下陷于至阴之地而不能上达，肾中真气不固而致上越下脱，故以大剂量补气健脾之品，升举大气，佐以敛固肾气以防提脱。此乃反治法，用于因虚而致闭塞不通的真虚假实证的治疗，即"塞因塞用"之具体体现。但患者在腹胀急解除之后又出现泻下，日解十余次，完谷不化，精神萎靡，此是肾阳衰惫，无以温煦脾阳，肾气不固之滑脱证。因脾与肾是后天与先天相互资助、相互促进的关系，《医门棒喝》曰："脾胃之能生化者，实由肾中元阳之鼓舞，而元阳以固密为贵，其所以能固密者，又赖脾胃生化阴精以涵育耳。"充分说明了先天温养后天，后天补养先天的辩证关系。今肾阳衰竭不能鼓舞脾阳，出现泻下无度的大气下陷之滑脱证。故以附、桂鼓舞脾肾阳气，以助参、芪、术升陷下之大气，以防再脱，佐以肉豆蔻、补骨脂、诃子涩肠止泻。回阳固脱之参附汤，温补脾胃之真武汤，以及温阳利水之实脾散，三方联袂，从而达到了预期的目的。

［主诊：浙江省云和县中医院叶一萍；张丽玉.叶一萍治疗疑难杂证验案四则.浙江中医杂志，2010，45（3）：214-215.］

（四）不寐

益气升阳解郁治疗气虚少阳郁火不寐案

高某，男，60岁。

初诊（2017-03-01）：失眠近6个月。患者1年前查出左肺腺癌，手术后用培美曲塞+顺铂化疗6个疗程，于年前化疗结束。自诉自第3次化疗结束后即失眠。刻下症见：失眠，极难入睡，睡眠浅易醒，现每夜服艾司唑仑2mg才能勉强入睡，如不服则彻夜不眠；心烦易怒，自手术后动则气短，上楼时尤为明显，偶有干咳，便溏，纳差，进食不慎，时发呕逆，下午体温时常37.0～37.5℃；舌暗红，苔白腻，脉弦细弱。

辨证：肺脾气虚，兼见少阳不和而气火交郁，心神被扰。

治法：益气升阳，解郁安神。

主方：升阳益胃汤合柴胡桂枝龙骨牡蛎汤加减。

处方：黄芪18g，半夏9g，党参9g，炙甘草12g，白芍15g，羌活6g，防风6g，陈皮12g，茯苓12g，泽泻12g，柴胡12g，黄连6g，黄芩12g，龙骨24g，牡蛎24g，桂枝9g，苍术12g，山药12g。7剂，1剂/日，水煎服。

药后睡眠明显好转，已经不需要服艾司唑仑即能入睡。上方再服21剂，共28剂，患者失眠、气短、便溏均愈。

按：李东垣认为："遍观《内经》中所说，变化百病，其源皆由喜怒过度、饮食失节、寒温不适、劳役所伤而然。"高建忠认为这段话指出了东垣内伤学说的病因：喜怒过度、饮食失节、寒温不适、劳役所伤。不寐虽有外感引起的，然日常诊治大多数为内伤所致。基层医院、广大农民患者居多，而不寐又以女性患者居多，多因家庭琐事忧思过度，田地劳动繁重，加之饮食失节而致，此类患者肺脾气虚证较为多见。而肺脾气虚证的不寐与心脾两虚的归脾汤证不寐亦有区别。升阳益胃汤治疗偏于脾虚及肺，脾虚而气短，病在于气分者；而归脾汤治疗脾虚及心，脾虚而心悸，病在于血分者。升阳益胃汤证，舌质淡苔白或腻；归脾汤证，舌质暗红苔薄白，脉细多见。两方以此为辨。不寐虽是患者之主诉，然不是我们的辨证及处方的主症，其主症必是肺脾气虚之表现时，用此方方可见效。然升阳益胃汤应用亦不囿于不寐之症，凡在临证中见眩晕、心悸、胸痹、胃痛、痞满、头痛、消渴等内科病，辨证为肺脾气虚，均可单独应用或与他方合用，用之得当，效如桴鼓。正所谓"同病异治，异病同治"。

[崔厚松，沈艳.升阳益胃汤治疗肺脾气虚不寐的临证经验.黑龙江中医药，2017，46（6）：30-32.]

调和营卫治疗阴不敛阳不寐案

张某，女，58岁，农民。

初诊（1984-04-16）：彻夜难眠10余天。平素多愁善感，心悸，心烦，夜间难以入睡，睡而易惊，惊醒后彻夜不寐，时发时止，10余载。起初发作时服氯氮平、氯丙嗪等有效，以后逐渐无效。眼睑苍白，舌淡，苔薄白，脉弦细。

辨证：心脾两虚，阴不敛阳。

治法：养血安神。

主方：酸枣仁汤加减。

处方：炒酸枣仁40g，川芎15g，白术10g，白芍15g，知母10g，龙骨30g，牡蛎30g，柏子仁15g，合欢花10g，甘草6g。3剂，1剂/日，水煎服。

二诊（1984-04-20）：服药后心烦稍轻，睡眠好转，但睡而不实，微声则惊。效不更方，原方继进4剂。

三诊（1984-04-24）：服药后舌脉从前，症无进退。细思之，药证相符，效果不理想，可能系忽视了营卫不和这一基本病机之故。遂于原方中加桂枝9g，以调和营卫。服药3剂，诸症减轻。

之后继服5剂，睡眠复常。随访2年未复发。

按：失眠的成因，多因邪热亢盛，心火内炽，扰动卫阳，卫不入营；或心脾两虚，气血双亏；或肝血不足，营不敛阴；或忧愁思虑过度，心血暗耗，营难涵阴；或惊恐伤心，气机紊乱，营卫离决；或痰热内蕴，扰动卫阳；或食滞胃脘，胃负担过重，扰动卫阳，以致营卫不和，卫气独行于阳所致。治疗宜在辨证论治的同时，参以调和营卫之法。具体用药时白芍的剂量应倍于桂枝，意在助营敛卫，使卫气入于营分而神静寐酣。

　　[主诊：河北省行唐县屺塔头乡卫生院杨承岐；杨承岐.三十年基层临证得失录 [M].北京：中国中医药出版社，2013.]

（五）痴呆

开郁化痰治疗肝郁痰蒙老年痴呆病案

李某，男，75岁。

初诊（1984-01-25）：善忘迟钝1年，加重2个月。患者1983年2月渐起精神忧郁，沉默寡言，善忘迟钝，伴纳差便溏。近2个月又出现喃喃自语，言辞颠倒。曾在市级医院诊断为"老年痴呆病"，住院治疗1个月无效，出院后请当地老中医诊治，进服养心安神、补肾健脑中药50余剂，罔效，延余诊治。刻诊：舌质淡红，苔薄白腻，脉细而滑，余症如前。血压160/90mmHg。

辨证：肝郁乘脾，痰蒙清窍。

治法：开郁健脾，化痰宣窍。

主方：四逆散加味。

处方：柴胡5g，白芍15g，枳实6g，甘草3g，丹参15g，石菖蒲5g，益智仁6g，茯苓9g，法半夏9g，大枣6枚，远志6g。以该方加减，1剂/日。

二诊（1984-03-26）：调治2个月，自觉症状消失，生活能自理，并能参与下象棋、玩扑克等娱乐活动，舌脉正常。

追访1年，头脑清醒，体健神爽。

按：老年痴呆病，一般以认知功能下降、行为障碍、生活能力逐渐下降为主要表现，常见证型有痰浊阻窍、气滞血瘀、心脾两虚、髓海不足、髓海不足兼痰瘀阻闭证等。本案表现为善忘迟钝，伴纳差便溏；又进一步发展为喃喃自语，言语颠倒。说明该患者由虚致瘀，其病机为肝郁脾虚，痰蒙清窍。故用具透解郁热、疏肝理脾之四逆散加祛痰通窍之品而获卓效。

［**主诊**：湖南省耒阳市中医院谢云桂；谢云桂.老年痴呆.湖南中医杂志，1989（3）：40.］

滋肾开窍治疗肾虚痰瘀老年痴呆病案

某，男，72岁。

初诊（2004-02-16）：反应迟钝1年余。其妻代诉，患者素有颈椎病、前列腺增生。1年前因前列腺增生尿潴留反复发作而行前列腺切除术，术后渐见表情淡漠，反应迟钝，健忘，自觉头脑昏愦不清，腰腿酸软无力，颈项困痛，眩晕。近半年来，患者时而忧郁不语，时则烦躁不安，食不知饥饱，眠不能按时，甚而有时举止失态，不避臭秽，缺乏羞耻感，二便不能自理而来就诊。察其形体消瘦，面色不华，表情淡漠，步履蹒跚，需家人扶持方能行走，沉默寡语，答话尚切题，但似有惧怯意；舌暗淡瘦小，苔白薄，脉沉细。颈椎X线片示：颈椎病；CT示：脑皮质弥漫性萎缩。

辨证：脾肾两虚，痰瘀阻窍。

治法：滋肾开窍。

主方：地黄饮子加减。

处方：熟地黄12g，山萸肉8g，石斛8g，麦冬8g，五味子8g，石菖蒲10g，远志8g，茯苓10g，肉苁蓉8g，巴戟天8g，丹参15g，葛根10g，川牛膝10g，桂枝7g，龟板胶6g，鹿角胶6g，川芎10g，法半夏10g，郁金10g，白芥子6g，龙骨、牡蛎各15g，甘草6g，生姜6g，大枣6g。20剂，1剂/日，水煎服。

二诊（2004-03-06）：表情反应较前生动灵活，时或主动叙述病情，其家属诉，患者举止失态发作减少，便意可示家人，情绪亦较前稳定。舌脉同前。予原方继服3个月。

三诊（2004-06-10）：患者面色红润，表情生动，问答切题，但与人交谈仍有惧怯意；家属述说，患者举止失态偶有发作，食眠如常，仍健忘，时有二便失禁，眩晕、颈项困痛明显减轻。舌仍暗淡瘦小，脉沉弦。原方加水蛭、穿山甲，水泛为丸，每服6g，2次/日，缓图巩固。

随访5年，患者停服其他药物，每年冬季服上药丸2个月，至今患者没有新发认知障碍，生活质量较前有了明显提高。

按："脑为髓海""脑为元神之府"。肾中精气不足，髓海空虚，元神失养是老年痴呆病发病之本；心肾不交，痰郁阻窍是发病之标。老年痴呆病发病隐匿，病程长久，治疗亦需轻剂缓图；应用补肾药，宜味多量轻，以免腻膈碍胃；化痰逐瘀药，需味少峻利，祛其邪。地黄饮子出自金·刘完素《黄帝素问宣明论方》，有滋肾阴、补肾阳、化痰开窍之功，主治足痿不用，舌喑不语。肾中精气的充盈和衰减是人从壮盛到衰老的关键所在。老年人精气衰减，多器官功能也出现生理性减退，疾病多发，症状多样，病程长久，发病隐匿，然而在老年性疾病的辨治中，只要抓住老年人肾中精气已衰这一生理病理特点，常可收执简驭繁之功。地黄饮子补阳从阴中求阳，补阴于阳中求阴，且有化痰开窍、交通心肾之用。如阴虚著者，减桂、附，加龟板胶；阳虚甚者，加鹿角胶；耳鸣，加磁石；目花，加石决明、决明子；脘痞纳差，加陈皮、砂仁；失眠，加合欢皮、夜交藤；腰腿疼痛，加狗脊、杜仲；便秘，加瓜蒌、杏仁；尿频，加桑螵蛸。少量久服，以图长效，老年痴呆病可控。

［主治：甘肃省正宁县中医院石恒录；石志霄，石恒录.石恒录应用地黄饮子治疗老年病验案3则.中国中医药信息杂志，2011，18（7）：94-95.］

（六）癫狂

疏肝涤痰治疗肝郁痰阻抑郁案

钟某，女，19岁。

初诊（1990-07-02）：其父母代诉，患精神分裂症半年余。高中应届生，学习勤奋，成绩特佳，后常幻听，疑有人暗中骂她，而与人骂詈不已，经某精神病院检查，诊为精神分裂症。症见：对答尚可，自诉耳内经常听到有人咒骂她，烦躁易怒，不愿与人接触，月经3个月未行，纳差，面赤；舌红苔白，脉弦有力。

辨证：肝郁痰阻，阻蔽神志。

治法：疏肝解郁，涤痰清热。

主方：丹栀逍遥散合白金丸加减。

处方：牡丹皮10g，山栀10g，当归10g，白芍15g，白术10g，朱茯神15g，甘草10g，柴胡6g，薄荷6g，明矾5g，郁金10g，龙胆草10g，丹参30g，远志10g，生铁落30g。7剂，1剂/日，水煎服。

二诊：服药4剂，月经至，神志稍安，现幻听消失。予原方去龙胆草加石菖蒲、胆南星，2天服1剂。

服药1个月后，神志、饮食大有进步，已能料理家务，仍少言，不愿串门闲聊。守方3天服1剂。服至6个月，神志清而表情自然，临床症状消失。嘱仍以原方间断投服，并以紫河车粉日服10g巩固。

按：癫狂神志之乱，多因七情所伤，病机在气郁痰火，故《证治要诀·癫狂》有云："癫狂由七情所郁，遂生痰涎，迷塞心窍。"本案患者为青年学生，平素成绩特佳，后常幻听，疑有人暗中骂她，而与人骂詈不已，此乃属情志抑郁，思虑过度，肝气乘脾，暗耗阴血，加之精神刺激，气机郁滞，屈无所伸，木郁土壅，津液不化，聚而成痰，痰气郁结，阻蔽心神而致。神不安宅，故患者常现幻听，疑有人暗中骂她，而与人骂詈不已，继而思绪混乱，烦躁易怒，不愿与人接触；肝气乘脾，暗耗阴血，脾失健运则纳差，月经3个月未行；舌红苔白，脉弦有力亦为肝郁痰蒙心窍之象。治本之法，当以疏肝解郁，涤痰清热。方用丹栀逍遥散合白金丸加减。方中丹栀逍遥散治癫痫，有疏肝解郁、和血清热之功，惜无开郁豁痰之品以开心胸之痰结，故结合白金丸豁痰散郁、开窍安神，则标本兼顾，切合病机。

［主诊：湖南省辰溪县中医院胡学刚；胡学刚.巧用复方治案

举隅.国医论坛，1991（4）：30-31.]

（七）痫病

温阳降逆治疗阳虚水泛术后癫痫案

吴某，男，48岁。

初诊（2012-07-16）：间歇性突然晕倒3年。患者于2007年4月患脑出血，经手术后未留下肢体后遗症。3年前出现间歇性突然晕倒，不省人事，口吐白沫，四肢抽搐，牙关紧闭，每隔1~2个月发作1次，发作前无明显不适，突发出现上述症状，5~7分钟后清醒，发作后常有四肢乏力，平素如常人，饮食、睡眠、二便正常。脑电图曾见阵发性多幅高棘尖波。刻诊：眩晕，心悸，形体适中，畏寒肢冷；舌质淡胖，苔白水滑，脉弦滑。

辨证：阳虚痰水上泛。

治法：温阳化气，平冲降逆。

主方：真武汤合苓桂术甘汤合五苓散加减。

处方：炮附子8g，桂枝10g，茯苓30g，泽泻25g，白术10g，白芍10g，猪苓10g，川芎10g，牛膝15g，蜈蚣两条，地龙10g。7剂，1剂/日，水煎服。

二诊（2012-07-23）：服药症状无明显改变。守方不变，继服中药21剂。

三诊（2012-08-14）：舌体胖大，苔白水滑症状已消，脉滑。予原方继服14剂。

四诊（2012-08-29）：服药期间未出现癫痫发作症状。嘱患者服金匮肾气丸、人参健脾丸，每次各1丸，2次/日。调理善后。

随访至今，病情未发作。

按：五苓散方见于《伤寒论》，用此方治疗太阳表邪不解，随经入腑，膀胱气化失常，水饮内停的太阳蓄水证。《金匮要略·痰饮咳嗽病脉证并治第十二》指出："假令瘦人脐下有悸，吐涎沫而癫眩，此水也，五苓散主之。"其又云："心下有痰饮，胸胁支满，目眩，苓桂术甘汤主之。"《伤寒论》第82条载："太阳病发汗，汗出不解，其人仍发热，心下悸，头眩，身瞤动，振振欲擗地者，真武汤主之。"本案患者属于本虚标实之证，阳虚气化失司，水饮内停，水气上冲，致心下悸动，眩晕吐涎沫，而癫痫；水饮痰浊，阻于脑窍，神明蒙蔽，则神志不清，阻于脉络，则四肢抽搐。病本在阳虚，气化失司；病之标为水饮痰浊上冲于脑窍，故以真武汤合五苓散加味。方中桂枝味辛化气，通阳气，专通心肾之阳；炮附子温补肾中阳气；白术健脾运化水饮；茯苓、猪苓、泽泻健脾利水；川芎活血行气，上行头目；牛膝引血气下行，上下交通，使清阳上升，浊阳下降；地龙、蜈蚣搜风止痉制抽。诸药合用，使脾肾阳气得以温补，痰饮水湿得化，清阳得升，水饮痰浊之阴得下，此正应《素问·阴阳应象大论》"清阳出上窍，浊阴出下窍"之说，人体生理功能才得以恢复。

［主诊：河北省唐山市丰润区中医院才迎春；才迎春.癫痫治验1例.中国中医急症，2013，22（6）：1082.］

三、脾胃病证

（一）胃痛

清热化湿治疗湿热中阻胃痛案

韩某，男，45岁。

初诊（2013-06-08）：胃脘烧灼痛半个月。现症见：胃脘灼热、胀痛，口干、口苦而不欲多饮，纳如常，小便色黄，大便不畅；舌红，苔黄，脉滑数。

辨证：湿热中阻。

治法：清热化湿。

主方：四妙丸合左金丸加味。

处方：薏苡仁、海螵蛸、煅瓦楞（先煎）各30g，蒲公英、郁金各20g，苍术、黄柏、怀牛膝、北沙参、枳壳、柴胡、佩兰各15g，黄连、炙甘草各8g，吴茱萸2g。14剂，1剂/日，水煎服，分2次饭前半小时服用。嘱慎用烟酒及辛辣、煎炸、甜食。

二诊（2013-06-22）：口苦、口干明显好转，胃脘烧灼感略减。原方改苍术为20g，黄连5g，吴茱萸1g。14剂，1剂/日，水煎服。

三诊（2013-07-05）：胃脘烧灼感基本消失，口干、口苦消失。上方去黄连、吴茱萸、北沙参，改苍术为15g。续服14剂，1剂/日，水煎服。

四诊（2013-07-19）：诸症皆失，未再服药，仅嘱按时就餐，忌食刺激性食物。

按： 胃痛有湿热见证者，痛势多急迫，脘闷灼热，口干、口苦，或渴而不欲饮，伴有纳差、恶心、小便色黄、大便不畅等症，舌红，苔黄腻，脉滑数。可见于西医急性浅表性胃炎、慢性浅表性胃炎、急性糜烂性胃炎、胆汁反流性胃炎、胃痉挛、胃黏膜脱垂、十二指肠炎及胃十二指肠功能紊乱等疾病。四妙丸运用于中焦湿热之胃痛常获得良效。考其药味组成，苍术、薏苡仁均有健脾除湿之效，黄柏清热燥湿，牛膝引热下行，四药相伍亦合中焦湿热之证。配以左金丸泻肝安胃止痛。口干、口苦加茵陈15~20g，北沙参12~20g，麦冬10~15g；口渴而不欲饮加茯苓15~30g，佩兰10~15g，藿香8~12g（后下）；纳差、恶心加淡竹叶10~15g，杏仁4~8g，白蔻仁3~8g（后下），砂仁3~6g（后下）；反酸、烧灼感重加煅瓦楞20~30g（先煎），海螵蛸15~30g；大便不畅者加火麻仁10~20g，生大黄3~8g（后下）。

四妙丸源于二妙散、三妙丸。二妙散首见于元代危亦林所著《世医得效方》，其卷九"脚气"门中名苍术散，由苍术、黄柏组成；至元代朱震亨所著《丹溪心法》中，将苍术、黄柏组成的方剂改称为二妙散，并在该书卷4中记载用该方治疗"痛风"；至明代虞抟所著之《医学正传》卷五中，在二妙散中加入川牛膝，名为三妙丸；至清代张秉成之《成方便读》，又在苍术散的基础上加入怀牛膝、薏苡仁，名为四妙丸，主治湿热下注诸症。观其方药组成，苍术辛、苦、温，归脾、胃经，辛能发散，苦温燥湿，外能祛风除湿，内能燥湿健脾，凡湿邪为患，无论内外均为常用；黄柏苦、寒，归肾、膀胱、大肠经，苦寒清燥，善清下焦湿热之邪而泻相火，最适于湿热下注及阴虚火旺型；牛膝苦、甘、酸、平，归肝、肾经，苦降下行，主入肝肾，生品降散，长于活血、通淋、利关节及引血下行，凡血分瘀滞、血热上逆及热淋、痹证均为常用，怀牛膝与川牛膝功用相似，但前者以补肝肾见长，后者以活血祛瘀见长；薏苡仁甘、淡，归脾、胃、肺经，淡渗利湿，微寒，清热以清利湿热为主，兼有健脾之功，适于脾虚湿盛、湿邪下注及肺痈等疾病。方中苍术苦温，得黄柏苦寒相伍，则燥湿之功尤甚，而温性不彰，两药相配，畅中焦而清下焦；兼得薏苡仁与苍术相配伍，使脾运得健而断生湿之源；再佐以牛膝逐瘀血、通经络、强筋骨；四药相合共奏清热除湿之功。总之，临诊过程中不必局限于上述某一病种，只要抓住其湿热下注或湿热内蕴之核心病机，根据病位及病变特性进行适当加减，效果颇佳。

[孟胜利，程根盼，张先雷.四妙丸临床应用案例4则.中国乡村医药，2015，22（18）：35-36，38.]

疏肝理气治疗肝胃不和胃痛案

刘某，男，61岁。

初诊（2007-05-08）：胃痛反复3年。1周前因心情抑郁，饮酒频多，渐感胃脘部灼热样胀痛，有时攻撑两胁及背，泛吐酸水，口干口苦，尿黄便结；舌红苔黄，脉弦滑。胃镜检查，诊为"胆汁反流性胃炎"，幽门螺杆菌（Hp）（++）。

辨证：肝郁气滞，肝胃不和。

治法：疏肝解郁，理气和胃。

主方：柴胡疏肝散合金铃子散加减。

处方：柴胡、白芍、枳壳、甘草、香附、川楝子、清半夏各10g，川芎、黄连、玫瑰花各6g，延胡索15g，煅瓦楞子30g。3剂，1剂/日，水煎服。

二诊（2007-05-11）：胃脘部胀痛稍见好转，灼热感、攻撑痛、泛酸口苦如前，伴有胸闷烦躁、夜寐不安。原方加瓜蒌实、白及、合欢皮各15g，连翘心10g。10剂，1剂/日，水煎服。

三诊（2007-05-21）：脘痛灼热、泛酸口苦、胸闷心烦均已改善，夜寐转安，大便转调，而纳转差，苔白脉滑。予2诊处方续服10剂以巩固疗效。

随访半年未再复发。

按： 男女老少皆可得胆汁反流性胃炎，但嗜好烟酒、饮食不洁者尤其多见。情志不舒、情绪波动为其常见诱因，肝脾失调、肝胃不和为其基本病机，故疏肝解郁、健脾和胃为其基本治法。方拟柴胡疏肝散合金铃子散加味。药用柴胡、白芍、枳壳、甘草、香附、川芎、黄连、玫瑰花、延胡索、川楝子、清半夏、煅瓦楞子。烧灼感明显，加白及、蒲公英；痛甚，加佛手、玫瑰花；呕恶，加草豆蔻、竹茹、陈皮；嗳气，加沉香、降香。临床当辨明肝脾两脏失调之原因，如：因肝强而横逆犯胃，治疗应以疏肝为主；先因脾虚而肝木乘虚而克，治疗应考虑培土为主，脾土实则不易为肝木所克。

［郑逢民.郑中坚运用柴胡疏肝散治疗脾胃病经验.浙江中医杂志，2009，44（4）：262-263.］

养化并用治疗阴虚血瘀胃痛案

李某，女，42岁。

初诊（1984-01-12）：胃脘痛反复发作4年。现症见：脘腹胀痛，面色萎黄，唇燥口苦，纳谷不香，胃部灼热，手足发热，消瘦乏力，大便干燥；舌质边尖红，脉弦细。胃镜及病理切片检查示：慢性浅表性胃炎；胃黏膜部突出。

辨证：气阴两虚，瘀血阻络。

治法：益气养阴，化瘀止痛。

主方：一贯煎加减。

处方：生地黄10g，太子参10g，当归10g，枸杞子12g，白芍20g，川楝子6g，麦冬12g，蒲公英15g，黄芪30g，甘草6g，丹参10g，三七粉3g（冲服）。30剂，1剂/日，水煎服。

药后临床症状好转。守方3个月，诸症消失。经复查胃镜，胃黏膜病变已消失。嘱坚持参加体力劳动，追访1年未见复发。

按：慢性胃炎，起病缓慢，病程长，病变寒热错杂，其病在于脾胃虚弱，气机不畅而致瘀（包括气郁、血瘀、气阴两虚、湿热内结），病位在胃而转机在脾，涉及肝肾，它不是一个单纯的脏器病变。慢性浅表性胃炎的病程较短，病期偏早，邪盛而正气不虚，辨证属肝郁脾虚，治疗时用四逆散加清热解毒的蒲公英、炒栀子。萎缩性胃炎病程长，病期偏晚，正气已虚，瘀血阻络，辨证属气阴两虚、瘀血阻络，用一贯煎加益气活血的黄芪、丹参、三七之类。活血化瘀药对增生性病变有软化、改善微循环和组织营养、促进病变恢复的作用，并有降低毛细血管通透性、减少炎症渗出、促进炎症吸收等作用；黄芪、太子参之类能提高细胞免疫功能，有利于病变组织的恢复。本案即以一贯煎加黄芪、丹参、三七治之，疗效颇佳。

[主诊：湖南省芷江侗族自治县中医医院张祥福；张祥福.辨证分型治疗慢性胃炎.四川中医，1989（6）：28.]

温中理气治疗脾胃虚寒胃痛案

王某，女，45岁。

初诊（2004-03-10）：反复胃脘部胀痛3年。每次发作均可在服用多潘立酮片、硫糖铝、阿莫西林等西药后缓解。就诊前半年，上述症状发作频繁，伴形寒肢冷、神疲乏力、恶心、嘈杂、泛酸、嗳气、纳差、面色萎黄；舌淡，苔薄白腻，脉沉弱。胃镜检查示，慢性浅表性胃炎；Hp（+）；B超检查示，肝、胆、胰等未见明显病变。

辨证：脾胃虚寒。

治法：温中健脾，调畅气机。

主方：黄芪建中汤加减。

处方：黄芪20g，桂枝10g，白芍20g，生姜6g，大枣12g，炙甘草6g，黄连5g，吴茱萸3g，法半夏10g，高良姜6g，延胡索10g，制大黄6g，枳壳10g，厚朴10g，神曲20g。15剂，1剂/日，水煎服。

药后胃脘胀痛明显减轻，恶心、嘈杂、泛酸、嗳气等症消失。以上方化裁，继服半个月，上述诸症消失，纳食增加，面色转润。胃镜复查：胃黏膜正常；Hp（-）。上方继服半个月以巩固疗效。

按：慢性胃炎属中医学"胃脘痛""痞满""嘈杂""腹胀"

等范畴。本病多因脾胃素虚，内伤七情，劳倦过度，饮食失宜或外感六淫之邪侵及中土，损伤脾胃而发病。"久病多虚"，故脾胃虚弱是本病的主要病机。故临床治疗应以黄芪建中汤益气健中，扶正固本。调畅气机亦是治疗本病之关键。调畅气机以升脾气与降胃气并举。脾胃之升降、运化亦有赖于肝之疏泄，肝主疏泄正常，则促进脾胃运化，使脾升胃降正常，此即"土得木则达"，故治疗脾胃病又须结合疏肝理气。此乃"治中焦如衡，非平不安"之意。同时，当谨守病机，灵活化裁。以脾胃虚寒为主者，加高良姜、吴茱萸温胃散寒；以肝郁气滞为主者，加柴胡、香附疏肝理气；以湿热内蕴为主者，去桂枝、生姜、大枣，加茵陈、薏苡仁、车前子清热利湿；以饮食积滞为主者，加莱菔子、山楂、麦芽、神曲消积导滞；以胃阴不足为主者，减桂枝量，去生姜，加北沙参、麦门冬、玉竹、黄精滋养胃阴；疼痛较甚者，加丹参、延胡索理气止痛；呕吐甚者，倍生姜，加法半夏、藿香和胃止呕；嗳气较频者，加旋覆花、代赭石顺气降逆；嘈杂、泛酸者，加吴茱萸、瓦楞子、海螵蛸抑酸和胃；苔白腻不化者，加砂仁、苍术、佩兰等化湿醒脾；大便溏稀者，易生姜为干姜，加木香、煨诃子调气理肠。临证见舌质红、苔黄或大便干结者必用大黄，即使脾胃虚寒者，仍不见寒避寒，适时适度地将大黄运用于各证型中。大黄与黄芪建中汤相伍，不仅制约了大黄的苦寒之性，而且起到了推陈致新、调中化食、安和五脏之功效。这正体现了"六腑以通为用，以降为顺"之理。大黄之妙用，真可谓独具匠心之举也。

　　[杨铭.李德珍老师治疗慢性胃炎经验琐谈.甘肃中医，2006（4）：16-17.]

（二）痞满

和胃养胃治疗胃阴亏虚痞证案

刘某，女，82岁。

初诊（1989-01-03）：上呕下泻反复13天。1988年12月20日忽患呕泻，呕吐胃内容物及痰涎，腹泻水样便，一日六七行，舌红无苔。诊断为"急性胃肠炎""中度失水酸中毒"。住院治疗8天，迭经补液，竟无好转。仍心下痞满，水入即呕，稀溏便，一日三四行，水米不进，昏睡不起，举家恐慌，急求出院。症见：卧床昏睡，形瘦无神，皮肤苍白干枯，言语少气无力；舌光红无苔，扪之如镜面而干，脉细数无力。

辨证：胃气不和，胃阴亏耗。

治法：和胃养胃。

主方：半夏泻心汤合生脉散加减。

处方：法半夏12g，黄芩5g，黄连3g，白参10g，干姜3g，炙甘草5g，大枣7g，麦冬15g，石斛10g，沙参15g，茯苓18g，枇杷叶10g，竹茹10g，代赭石30g，旋覆花10g（包煎）。2剂，1剂/日，水煎服。

二诊（1989-01-05）：上药进1剂，呕止，心下痞开；2剂尽，利亦止，能食少许稀粥，唯神气极度虚疲，舌红口干，咳嗽痰多。以益气养阴滋液为法，方用增液汤合生脉散加减。处方：白参15g，麦冬15g，五味子10g，生地黄15g，玄参15g，沙参30g，玉竹15g，桑叶10g。6剂，水煎服。

三诊（1989-01-11）：连进6剂，病无进退，小便一日一行，大便四日不行，神气虚馁，纳呆不食，镜面舌、边润中干，脉虚数无力。津气大伤，一时难复，恪守上方，并加杏仁、百部、紫菀滋肺止嗽，或加火麻仁润肠行便。

四诊（1989-01-24）：守服上方15剂后，病见转机，咳嗽大减，说话有力，两目有神，能进食少许面条，舌红较前色淡，仍无苔少津，已16天不大便，但不腹胀。阴亏液涸，无水行舟，笃行滋液，不贪近功。

坚守原方，前后共9诊，服药28剂，历时月余，终获胃阴复而大便行，精气来复，重病告瘥。

按：患者素体阴亏，重加呕利，八旬老妪，12天水米不进，阴竭液涸，已成重症。"呕而肠鸣，心下痞"之胃气不和，乃半夏泻心汤证。然阴津素亏，重加呕利，镜面舌露，胃阴将涸，半夏泻心汤辛燥苦寒皆备，似不相宜，但呕利如不速止，救阴无益。然阳无骤补之法，非多服药不效，故治此证贵在坚守滋液救阳。初治呕利作痞，用苦辛合以甘寒，巧配古方，不使伤阴，得手后，旋即以增液、益胃、生脉辈，濡润浇灌，虽16天不大便，其间或建议用芒硝通便，或提出用八君子汤健食，笔者皆不允，笃行滋液救阴，静以待动，回护其虚，终获良效。盖十二经皆禀气于胃，胃阴复而气降得食，则十二经之阴皆可复矣。

[胡学刚，孙梅初.老年危病二则.湖南中医杂志，1989（4）：36-37.]

温阳和胃治疗脾胃阳虚消渴胃痞案

某，男，55岁。

初诊（2014-07-18）：胃饱胀1月余。患者患糖尿病15年，长期服用格列齐特和二甲双胍，血糖控制不佳。近1个月来出现胃脘痞满饱胀，呕吐胃内容物及清水痰涎，经化验、胃镜等多种检查，诊断为糖尿病性胃轻瘫。经西沙比利等治疗，症状仍反复。现症见：腹内气胀痞满，食纳不香，饮食稍有不慎，即易呕吐，呕吐清水痰涎，口淡不渴，畏寒肢冷，间有眩晕，心悸发作；舌质淡，苔白，脉沉滑。

辨证：脾胃阳虚，浊阴上逆。

治法：温阳化饮，和胃降逆。

主方：苓桂术甘汤合小半夏汤加味。

处方：党参、白术各20g，桂枝15g，茯苓、生姜、半夏、陈皮、砂仁（后下）、旋覆花各10g，附子（先煎）、甘草各5g。12剂，1剂/日，水煎服。

药后症状逐渐减轻，随症加减用药半个月，诸症消失。嘱坚持糖尿病饮食，监测控制血糖，以免消渴变证再生。注意饮食调养，禁食生冷腥秽之品，以防胃痞再生。随访4年，未见复发。

按：糖尿病血糖控制不佳，误治失治，饮食失调，日积月累，可致脏腑功能障碍，变证丛生。由阴及阳，累及脾胃，致脾阳虚弱，运化失司，不能为胃行其津液；胃不受纳和腐熟水谷，使脾胃升清降浊功能失常，则浊饮内生，停聚于胃，则见胃脘痞满。浊饮随胃气上逆，则呕吐清水痰涎或食物；浊饮上逆于头，故头晕目眩；浊饮凌心则心悸；浊饮内壅，阻遏阳气生发，故苔白，脉沉滑。证属脾胃阳虚，浊饮上逆。宜温阳化饮，和胃降逆。苓桂术甘汤加附子温脾胃之阳而化浊饮，以绝浊饮之源。小半夏汤善治浊饮停胃，以治浊饮之标。余药健脾和胃降逆，标本兼治，方药切中病机而取效。

［主诊：湖南省道县中医医院刘胜利；张云翼，刘胜利.刘胜利温阳化饮辨治寒性痰饮.实用中医内科杂志，2018，32（12）：3-6.］

（三）呕吐

培土降逆治疗脾胃失和呕吐案

吴某，男，50岁。

初诊（1985-11-18）：呕吐食物，反复发作3年，加重1个月。近3年来胃脘嘈杂，食后饱胀，时有疼痛，食后即呕出后则快，并伴有噫气泛酸。近1个月来上症加重，每天必呕3~4次，早餐晚呕，晚餐必在第2天全部呕净则舒。现症见：身体消瘦，神情疲惫，面色萎黄，两胁及背部胀痛感，大便三五日一行，如颗粒状；舌边尖红，苔薄白，脉濡细无力。X线胃钡餐示：钩型胃，有禁食潴留液……蠕动推进极缓，幽门开放迟缓且梗阻，十二指肠球部始终未见充盈。

辨证：脾胃气虚，胃气不降。

治法：补中培土，降逆涤饮。

主方：旋覆代赭汤加味。

处方：旋覆花10g（包煎），代赭石25g，法半夏、党参各12g，炙甘草8g，生姜3片，大枣8枚，枳壳20g。5剂，1剂/日，水煎服。

二诊（1985-11-24）：服上药3剂后，仅呕过1次，服完5剂能进食未呕，噫气吞酸亦明显减少。仍守上方4剂，同时以香砂六君子汤常用剂量8剂，加白及20g，海螵蛸、徐长卿各80g，共研细末，炼蜜为丸如梧桐子大，每天2次，每次10g，温水送服。

三诊（1986-01-04）：40天后患者来院钡餐复查示：钩型胃，无禁食潴留液，蠕动推进正常，幽门开放正常无梗阻，十二指肠球部充填欠满意，加压下可见一约0.4cm大小龛影。提示十二指肠球部溃疡，幽门梗阻症痊愈。

按：旋覆代赭汤出自《伤寒论》，适用于"伤寒发汗，若吐，若下，解后，心下痞硬，噫气不除者"之症。然本方虽为汗吐下后表解所致之中气虚，虚则浊气不降，饮邪上逆。因其病机与本例无不相同，故取其旋覆代赭汤补虚涤饮降逆的功能，加之重用枳壳理气宽中导滞以助代赭石领党参下行镇安其逆气，更助幽门开放，清升则噫气并除而获愈。

［主诊：湖南省常德县中医院（现常德市第二中医院）吴忠文；吴忠文.经方运用三则.新中医，1988（2）：19-20.］

行气活血化瘀治疗气滞血瘀阻络呕吐案

赵某，男，62岁，农民。

初诊（1985-04-10）：食已即吐1个月余。患者于1979年3月因情志不遂，发生呕吐，经治未愈，病情日重，以致食已即吐。每因环境、精神因素影响而诱发。先后经省、市、县多家医院诊断为神经性呕吐，服中西药品无数，罔效。现症见：食已即吐，每逢情志不遂而呕吐更甚，须将胃内容物吐尽为快，患者形体消瘦，面色萎黄，饮食尚可，二便自调；舌质暗淡，苔边白中黄，脉弦。

辨证：气滞血瘀，阻于胃络，胃失和降。

治法：疏肝解郁，活血通络，和胃降逆。

主方：大柴胡汤合膈下逐瘀汤加减。

处方：柴胡10g，大黄10g，枳壳10g，桃仁10g，红花10g，牡丹皮10g，赤芍10g，白芍10g，沉香10g（后下），半夏10g，代赭石30g（先煎），甘草6g。3剂，1剂/日，水煎服。

二诊（1985-04-14）：服药期间，呕吐未发，舌脉从前。多年沉疴，难以一时收功，予原方去沉香，3剂。

三诊（1985-04-17）：服药期间偶因情志刺激而呕吐一次，量甚微；舌脉已平。予二诊方3剂，以资巩固疗效。

随访1年，未见复发。

按：呕吐是内科常见病之一，临床治疗方法众多。但对于一些顽固性呕吐（如神经性呕吐等）目前尚无特效疗法。考虑久病多瘀，运用活血化瘀法治疗顽固性呕吐，疗效较为满意。胃腑以通为用，胃气以降为顺。呕吐的病因虽多，但其基本病机不外胃失和降，胃气上逆。由于气与血的关系密切，气机紊乱可导致血运失常，血运失常也可引起气机紊乱。肝气郁结日久，气滞血瘀，阻于胃络，胃失和降可致呕吐；肝火犯胃或胃中积热，迫血妄行，溢于脉外，离经之血滞留，阻碍气机，胃失和降可致呕吐；寒邪直中或脾肾阳虚，寒自内生，血为寒凝，阻碍气机可致呕吐；脾胃虚弱，气虚无力推动血行，瘀血停滞，气机紊乱，也可发生呕吐。由此可见，瘀血阻络，阻碍气机是导致呕吐的重要原因之一。长期反复呕吐，气机紊乱，也可导致瘀血阻络。二者交替为患，互为因果，形成恶性循环，以致某些顽固性呕吐缠绵难愈。因此，从活血化瘀的角度探讨一些顽固性呕吐的治疗方法，对于开拓活血化瘀法的应用范围，丰富呕吐的治疗方法，提高中医的临床疗效，均具有一定的现实意义。在具体治疗时，凡顽固性呕吐皆可加入活血化瘀之品，不必拘泥于舌紫暗、脉涩等瘀滞之象。脉症显瘀滞之象者，可用活血化瘀的方剂如膈下逐瘀汤等进行治疗。对于没有瘀血之象者，应结合全身征象，在辨证施治的方剂中配以活血化瘀药如桃仁、牡丹皮、大黄、赤芍、莪术等以增强疗效。

[主诊：河北省行唐县屺塔头乡卫生院杨承岐；杨承岐.逐瘀降逆法治疗神经性呕吐60例.时珍国药研究，1995（2）：12.]

（四）呃逆

燥湿化痰治疗痰盛气逆呃逆案

郑某，男，60岁。

初诊（1997-07-27）：反复呃逆3年，再发2天。近3年反复呃逆发作，每发短则10～15天，长则月余方缓解。多次服中西药无显效。近2天复发，咽干痒，形体肥胖；舌苔薄白腻，舌淡，脉缓。

辨证：痰湿之体，痰盛气逆。

治法：燥湿化痰，和胃降逆。

主方：旋覆代赭汤加减。

处方：旋覆花6g（包煎），代赭石30g（先煎），姜半夏10g，化橘红6g，炒枳实10g，公丁香3g，干柿蒂10g，姜竹茹10g，淡干姜3g，白芍50g，石斛10g，炙甘草6g。3剂，1剂/日，水煎服。

上方服2剂，呃逆止。随访10余年未再发。

按： 患者病延3年，每年均多次发作，虽服用中西药无显效，每发必10余天至月余方缓解。观其形体肥胖，舌淡红，舌苔薄白腻，脉缓。此乃痰湿之体，痰盛气逆，故取旋覆代赭汤、丁香柿蒂汤及《金匮要略》橘皮竹茹汤合方以燥湿化痰、和胃降逆。因医院无生姜，故以干姜代之，亦取温中化痰、降逆之意。因咽干，加川石斛养阴生津，并监制温燥之品以免伤阴，大剂白芍与甘草相伍，既为酸甘化阴，又取芍药甘草汤之意，以缓急解痉。从现代医学角度解释，呃逆乃膈肌痉挛之故。此亦辨证与辨病相结合。处方3剂，越日即被告知呃逆已止。因其友人与吾联系颇多，悉知至今未再复发。

［主诊：江苏省太仓市中医医院高红勤；高红勤.旋覆代赭汤治疗呃逆验案3则.中国中医药现代远程教育，2011，9（3）：10.］

补肝平冲治疗肝阳虚衰呃逆案

杨某，男，63岁。

初诊（2011-09-15）：呃逆频作1月余。1个月前自觉有气从小腹上攻，攻至腹则腹胀，胸闷气短，心中烦热，易怒，全身无力，继则频频呃逆，不能自止；舌淡红，舌苔薄白，脉沉弦无力。

辨证： 肝阳虚衰，冲气上逆。

治法：补肝阳，平冲降逆。

主方：乌梅丸加减。

处方：乌梅6g，炮附片15g，茯苓15g，白术10g，干姜5g，花椒5g，细辛4g，沉香4g，桂枝12g，当归12g，党参12g，黄连8g，黄柏4g。21剂，1剂/日，水煎服。

服后诸症渐消。

按：冲脉隶属于肝肾，肝阳虚，冲失镇摄，冲气上逆，干于胃，胃气上逆动膈出现呃逆。尤在泾云："积阴之下，必有伏阳。"郁火之热上冲，则心中烦热。乌梅丸以桂枝、细辛、花椒、干姜、炮附片温煦肝阳，以助升发；黄连、黄柏化其阳郁之热，寒热并用，调理阴阳；党参补肝之气；当归补肝之体；乌梅敛肝之气；茯苓健脾宁心；白术健脾益气；沉香降逆止呕。诸药配伍，补肝之阳，肝平冲降，呃逆自止。临床上辨为肝阳虚者甚少，凡见弦而无力之脉，又兼厥阴证中一二症，即可辨为厥阴证，主以乌梅丸。

［主诊：河北省邱县中心医院史彦章；史彦章，杨倩，邱贝，等.《伤寒论》经方治疗顽固性呃逆验案［J］.河北中医，2012，34（6）：856-857.］

（五）噎膈

清热滋阴化痰治疗痰热瘀结噎膈案

王某，男，70岁。

初诊（2003-08-12）：吞咽梗阻半年。患者于半年前发病，初起自觉吞咽障碍，进食哽噎及胸骨后侧灼痛，病情时轻时重，曾在当地医院住院治疗10天，未见明显好转。后经外院诊断为"食管痉挛（贲门）"而来本院用中药治疗。刻诊：患者形体羸弱，吞咽困难，进食则胸骨后及胸部疼痛，进食后有呕吐，泛吐黏痰或泡沫痰，大便坚涩，努责不出，面色晦暗，肌肤甲错，小便黄少，口渴思饮；舌质红而干，舌苔黄腻，脉细涩而滑。

辨证：痰瘀内结。

治法：化痰清热，滋阴养血，祛瘀破结。

主方：通幽汤加减。

处方：生地黄20g，麦冬15g，知母12g，天花粉15g，川贝母12g（研末，冲服），竹沥15g，当归10g，桃仁15g，红花15g，威灵仙30g，瓜蒌20g，柿蒂12g，地龙15g，小白花蛇1条，炙甘草8g。5剂，1剂/日，水煎服。

二诊（2003-08-18）：自觉症状减轻，守方药再服3剂。

三诊（2003-08-22）：已能下床行走，可进食稀粥及菜汤，胸痛亦有减轻。守上方去桃仁、红花、知母、天花粉，加西洋参10g（另泡服），三七粉10g（冲服），牡蛎30g，僵蚕15g，砂仁12g。10剂，1剂/日，水煎服。

四诊（2003-08-30）：自觉症状大部分消失，饮食增加，大小便基本正常。予三诊方药去柿蒂、小白花蛇，加熟地黄15g，全蝎10g，白花蛇舌草30g。

之后除坚守上方，还配合服用六味地黄丸。药食调养至症状消失，身体状况逐渐恢复。随访2年，噎膈病未复发。

按：噎膈是指饮食吞咽受阻，或食入即吐的病证。多因忧思郁怒、饮食所伤、寒温失宜、劳役所伤，致脏气不和，气血瘀结阻塞胸膈，结于心下而发。属中医学"风、劳、臌、膈"四大病证之一，是临床较为常见的疑难病证。噎膈发病多有区域性，男性成人多见。大致包括西医之食管癌、贲门痉挛、贲门癌、食管憩室、食管神经官能症及食管炎等。病位在食管及胃脘，其基本病理改变为食管、贲门狭窄。病初多实，久则由实转虚，但多见虚实夹杂之证。本病大致可分为痰气交阻、津亏热结、瘀血内结、气虚阳微四型。在辨证时宜掌握轻重虚实，标本缓急。本例患者属于痰瘀内结，阻于食管及胃口，病热阴伤肠燥，长期进食较少，化源告竭而出现衰弱征象。由于证情错综复杂，虚实互见，痰瘀交阻，治疗时，宜选用《兰室秘藏》通幽汤，随症加减，通权达变，灵活应用，而取效于临床。

[主诊：重庆市第七人民医院邓启玉；邓启玉.噎膈验案二则.成都中医药大学学报，2008（1）：20.]

理气活血化痰治疗肝郁痰瘀噎膈案

贾某，女，55岁。

初诊（2007-03-12）：诊断为食管癌2个月。2个月前在吃饭过程中偶感吞咽不适，到医院行消化道胃镜检查加活检，诊断为食管癌，建议手术治疗。由于种种原因，患者及家属拒绝了手术治疗。曾在外医院用启膈散、通幽汤治疗两周，无效，改用抗癌药化学治疗20余天，病情未见好转。现症见：时时呕吐黏涎，心烦不安，昼夜不能安睡，气短乏力；舌苔薄白，脉沉缓稍滑。

辨证：肝郁气结，痰滞血瘀。

治法：理气活血，化痰散瘀。

主方：癫狂梦醒汤加减。

处方：柴胡9g，半夏12g，木通9g，赤芍9g，川芎9g，桃仁9g，香附9g，青皮9g，大腹皮9g，桑白皮9g，茯苓12g，炒紫苏子（打碎）18g，甘草9g。7剂，1剂/日，水煎服。

服前5剂药时，患者时呕时吐，服第6剂时吐止，可进食稀粥、面条。治疗1个多月，食欲大增，可食馒头。服药间，每日食用荸荠9枚（必须用黄泥裹，烧熟），分3次，于饭后细嚼慢咽3枚。治疗3个月，诸症渐失。

按：启膈散乃为"通噎膈，开关之剂"。本患者脉见沉缓稍滑，沉乃气郁尤甚，缓乃湿痰郁滞，滑乃痰也。当以行气，故选用王清任的癫狂梦醒汤加减，此方有较强的解郁化痰之功。方中柴胡、香附、青皮理气；半夏、桑白皮、紫苏子化痰；佐以桃仁、赤芍、木通活血通利；外加川芎，其能升能降，芳香走窜，为血中气药；茯苓，乃痰饮内停必用之品。全方正中病机，效果明显。本方常用于气滞血瘀、痰郁共有之证。另外，荸荠乃治五膈之良药，汪昂言其"治五种噎膈……能毁铜"。

［主诊：广西南宁区江滨医院祁江宁；祁江宁.辨证施治噎膈4则.光明中医，2008（4）：496-497.］

（六）腹痛

化瘀消癥治疗瘀血结滞腹痛案

唐某，男，24岁。

初诊（1976-04-25）：腹痛，阵发性加剧24小时。伴呕吐

4次，腹胀满，不大便。患者1年前在码头工作，不慎被木头弹伤腹部，以致肠穿孔而施行手术，术后1年无恙。前天因春耕太忙，加之饮食过饱导致上症发生。检查：体温38℃，血压110/70mmHg；痛苦面容，捧腹呻吟；心肺（−），右腹脐旁有一长10cm的瘢痕，腹部隆起，肌紧张，压痛明显，肠鸣音增高，时有金属音；X线透视，见右下腹部3个液平面。舌红少津、薄黄燥苔，脉弦带数。

辨证：瘀热互结，气滞腹痛。

治法：化瘀消癥。

主方：桂枝茯苓丸加味。

处方：桂枝6g，茯苓15g，桃仁18g，牡丹皮15g，赤芍15g，厚朴10g，蒲公英30g。3剂，1剂/日，水煎服。留门诊观察，不给其他药物。

进上方药1剂后，腹痛缓解，未再呕吐；继进第2剂后，夜间已有少量矢气，仍有阵发性腹痛；续服第3剂，矢气频频，大便排出干屎约700g。24小时内连服3剂而愈。之后，每遇劳动强度大，或过饱之时病情易复发。曾先后于1976年10月、1977年4月、1978年5月、1980年7月病情复发4次，症状与第1次基本相似，仍用上方治愈。随访至今，未再复发。

按：粘连性肠梗阻属中医学"关格"范畴。近年来各种外科手术逐年增多，临床屡见不鲜。该病证不属于阳明腑实，故不可用泻下；亦不归于积滞，故不适于消导。"痛则不通，通则不痛"。本病是因手术后肌肤脏器创伤，导致经络阻塞不通，气血运行逆乱的综合性病理现象，主要矛盾是"瘀阻"。因此，临床中借用桂枝茯苓丸活血化瘀。方中桂枝化气通血脉，芍药柔肝扶脾，一阴一阳调其寒温，通经活络；茯苓淡渗下行，牡丹皮理血清瘀，一气一血配桃仁以化瘀血而利血行，修复创伤。全方针对其病因病理属瘀而设，因而瘀去便通，痛止病愈。反复发作多次的原因，很可能是由瘢痕形成而引起，虽经治疗而创伤未平复，经络不利，遇到影响气血运行之事则一触即发。但须注意本方不可滥用，中病即止，后以调理脾胃收功。

［吴忠文，谭俊臣.桂枝茯苓丸治疗术后粘连性肠梗阻18例次小结.湖南中医杂志，1989（6）：14-15.］

外解内通治疗少阳阳明合病腹痛案

邰某，女，30岁。

初诊（1981-03-16）：上腹部疼痛20余天。患者曾于20天前吃肉食时生气，出现左侧上腹部持续性胀痛，呈阵发性加剧，有时可放射至左侧胁肋及腰、肩部位。医生以胃炎治疗数日，罔效。其后上症加重，并伴有发热、口苦、咽干，呕逆、纳呆，大便稀薄恶臭，一日二三行，小便黄少。门诊以上腹疼痛待查收中医科住院治疗。患者既往有上病发作史两次；两年前曾行两侧输卵管囊肿切除术。患者精神差，呈痛苦病容，口唇干裂，左上腹深部及胁肋部、腰脊有明显压痛，腹肌稍紧张，肝、脾未扪及。舌干苔黄质红，脉沉弦。T：38.1℃。血常规：白细胞（WBC）13.2×10^9/L，中性粒细胞（N）82%，淋巴细胞（L）16%，单核细胞（M）2%。尿淀粉酶：94U/L。尿常规：未见异常。

辨证：少阳兼阳明里实证。

治法：外解少阳之邪，内通阳明热实。

主方：大柴胡汤加减。

处方：柴胡20g，黄芩10g，枳实15g，白芍30g，法半夏

20g，生姜10g，大黄15g，木香10g，姜黄15g。3剂，水煎分3次服下。

二诊（1981-03-23）：患者精神尚好，上症明显转好，左上腹仅为胀痛，大便一日一行，呈黄色软便。左上腹深部及胁肋部位仍有压痛，脉沉小弦，苔白质淡津润。上方去半夏、生姜，大黄减至8g（先煎），余药同前。6剂，水煎服。

三诊（1981-03-29）：患者精神好，上症均消失，脉冲和有力，苔淡质润。T：36.3℃。血常规：WBC 8.2×10^9/L，N 64%，L 35%，M 1%。尿淀粉酶：16U/L。唯有正气尚虚，服黄芪建中汤2剂，以调理善后。

按：患者过食油腻，加上被情志所伤，导致胃肠功能失调，使胰液分泌过盛，胰管内压增高，导致十二指肠黏膜及乳头充血水肿，胆总管括约肌痉挛。该病与肝、胆、胃、肠关系密切。肝为刚脏，胆为清净之腑，主疏泄条达；胃肠主受纳排泄，以通降下行为顺。肝胆得疏，则胃肠得以通降。今肝胆条达疏泄失调，横逆犯胃，胃肠通降功能失常，造成少阳阳明同病。邪犯少阳胆腑，则口苦咽干。胆附于肝居其右，其气行于左，故以左侧胁肋胀痛为主；胃气不降，肠腑传导失司，上则呕逆，下则大便稀薄。宗仲景"伤寒发热，汗出不解，心下痞硬，呕吐而下利者，大柴胡汤主之"之旨，故以此方和解与通下并行，其病当愈。

［主诊：甘肃省山丹县中医医院王侃；王侃.大柴胡汤治疗胰腺炎［J］.甘肃中医，1993，6（3）：30.］

疏肝利胆治疗肝胆郁热腹痛案

熊某，女，30岁。

初诊（1988-02-01）：右上腹胀痛10余年，复发7天。患者自1977年3月始右上腹部疼痛。每年发作2~3次，经B超检查诊断为"胆囊体部折叠，慢性胆囊炎"。7天前右上腹呈持续性胀痛，时有阵发性绞痛，并向肩背部放射，进食后疼痛加剧，伴呕吐黄苦水，无畏寒发热，不欲食，大便三日未行，小便色黄。症见：面色微黄，白睛轻度黄染；舌质暗红，舌苔薄白微黄，脉弦小数。右上腹肋缘下可触及2cm×3cm包块，有明显压痛，墨菲氏征阳性。

辨证：肝胆气滞。

治法：疏肝利胆，活血止痛。

主方：四逆散加味。

处方：柴胡12g，赤芍12g，枳实12g，陈皮12g，香附12g，青木香12g，川楝子12g，延胡索12g，丹参20g，五灵脂12g，炒大黄9g，生甘草8g。5剂，1剂/日，水煎服。

服1剂后腹痛缓解，4剂后腹痛消失，呕止，食纳增加，二便转调。予原方去五灵脂、丹参、延胡索，加茵陈20g。3剂后诸症消失。近1年未复发。

按：四逆散源于《伤寒论·辨少阴病脉证并治第十一》，由柴胡、枳实、芍药、炙甘草组成，具有疏肝和胃、透达郁阻之功。方中取柴胡入肝胆经，升发阳气，疏肝解郁，透邪外出，为君药；赤芍敛阴、养血、柔肝为臣，与柴胡合用，以补养肝血、条达肝气，可使柴胡升散而无耗伤阴血之弊；佐以枳实理气解郁、泄热破结，与赤芍相配，又能理气和血，使气血调和；使以甘草，调和诸药，益脾和中。慢性胆囊炎每因肝胆气滞、肝胃郁火所致，湿热之象不显，用此方适加清热利胆之品，疗效颇佳。

［吴家清，乔光泉.四逆散的临床应用.实用中医内科杂志，

1991，5（1）：26-27.]

清胃温肠治疗上实下虚少腹胀痛案

江某，女，58岁。

初诊（1993-10-08）：阵发性少腹至肛门段如棍撑胀痛40天。患者前几年曾患眩晕等病经治而愈。此次病前因家庭经济拮据，加之家庭不和，以致忧恐交加，饮食欠佳，神情倦怠，腹胀不适，少腹至肛门段如棍撑胀痛，大便一日三四行，量少，溏而不爽，经当地中西医诊治月余无效。刻诊：直肠段胀痛难忍，日夜发作3～8次，每次约30分钟，四肢不温，气急坐立不安，如厕可缓解，经当地妇产科、痔瘘科检查无异常；伴有面色㿠白，精神疲惫，舌质淡嫩润，边尖有齿印，苔薄黄白，脉沉细缓略弦。

辨证：肝气不舒，脾胃衰弱，中气下陷。

主方：补中益气汤加味。

处方：补中益气汤加枳壳、炮附片。4剂，1剂/日，水煎服。

二诊（1993-10-12）：药后无效。思考其病在降结肠、直肠，病位在下，而气郁在上，患者素体较虚，虚实并存，寒热错杂。辨证：上实下虚，胃热肠寒。治法：清胃温肠。予以乌梅汤加味。处方：乌梅20g，党参12g，当归、蜀椒、厚朴各10g，细辛、桂枝、炮附片各4g，黄连、干姜各2g，黄柏8g。3剂，1剂/日，水煎服。

药后诸症若失，状如常人，饮食、精神好转。再以归脾丸调服。随访至今安然无恙。

按：患者素体虚弱，又因情郁而致气机逆乱，升降失度。阴阳不相顺接，气滞于胃则生郁热，气阻于肠，则寒湿不化，呈上热下寒交错之证。首诊唯顾一面，单补中气，失于偏颇，故改用乌梅汤之寒热并用，苦辛同施，加厚朴宽肠理气，升降自如而告愈。

[主诊：湖南省常德市第二中医院吴忠文；吴忠文.乌梅汤新用验案举隅.湖南中医杂志，1996，12（4）：36-37.]

温经和胃治疗阳虚感寒腹痛案

李某，女，28岁。

初诊（1980-10-20）：腹痛反复6年，复发3天。1980年3月15日因患胆结石行手术治疗好转出院。同年10月18日因受凉后饮食不节致病复发。出现往来寒热，周身疼痛，胸闷纳差，口苦心烦，中腹部剧痛，恶心呕吐，经某人民医院检查诊断为"胆绞痛"，用山莨菪碱（654-2）与盐酸哌替啶（杜冷丁）合并进行肌内注射，终因痛不能缓解而延余诊治。刻诊：面色苍白，手足欠温，精神差，中腹部剧痛，呻吟不止，恶心呕吐苦水；舌质淡，苔薄白，脉沉迟。

辨证：阳虚感寒，胃失和降，气机不畅。

治法：温经散寒，降逆和胃。

主方：乌头汤加味。

处方：制川乌10g（先煎），桂枝10g，白芍30g，炙甘草10g，炙麻黄10g，黄芪20g，姜半夏10g，木香10g，生姜3片，大枣3枚。1剂，水煎服。

药后疼痛缓解，面色转红润，手足转温。拟原方去麻黄、桂枝，加柴胡、香附各10g。再进2剂，诸症悉平。追访1年病未复发。

按：乌头汤为《金匮要略》方，由麻黄、芍药、黄芪、炙甘草、川乌、白蜜等组成。功能温经祛寒，除湿止痛。主治寒湿留于关节，经脉痹阻不通，气血运行不畅，关节剧烈疼痛不能屈伸等症。患者行胆道手术后元气亏损，脾胃虚弱，此次发病乃复感寒邪，恣食肥甘，致胃失和降，气机不畅，引发腹痛如绞。投乌头汤加味恰中病机，故获捷效。

［主诊：湖南省芷江侗族自治县中医院张祥福；张祥福.乌头汤加味治急症二则.湖南中医杂志，1987（3）：29-30.］

（七）痢疾

益气举陷治疗气虚下陷痢疾案

张某，女，47岁。

初诊（1988-08-15）：下利脓血黏液3天。患者时值暑末秋初，气候炎热，乘车去常德采购货物。昼则劳累，汗湿衣着，夜则因热求凉，卧寐失摄，且过饮凉茶水，致饮食不节，始因感受暑湿之邪，出现洒淅恶寒，微热头痛，继则发热，腹胀，肠鸣便泻，一日三五行，在途中由泻转痢，下痢脓血黏液，3天前来我院就诊。经门诊检查诊断为"急性菌痢？"经服中药白头翁汤2剂，口服西药氯霉素、呋喃唑酮片（痢特灵），静脉滴注剂量广谱抗生素，体温由39.5℃降至38.0℃，唯小腹坠胀，下痢脓血有增无减，疗效不佳。思议再三，恐其病重药轻，难以见效。予原方加量化裁。

处方：苦参30g，白头翁30g，黄连6g，黄柏10g，地榆20g，连翘20g，木香5g。1剂，水煎服，分2次服。

二诊（1988-08-19）：服药后，体温由38.0℃降至正常，精神疲极，食少纳呆，下痢脓血依旧，虚坐努责，便次频频；舌白少津，脉象沉弱。腹痛辗转于床笫之上，患者深受移床就厕之苦。详问病史，得知患者罹患慢性腹泻。辨证：邪少虚多，气虚下痢。治法：益气举陷。主方：补中益气汤加减。处方：人参10g，黄芪20g，陈皮10g，当归身10g，焦白术10g，白芍10g，升麻8g，地榆20g。2剂，1剂/日，水煎服。药后血止痢愈，取效霍然。

按："痢疾"一病，必须辨病、辨证结合，谨守病机。治疗上要注意掌握同病异治、异病同治之法，不可见其下痢脓血便一概而论，且拘泥于白头翁汤一方。本案例经仔细检查，询问其病史，方揭示疾病之秘，诊为"气虚下痢"。《温病条辨讲解》98条云："气虚下陷，门户不藏，加减补中益气汤主之。"应即指此。治宜遵《素问》"下者举之"之旨。升清举陷，大补元气，药证合拍，故获捷效。

［主诊：湖南省沅陵县陈家滩乡卫生院张道；张道.补中益气汤治痢疾.湖南中医杂志，1992（3）：32-33.］

健脾疏肝治疗脾虚肝郁久痢案

王某，男，50岁。

初诊（1988-09-08）：里急后重黏液便3月余。患者曾于6月初患下利，里急后重，某医院以"细菌性痢疾"收住入院治疗，好转出院。此后常有大便稀溏，有轻微里急后重感。曾自购黄连素片、穿心莲片等药内服，药后时好转，停药则剧。某中医师以白头翁汤、芍药汤、葛根芩连汤等施治，仍无起色，延余诊治。

刻诊：面色无华，四肢困倦，头晕心悸，胸闷脘痞，口淡纳差，大便稀溏有黏液，里急后重，入夜尤甚，尿清；舌淡，苔白腻，脉濡缓。大便常规检查：红细胞0~1/HP，脓细胞0~3/HP。

辨证：脾虚肝郁。

治法：益气疏肝，化湿止痢。

主方：完带汤加味。

处方：党参、白术、怀山药、焦山楂、苍术、白芍各15g，柴胡、车前仁、陈皮、荆芥炭、炙甘草各10g。6剂，1剂/日，水煎服。

药后诸症大减，大便常规检查转阴。守原方再服15剂，诸症若失。随访至今未复发。

按：本例患者原为湿热痢，因治疗之中久服寒凉之品，损伤脾胃，脾运失健，湿反内生，滞而不去，升降失常，清浊不分，故久痢不愈。其病机与湿滞脾虚之带下相似，用完带汤加焦山楂以加强行滞之力。方证合拍，故一方便愈。

[主诊：湖南省桃源县城郊地段医院周汉清；周汉清.完带汤新用二则.新中医，1991（1）：48.]

清上温下治疗寒热错杂休息痢案

吴某，女，41岁，教师。

初诊（1999-08-21）：痢疾反复发作1年余。去年八九月份患痢疾后，一直未能治愈，遍服诺氟沙星、氯霉素、复方新诺明、呋喃唑酮、甲硝唑等无效，痢疾时发时止，症状时轻时重，下痢脓便夹杂，赤白兼见，素常腹部隐痛，喜温喜按，肛门坠胀，里急后重，食欲不振；舌质偏红，舌苔薄黄而腻，脉濡。

辨证：寒热夹杂，气血阻滞，正虚邪恋，大肠失司。

治法：扶正祛邪，寒热兼除，调和气血。

主方：乌梅汤加减。

处方：乌梅10g，黄连10g，黄柏10g，肉桂10g（后下），附子10g，蜀椒10g，干姜10g（炮），当归12g，木香10g，枳壳10g，赤芍10g，白芍10g，甘草6g。5剂，1剂/日，水煎服。

二诊（1999-08-28）：服药后腹痛减轻，下痢减少，舌脉如故。原方加鱼腥草30g。5剂，1剂/日，水煎服。

三诊（1999-09-06）：服药后下痢停止，已有3天未发，黄腻之苔渐去，食欲好转。二诊处方继进3剂。因患者路途遥远，述服完药后没有别的变化就不来复诊，要求带些中成药巩固。后予人参健脾丸和甲硝唑，以资巩固。

按：随着人们饮食卫生习惯的不断提高和医疗条件的不断改善，休息痢这一病证在临床已十分罕见。该例患者因饮食不节，感受湿热疫毒，损伤胃肠，失治日久，伤及正气，邪从寒化，正虚邪恋，以致痢疾缠绵不去。本方以乌梅涩肠止痢为君。当归、赤芍、白芍和血，木香、枳壳理气，正合古人"活血则便脓自愈，理气则后重自除"之训，共为臣药。黄连、黄柏清利湿热，肉桂、附子、干姜温中散寒，干姜炒用，还有止血和血的作用，蜀椒散寒祛湿，共为佐药。甘草调和诸药，为使药。复诊时加入鱼腥草清热解毒，以清除肠道内残存之余毒。因药证相符，故能取得理想的效果。

[主诊：河北省行唐县屺塔头乡卫生院杨承岐；杨承岐.三十年基层临证得失录.北京：中国中医药出版社，2013.]

（八）泄泻

化湿清热治疗湿滞蕴热久泻案

王某，男，48岁。

初诊（2013-08-01）：反复腹泻10年余，加重3个月。10余年来反复腹泻，一日三四行。每于进食黏腻、寒凉之品加重，时伴腹胀。3个月前因大量饮酒后加重，腹泻一日四五行，稍食水果则完谷不化。形体消瘦，面色少华，伴倦怠乏力，时腹胀；舌质暗，苔白而腻微黄，脉沉弱。西医诊断为"慢性结肠炎"，经治效果不显。

辨证：湿滞蕴热。

治法：化湿，清热。

主方：异功散合三仁汤加减。

处方：党参15g，茯苓20g，炒白术20g，炙甘草10g，陈皮10g，杏仁15g，白豆蔻15g，薏苡仁30g，茵陈20g，滑石20g，苍术15g，柴胡5g，升麻5g，栀子10g，藿香15g，神曲20g。7剂，1剂/日，水煎服。嘱忌辛辣、肥甘、寒凉之品。

二诊（2013-08-08）：大便次数减少，一日二三行，排便无黏滞不爽，但未成形。无腹胀，小便量多。吃苹果后出现谷物不化；舌暗，苔白，脉沉弱。予上方去茵陈蒿、藿香，加附子10g（先煎），五味子10g。7剂，1剂/日，水煎服。

三诊（2013-08-15）：大便一日一二行，略成形，无腹胀，时有口干，小便正常；舌质红苔薄白，脉沉。予上方去附子，加山药20g，莲子肉20g，白术减至15g，茯苓减至15g，苍术减至10g。7剂，1剂/日，水煎服。

四诊（2013-09-01）：大便成形，诸症好转。予参苓白术散服半个月，以固疗效。

随访3个月无复发。

按：《素问》云："湿胜则濡泻。""饮食自倍，肠胃乃伤。"李中梓亦云："无湿则不泄。"本患者泄泻日久，每因饮食不慎发作，本次因嗜酒过度而加重，辨证为湿滞蕴热。湿滞日久，复因嗜酒辛辣而湿热内蕴，且久病及肾，故在首选异功散基础上，以清热利湿、分消走泄立法，加入杏仁、白豆蔻、薏苡仁、茵陈、滑石、苍术、栀子、藿香、神曲，实为三仁汤加味，使湿蕴郁热得消，三焦气机得畅。佐以柴胡、升麻以助升阳除湿，升发肝胆之气，且解肝木之郁。二诊时考虑泄泻日久病及肾阳，且有谷不化之症，故加附子以微微生火以生肾阳，助阳以暖土，使腐化有权。三诊时出现口干、舌质红，故去附子，加山药、莲子肉，减白术、茯苓、苍术用量，以防脾阴暗伤，且有固涩之功，继以参苓白术散而收功。

［主诊：辽宁省凤城市中医院代晓红；代晓红.泄泻临证心得.中国中医急症，2014，23（7）：1290-1292.］

清疏兼施治疗湿热中阻久泻案

某，女，71岁。

初诊（2014-11-04）：腹泻反复5年，加重7天。稀便一日十余行，时伴黏液血丝，便前下腹疼痛。西医诊断为"糖尿病并发胃肠神经病变"，予马来酸曲美布汀、甲钴胺、酪酸梭菌、双歧杆菌、匹维溴铵等治疗未效。曾做肠镜检查，诊为"慢性结肠炎"。1周前查大便常规示，白细胞（＋）。刻诊：失眠，口苦口干；舌淡质暗边瘀斑，苔薄白腻微黄，脉细。

辨证：湿热中阻，肝脾不和。

治法：清热化湿，疏肝理脾。

主方：葛根芩连汤合香连丸、四逆散加减。

处方：黄连6g，黄芩10g，葛根12g，马齿苋15g，六神曲10g，柴胡10g，枳壳10g，炒白芍12g，木香6g，鸡内金12g，甘草5g。3剂，1剂/日，水煎服。

二诊（2014-11-07）：大便次数显减，因时有眼睛干涩，流泪。予原方加诃子10g，白蒺藜10g。3剂，1剂/日，水煎服。

药后大便基本正常，一日一行。再予原方加乌梅、赤石脂以善后。共治疗3周，腹泻未发作。后因饮食不慎，大便次数增多，但无腹痛。再予原方5剂。随访至今未再发。

按：糖尿病胃肠病变是糖尿病常见的并发症。西医学认为，病变主要在消化系统的食管至直肠部分，一般表现为食管功能障碍和糖尿病胃轻瘫、便秘等，但临床上糖尿病并发胃肠自主神经病变表现不一。该患者以腹泻为主，病程时间长，近来症状加重，素有脾虚，肝脾不和，湿热中阻，故呈现虚实夹杂之证。治疗时既不可一味清热利湿以祛邪，也不可一味收敛固涩以止泻。故初治以葛根芩连汤合香连丸、四逆散加减，清热利湿，疏肝理脾。待症有减，方可参以诃子、乌梅、赤石脂之辈固敛大肠以善后。

［主诊：浙江省青田县中医院江松平；江松平.经方治疗糖尿病周围神经病变急性症状临床举隅.中国中医急症，2015，24（7）：

1186，1214．]

清热升举治疗湿热迫肛脱肛案

张某，男，30岁。

初诊（1986-09-01）：解便脱肛反复1年余。于去年下半年开始泄泻，经中医治疗半个月泄止。嗣后，解大便则直肠脱出，顺垫纸轻轻将直肠推入肛门。曾服补中益气汤、参苓白术散，病反加重，大便一日一二行，稀而色黄，近月来肛门热痛，口渴；舌质红，苔黄滑厚，脉滑数。

辨证：湿热蕴肠，迫肛外出。

治法：清热祛湿，升清举肛。

主方：二妙散加味。

处方：黄柏10g，苍术、佩兰各6g，金银花、槐花、葛根、枳壳、桔梗各12g，甘草5g。7剂，水煎服。

药后便后肛门能缩入，肛痛消失，仍有热感；舌红，苔黄滑，脉滑略数。原方去槐花加薏苡仁15g，冬瓜仁10g。续进6剂，大便时直肠已不外脱。

按：本案为湿热成毒，蕴积大肠，迫肛脱出于外。方用二妙散，重用黄柏解毒，加槐花清肠热，金银花解毒，苍术、佩兰化湿，葛根、桔梗清肠升清，枳壳宽肠理气，甘草调和诸药。服后肠能自缩，则除槐花加薏苡仁、冬瓜仁健脾渗湿化瘀，而不致寒凝伤脾。

[主诊：湖南省溆浦县龙潭镇第一卫生院张寿华；张寿华．二妙散临证举隅．辽宁中医杂志，2005，32（2）：159．]

扶土疏木治疗肝郁脾虚久泻案

周某，女，8岁。

初诊（1989-06-23）：泄泻两月余。现症见：腹痛肠鸣，大便稀溏，一日三五行，面萎神疲，纳呆懒动，爱生闷气，动辄哭泣，毛发枯黄不荣；舌红，苔薄白腻，脉小弦。

辨证：脾气虚弱，肝气横逆。

治法：扶土疏木。

主方：痛泻要方合理中汤加减。

处方：防风5g，白芍10g，白术12g，陈皮5g，炒升麻6g，党参10g，炮姜3g，炙甘草3g，茯苓10g，桔梗5g，山药18g。2剂，水煎服。

药后痛泻减，原方再进4剂。大便成形，续进4剂。胃纳渐馨，神气亦大为好转，久泻告愈。

按：肠鸣腹痛，大便泄泻，多因土虚木乘，脾受肝制，一般首选痛泻要方。然而脾虚非一日所成，它有一个病理渐进过程，脾家渐虚，肝气渐亢，始有横逆相乘之势。本证脾虚为本，木乘是标，病程一般较长，脾虚的矛盾较为突出。痛泻要方泻肝尤可，补脾之力不足，合理中汤温补脾气，助运化而复升降，则可大大增强止泻之功。

［主诊：湖南省辰溪县中医院胡学刚；胡学刚.巧用复方治案举隅.国医论坛，1991（4）：30-31.］

补益心脾治疗心脾两虚溏泻案

某，男，41岁。

初诊（2012-10-23）：大便溏泻两年。患者平时工作压力大，稍进食生冷则大便溏泄，予抗生素、止泻剂、四神丸、参苓白术丸治疗，症状时有反复。现大便溏薄，一日三五行，便检未见明显异常。刻诊：面色萎黄，神疲乏力，头晕纳少，心悸气短，夜寐不安；舌淡苔薄白，脉细无力。

辨证：心脾两虚。

治法：补益心脾，养血固涩。

主方：归脾汤加减。

处方：党参、黄芪15g，茯苓10g，山药、白术12g，石榴皮15g，当归12g，炙远志10g，木香、五味子、陈皮各6g。5剂，1剂/日，水煎服。

药后便质较前转干，一日一二行，纳可，睡眠安，心悸宁。效不更方，继进10剂，大便恢复正常。后用健脾丸续服两个月以善后。随访半年，未见反复。

按：归脾汤为严用和据《黄帝内经》"二阳之病发心脾"之理论而创制。心藏神而主血，脾主思而统血，思虑过度，劳伤心脾，则脾失健运，心血不足，发为惊悸怔忡、食少体倦诸症。本方补养心脾，脾气健则气血生化之源充足，心血旺盛，则诸症自愈；脾主统血，凡脾虚气弱，不能统血而见崩漏诸症，亦可用本方治疗，即所谓"引血归脾"，故严氏名本方曰"归脾汤"。用于治疗脾虚渗泻，实乃健脾以固涩之法，可引申为"引气归脾"之理。

[主诊：江苏省无锡市刘潭社区卫生服务中心 唐新星；唐新星.归脾汤临床运用.实用中医内科杂志，2014，28（12）：149-150.]

泄木安土按时分治脾肾阳虚五更泄泻案

曾某，男，52岁。

初诊（1991-09-08）：黎明之前反复腹泻近两年。西医诊断为"慢性结肠炎"。服西药有好转，但停药则发，缠绵不愈。症见：面色㿠白，形寒肢冷，腰膝酸软，纳差，尿清，每天黎明前肠鸣腹泻1次，白天不解大便；舌淡，苔薄白，脉沉细无力。

辨证：脾肾阳虚。

治法：温阳止泻。

主方：四君子汤合四神丸。

处方：党参、白术、茯苓各20g，甘草10g，补骨脂20g，五味子、肉豆蔻霜、生姜各10g，大枣15g，吴茱萸6g。20剂，水煎服。

二诊（1991-09-28）：药后症状无明显好转。改为四君子汤，1剂/日，上午1次顿服；四神丸1剂/日，晚上临睡前1次顿服。

服药7天，症状明显好转。守方再服13天，诸症告愈。随访至今未有复发。

按：五更泻，与其他泄泻相比，有其独特的病机和临床症状。虽然多属脾肾阳虚，但亦与肝有关。叶天士在《临证指南医案》中指出"阳明胃土已虚，厥阴肝风振动"，并由此创立了"泄木安土"的治疗方法。五更泻临床多见于老年人和素体阳虚之人，由于患者肾阳衰弱，火不温土，脾土失其温养则运化失职，脾失运化则清浊不分而发泄泻。脾虚日久，肝木之气则乘虚克土，肝木之气在十二时辰中以丑时当旺，正是黎明之前，此时阳气未振，阴寒较甚，故见黎明前脐腹作痛，肠鸣即泻。白天有阳气相助，故无腹泻。用四君子汤上午顿服，旨在加强健脾祛湿之力；用四神丸晚上顿服，是借以温运脾肾之阳气，同时抑制肝木之气。四神丸中吴茱萸除温暖脾肾之外，还具有散厥阴阴寒之气的作用，使脾肾得温，肝气得抑，木不乘土而黎明前腹泻自除。前后所用方药完全相同，仅服药时间有别，但疗效显著不同，由此可见《黄帝内经》的时间医学具有较强的科学性，较高的科研价值。

［主诊：湖南省桃源县城郊地段医院周汉清；周汉清.运用《内经》时间医学治疗五更泻临床观察.新中医，1994（11）：20-21.］

清上温下治疗胃热肠寒泄泻案

吴某，女，29岁。

初诊（2012-08-18）：腹泻3年。腹泻夏秋尤甚，多方医治无效。今入夏以来，腹泻加重，肠鸣，便如清水，严重时如厕无度，食少纳呆，四肢无力，自觉胃脘痞闷胀满，有烧灼感，恶心呕吐，五心烦热，近数日面部发烧、口干、鼻燥、牙痛、头痛、心悸、自汗，身体日渐消瘦；舌质红、舌面有溃疡，脉沉细无力。

辨证：阴阳格拒，胃热肠寒证。

治法：寒热并用，清上温下。

主方：干姜黄芩黄连人参汤加味。

处方：干姜10g，黄芩10g，黄连10g，白术10g，连翘10g，党参15g，茯苓15g，木香15g，木通6g，竹叶6g，甘草6g。3剂，1剂/日，水煎服，早、晚分服。

后又以此方略有增减，续服5剂后，诸症消失，临床治愈。

按： 本例患者之病情乃为寒热错杂证。由于素体阳虚，脾胃运化失健，故大便溏泄。今年长夏之季，暑湿当令，湿邪直中太阴、阳明，遏伤阳气，脾阳更虚，中焦寒盛，致大肠燥化不足，水谷不能吸收运化，混杂而下，并走大肠，故出现腹泻不止、便如清水等虚寒征象。又因久服温燥之药，胃热内生，热盛津伤，出现口干鼻燥、心胸烦热等症，乃系中焦之燥热被下焦阴寒所格拒，并循阳明经上行，故见呕吐、牙痛、舌体溃疡等寒热错杂证。若单纯治寒则碍热，治热则碍寒，所以屡治而不效。张仲景言："伤寒本自寒下，医复吐下之，寒格，更逆吐下，若食入口即吐，干姜黄芩黄连人参汤主之。"笔者效法运用黄芩、黄连、竹叶、木通清热利尿；干姜、党参、甘草温阳散寒，益气补中；佐以白术、茯苓健脾利湿；木香厚肠止泻；连翘清热止呕，并能消除舌面溃疡；黄芩、黄连苦寒，干姜、人参辛甘、温，既泻火解毒、清热补阴，又温中散寒、益气补中。诸药同用，共奏清上温下之功。

［主诊：湖北省通城县中医医院胡华容；胡华容.经方治验二则.浙江中医杂志，2014，49（7）：542.］

（九）便秘

通腑泄热治疗阳明腑实便结案

张某，男，76岁。

初诊（1974-09-12）：便结不下4天。患者第1天开始发热，腹部不适，当时疑为前天中餐饮食过多所致；第3天上症加重，并呕吐1次食物残渣，因年高不愿求治，待症加重，已4天未更衣而延余出诊。刻诊：体温38.9℃，呼吸24次/分，且气粗，血压140/96mmHg。面色潮红，神志昏蒙，谵语不休，并躁扰不安、循衣摸床。心肺（－），腹部饱胀、拒按，听诊闻见高调肠鸣音、气过水声并杂以金属音。见此状速抬至乡卫生院，经腹部X线透视，见多个小型液平面及肠腔空气，当即劝其手术治疗，因家属谢绝，并再三声明不论后果如何，坚决要求中医药治疗。察其舌质老红、中心燥黄起刺少津，脉滑数有力。

辨证：肠胃中燥屎、宿食，糟粕相结之里实证。

治法：通腑泄热。

主方：大承气汤。

处方：芒硝18g，大黄12g，枳实10g，川厚朴10g。2剂。先煎枳实、厚朴，后下大黄，上药煎好后冲芒硝，每剂分2次服（间隔4小时）。约晚上9时第1剂服完。因年逾古稀，并以5%葡萄糖注射液静脉滴注。

二诊（1974-09-14）：翌晨1时许家属告知，下燥屎数枚兼下大量豆渣样粪便，随后安睡，天明时患者要求饮茶，并食粥1小碗而告愈。

按：本例与《伤寒论》阳明三急下证之一不谋而合。发热谵语，循衣摸床实为邪热上扰神明，且又具备痞、满、燥、实四症，故应急下以救欲绝之阴津，虽辅以葡萄糖支持，但应归功于大承气汤。如此危急重症，1剂而愈，可见其"实则泻之""止后服"有着重要的实用价值。

[主诊：湖南省常德县中医院（现常德市第二中医院）吴忠文；吴忠文.急症验案举隅.湖南中医杂志，1987（5）：34-35.]

健脾益气治疗脾虚失养外伤便秘案

刘某，男，62岁。

初诊（2005-10-07）：跌伤后大便不通6天。6天前下楼梯时不慎滑倒，跌伤尾骶部，当时稍痛，继而逐日加重，大便欲解而不通，腹部胀满，尾部疼痛加剧。入院后X线摄片示，尾骨无骨折、脱位。

辨证：脾虚失养。

治法：健脾益气。

处方：补中益气汤加羌活、防风、火麻仁，并以蜂蜜调服。

2剂后患者大便通而痛苦除，继后调理治疗10天而愈。

按：患者已年过六旬，素来体质瘦弱，营养不良，血气亏虚，中气不足，伤后又因多日未进食而致大便不通，糟粕难下。此为脾虚气化无力，肠道传导失职，因而便秘。用补中益气汤健脾益气，扶正固本；加羌活、防风行气止痛；火麻仁、蜂蜜润肠通便。故便通病除而愈。

［肖伟，肖运生.补中益气汤在骨伤科中的临床应用举隅.湖南中医杂志，2006，22（6）：54-55.］

温补脾肾治疗脾肾阳虚冷秘案

李某，女，74岁。

初诊（2016-11-20）：大便不畅10余年。大便难解，每周一二行，常用大黄片、番泻叶、香丹清等助通便，用药后方可排解，大便先干后稀，停药则大便秘结。刻诊：大便未解7天，面色萎黄少神，平素四肢不温，喜热怕冷，小便清长，伴乏力、纳呆、腹胀，脉沉弦。

辨证：脾肾阳虚。

治法：温肾补脾，行气导滞。

主方：温脾汤加减。

处方：炮附子9g（先煎），熟大黄12g（后下），干姜9g，党参15g，白术15g，肉苁蓉10g，厚朴10g，木香6g，甘草5g。5剂，1剂/日，水煎服，早晚分服，于饭前30分钟温服。

二诊（2016-11-26）：服上方1剂后，次日即解便1次，初解少许硬便，后为软便，自觉脘腹胀痛减。调整用药为：炮附子9g（先煎），熟大黄6g（后下），干姜9g，党参15g，白术15g，茯苓15g，肉苁蓉15g，木香6g，砂仁6g（后下），炙甘草5g。10剂，煎服法同上。

服上方后，解便二三日一行，便软，腹胀消，怕冷减轻。予中成药归脾丸善后。服药月余，告愈。半年后随访，言大便已正常。

按：仲景之《金匮要略·腹满寒疝宿食病脉证治》载："胁

下偏痛，发热，其脉紧弦，此寒也，以温药下之，宜大黄附子汤。"此开寒温合下之先河。温脾汤出自孙思邈《备急千金要方》，从张仲景寒温合下之法，此方主要用于治疗中阳不足、冷积内停之虚实夹杂证。古方今用，效验显著。本案系老年患者，脾肾本虚，又长期服用苦寒泻下之品攻伐阳气，脾肾益衰。肾阳虚衰，一则推动无力，二则火不暖土，则中阳不振。诸因相合，致阴寒凝结于大肠，气虚失运，传导失司，发为冷秘。肾阳不足，气化不及，故小便清长；阳虚温煦失职，故四肢不温；寒为阴邪，故喜热怕冷；舌淡、苔白、脉沉弦皆为阳虚冷积之征象。方用温脾汤加减。方中附子、干姜、肉苁蓉、熟大黄、党参、甘草温肾补脾通便；白术培补脾土；木香芳香气烈，善行大肠之滞气；厚朴辛行苦降，能宽中下气，消积导滞。二诊时排便困难减轻，腹胀减，减大黄用量，去厚朴，加砂仁行气温中。三诊时诸症皆减，以归脾丸健脾益气，用丸药缓缓以图之。温化缓下，其中熟大黄有别于生大黄之大寒大苦；白术生用且量偏大，补气通便一举两得。此亦为匠心之验。

[主诊：重庆市垫江县中医院赵凤林；杜怡雯，胡雪松，胡黎文，等.赵凤林从脾肾辨治老年习惯性便秘经验.湖南中医杂志，2018，34（6）：27-29.]

四、肝胆病证

（一）胁痛

疏肝健脾治疗肝郁脾虚胁痛案

谭某，男，55岁。

初诊（1985-10-28）：右胁刺痛3月余。患者1979年6月因急性黄疸型肝炎在本院住院治疗62天而愈。1985年7月开始，出现右胁胀痛，间作刺痛，以夜间为甚，伴神疲纳呆，大便时溏。经中西药治疗数月，症状无明显改善，遂赴长沙诊治。某附属医院1985年10月21日B超示，右肝后叶见24mm×36mm之液性暗区，右肝前叶见两个分别为18mm×12mm、30mm×23mm之液性暗区。液性暗区轮廓欠规则，边界清楚，有包膜，诊为"右肝多发性囊肿"。因手术有困难，建议回当地服中药治疗，故来我院求治。诊见患者面色稍黑，精神疲惫，右胁下中度压痛；舌质淡红，苔薄白而润，脉象弦缓。

辨证：肝郁脾虚，水湿内停。

治法：疏肝健脾，淡渗利水。

主方：逍遥散加减。

处方：柴胡6g，白芍15g，当归15g，茯苓30g，白术10g，香附10g，郁金10g，佛手10g，炙甘草3g。3剂，1剂/日，常规方法煎服。

药后胁痛明显减轻，精神转佳，饮食知味，二便通调，药已中的，毋庸更张。续以原方加白术5g，击鼓再进。共服上方52剂，诸症消失。出院后赴省某附属医院查B超示，痊愈。随访至今，疗效巩固。

按： 中医学中无"肝多发性囊肿"之病名，但根据症状分析，当属中医学"胁痛"范畴。肝居右肋下，其经脉布于两胁，故肝脏受病，往往出现胁痛。肝性刚强，其性动而主疏泄。若情志失调，气机郁结，肝失条达则气阻络痹而胁痛乃作。肝郁日久，影响脾胃功能，导致脾失健运，胃失和降，则饮食精微难以输化，反成水湿之邪内停，形成肝郁脾虚、水湿内停之证。治宜疏肝以行气血，健脾以利水湿。药用柴胡疏肝解郁；当归、白芍养血柔肝；白术、茯苓、甘草健脾以养胃，重用茯苓意在渗湿利水；加香附、郁金、佛手，意在加强疏肝行气血之功，肝气条达则脾运恢复，气血流畅则水湿输化，胁痛乃止。由于服药有恒，调理得当而收效。

［主诊：湖南省茶陵县中医院陈华；陈华.右肝多发性囊肿.湖南中医杂志，1987（5）：45-46.］

活血逐瘀治疗瘀血胁痛案

柳某，女，54岁。

初诊（1990-11-01）：右胁肋疼痛7天。患者胁痛至夜则甚，痛难入寐，活动受阻，无发热、咳嗽，胃纳可；舌象正常，脉沉涩。腹部B超、肝功能检查未见异常。询其有无外伤病，患者诉病前抱孙儿不慎，曾有闪挫之征，当时微有不适，过后几日胁痛即作。

辨证：瘀血胁痛。

治法：活血逐瘀。

主方：血府逐瘀汤。

处方：当归12g，川芎10g，赤芍、白芍各10g，生地黄10g，桃仁10g，红花10g，柴胡10g，桔梗10g，枳壳10g，甘草3g，牛膝10g。5剂，1剂/日，水煎服。

二诊（1990-11-05）：痛减十之七八，续进2剂，胁痛愈。

按：本案疼痛固定胁肋，有闪伤病史，以胁痛入夜则剧为特征，因血属阴，夜为阴时，瘀血停着胁肋，同气相求，故夜痛不休。王氏血府逐瘀汤气血同治、升降相因，功能活血祛瘀、行气止痛，立方严谨，善治胸胁瘀血诸症。由于该病程较短，患者体质尚可，单纯瘀血作祟，故独遣祛瘀专剂，7剂收功。

［主诊：湖南省辰溪县中医院胡学刚；胡学刚.瘀血证治四则.湖南中医杂志，1992（2）：25-26.］

清热疏肝治疗湿蕴肝郁胁腹并痛案

唐某，男，38岁。

初诊（1987-10-12）：发热畏寒3天，伴右上腹绞痛3小时。1987年10月12日患者被护送至某院住院。经B超检查，提示为"胆囊炎并胆石症"。曾用消炎、利胆等对症处理，病情缓解后，拟行手术取石，患者拒绝手术，要求出院，次日延余诊治。刻诊：急性痛苦病容，呻吟不止，头额冷汗如珠，恶寒发热，恶心呕吐，口苦胸闷，右上腹疼痛向左侧肩胛放射，腹肌紧张，小便长，大便二日未行；舌质红，苔黄腻，脉弦数。检查：右上腹可触及肿大的胆囊，墨菲征阳性；白细胞15.8×10^9/L，中性粒细胞84%，淋巴细胞28%。

辨证：湿热蕴结，肝郁气滞。

治法：清热利湿，疏肝理气。

主方：三仁汤加减。

处方：杏仁10g，薏苡仁20g，白豆蔻10g，法半夏10g，竹叶12g，郁金10g，川楝子10g，延胡索15g，生大黄10g（后下）。水煎服，分4次服。

次日晨起患者家人相告，服药后解大便1次，量多较臭，右上腹绞痛明显减轻，夜间安静入睡。药后纳食稍增，小便黄；脉见弦数，舌苔薄黄。原方去大黄，加茵陈、蒲公英各15g。服药5剂后右上腹疼痛消失，纳增便调，临床症状消失，有关检查未发现异常而愈。随访1年未见复发。

按：三仁汤出自《温病条辨》，用以治疗湿温初起，邪留气分所致之湿遏热伏证。该方有宣上、畅中、渗下之功，通利三焦、利湿化浊是其独到之功，应用时只要掌握知常达变、灵活化裁的原则，对急危重症疗效满意。本案属湿热蕴结，肝郁气滞，加郁金、川楝子、延胡索疏肝理气止痛，佐大黄通腑泄热，随证出入，则可转危为安。

［**主诊**：湖南省芷江侗族自治县中医院张祥福；张祥福.三仁汤治急症举隅.湖南中医杂志，1990（2）：18，25.］

和解表里治疗三阳合病胁腹并痛案

刘某，女，30岁。

初诊（1988-03-08）：心痛5天。因心窝部疼痛拒按，伴恶心呕吐，住院5天。B型超声波检查诊为"胆囊炎"。经用抗感染补液治疗，症状无明显改善，遂邀余诊。症见患者痛苦呻吟，胆区疼痛不已，寒热往来，肢体烦疼，口苦甚，恶心作呕，3天不大便；舌红，苔白厚而干，舌下络脉青紫，脉弦数。

辨证：三阳合病。

治法：解表和里。

主方：柴胡桂枝汤合调胃承气汤加减。

处方：柴胡15g，黄芩10g，法半夏15g，党参10g，甘草3g，桂枝10g，赤芍10g，芒硝20g，茯苓18g，生姜3片，大枣5枚。2剂。

药后胆区疼痛明显减轻，寒热往来、呕吐、肢痛均止，大便已行，饥而欲食，胆囊区仍有压痛。复投原方2剂，药尽痛止病瘥。

按：《伤寒论》146条记载："伤寒六七日，发热，微恶寒，支节烦疼，微呕，心下支结，外证未去者，柴胡桂枝汤主之。"本方为太少两经主方，外解太阳表邪，内疏少阳枢机，有和营卫、利肝胆、统治表里三焦、调理阴阳气血之功，故效如桴鼓。

［主诊：湖南省辰溪县中医院 胡学刚；胡学刚.柴胡桂枝汤应用体会.中医药研究，1989（6）：33.］

外和内泄治疗二阳合病肝痛胁痛案

程某，男，70岁。

初诊（1997-04-03）：右胁下疼痛10天。患者10天前右胁下肝区持续性疼痛，伴发热（T：39℃），腹胀，恶心呕吐，大便干。

在外院治疗未见好转。现症见：心下满痛拒按，不思饮食；苔黄，脉沉弦。查体：肝区可触及坚硬、有波动感的肿块。实验室检查：WBC 11.5×10^9/L，N 90%，L 10%。肝功能：麝香草酚浊度试验（+）。腹部B超检查示，肝左叶脓肿。CT腹部平扫示，肝左叶多发性脓肿。

辨证：少阳阳明合病。

治法：和解少阳，内泄热结，逐瘀排脓。

主方：苇茎汤合大柴胡汤加减。

处方：桃仁15g，芦根30g，薏苡仁30g，冬瓜子30g，白芍30g，枳实30g，甘草10g，大黄10g（后下），柴胡12g，黄芩12g。水煎服，6剂。

连续用药6剂后，肝区疼痛明显减轻，大便已通，饮食增加，热退。守方又服1周，症状均除。患者要求出院带药回家服用。2周后来院复查B超，肝脓肿消失。

按：本例少阳阳明合病，既有少阳之邪，又有阳明化燥成实之症。阳病不解，邪入阳明，化燥成实，日久郁热，壅结于肝，酝酿为痈肿而成脓。结合现代医学各项检查，诊为肝脓肿。所以既要辨证治疗用大柴胡汤，又要辨病治疗肝脓肿而选用苇茎汤。两方结合，收效满意。

［主诊：河南省清丰县中医院刁金山；刁金山.苇茎汤新用.新中医，2001，33（6）：70-71.］

养阴柔肝治疗肝肾阴虚围绝经期胁痛案

崔某，女，48岁。

初诊（2005-05-18）：胸胁胀痛近2个月，伴有心慌、烦躁、烘热、汗出阵阵发作，难以忍受。末次月经2005年5月1日，较上次提前7天，经量较前明显减少，2天净，经色红夹血块。刻诊：胸胁胀痛，头晕乏力，腰膝酸软，五心烦热，口干便结，小便短黄；舌红、少苔，脉细弦数。

辨证：肝肾阴虚，肝络失养。

治法：滋养肝肾，柔肝止痛。

主方：一贯煎合左归丸加减。

处方：枸杞子、生地黄、熟地黄、山茱萸、山药、北沙参、菟丝子、龟甲胶（烊化）各15g，当归、玄参各12g，川楝子、八月札、黄柏、五味子各10g，煅龙骨、煅牡蛎各30g。

之后予随症加减治疗：肾水不足，心阴失养，心肾不交，症见心悸、失眠，加生脉散、酸枣仁、夜交藤；阴虚失养，皮肤干燥发痒，加防风、何首乌。1剂/日，水煎服。治疗1个月，症状悉除。

按：本例患者年近半百，时处绝经前期。由于妇女经、孕、产、乳屡伤于血，此期阴精更为虚乏。肾阴虚冲任失调则出现月经紊乱，经量少；肾阴不足，阴不维阳，虚阳上越，故临床表现为烦躁、烘热汗出、五心烦热、头晕等围绝经期综合征之一系列症状；腰为肾之府，肾阴虚则腰膝酸软；阴虚内热则口干便结，小便短黄；精血亏损，血虚不能养肝，使肝经失养则胁肋胀痛。治当滋补肝肾，平调阴阳。方以枸杞子、山茱萸、当归、熟地黄、龟甲胶益肝肾、补精血以滋先天；北沙参、五味子、生地黄养阴柔肝止痛；山药健脾肾，补后天以养先天；菟丝子微温肾阳，具有"善补阴者，必于阳中求阴"之意；川楝子、八月札疏肝理气止痛；黄柏、玄参清虚热；煅龙骨、煅牡蛎敛汗潜阳。全方补肝肾之精血，佐疏肝气之郁结，使脏腑阴阳协调，气血冲任调和，故诸症悉除。

[主诊：浙江省绍兴县中医院（现绍兴市柯桥区中医医院）鲁文珍；鲁文珍.一贯煎合方妇科应用举隅.新中医，2009，41（2）：97-98.]

疏肝排石治疗肝气郁滞胆囊结石胁痛案

高某，男，60岁。

初诊（2015-05-25）：右上腹疼痛牵扯放射至肩背部10天。现症见：右上腹疼痛牵扯放射至肩背部，咽干，低热，急躁易怒，食欲减退，恶心呕吐；舌淡红，苔薄白，脉弦。腹部B超检查提示：胆囊壁厚0.36cm，毛糙，内有2个强光团，最大1.1cm。

辨证：肝气郁滞。

治法：疏肝止痛，排石利胆。

主方：敦煌泻肝汤加减。

处方：枳实10g，代赭石20g，旋覆花10g，白芍10g，竹叶10g，金钱草30g，海金沙20g，鸡内金20g，郁金10g，柴胡10g，香附10g，丹参10g，延胡索10g，川楝子10g，甘草10g。1剂/日，水煎服。15剂。

药后右上腹疼痛牵扯至肩背部等症状大减，腹部B超复查，胆囊壁厚0.28cm，胆囊内强光团缩小为0.3cm。

按：患者属肝气郁滞型胁痛，病机为肝气郁结，阻遏气机。以右上腹疼痛牵扯放射至肩背部，低热咽干，急躁易怒，食欲减退，恶心呕吐为主要临床症状。方中枳实、柴胡、香附三药合用，疏肝理气，疏通气机；白芍滋阴养血，缓急止痛；代赭石降气镇逆；旋覆花行气止呕；金钱草、海金沙、鸡内金、郁金四药相合，利胆排石；竹叶清热利尿；延胡索、川楝子、丹参活血化瘀，理气止痛；甘草调和诸药。诸药相伍，疏肝理气，调和气机，利胆排石。

[李柏林，王彩丽，李廷保，等.敦煌肝胆方为主治疗中年结石性胆囊炎验案举隅.中医研究，2017，30（10）：39-40.]

疏肝利胆治疗肝胆湿热胆囊结石胁痛案

李某，男，53岁。

初诊（2013-05-14）：右上腹部疼痛伴向右肩背部放射疼3天。现症见：右上腹部疼痛，阵发性发作，疼痛向右肩背放射，脘腹胀满，恶心呕吐，纳呆，目黄，身黄；舌红，苔黄腻，脉弦数。腹部B超检查提示：胆囊壁厚0.45cm，毛糙，内有2个强光团，最大为1.2cm。

辨证：肝胆湿热。

治法：疏肝清热，利胆排石。

主方：敦煌茵陈汤加减。

处方：茵陈60g，黄芩10g，栀子10g，柴胡10g，升麻10g，龙胆草20g，金钱草30g，海金沙20g，鸡内金20g，郁金10g，芍药10g，当归10g，延胡索10g，川楝子10g，甘草10g。10剂，1剂/日，水煎服。

药后患者疼痛等症状大减，仍有右上腹部胀痛症状，予上方20剂。连服20剂后疼痛消失。B超复查示：胆囊壁厚0.25cm，胆囊内强光团缩小为0.40cm。

按：本例患者属肝胆湿热型胁痛，病机为湿热蕴结，熏蒸肝胆。以右上腹部疼痛伴向右肩背部放射痛，脘腹胀满，恶心呕吐，纳果，目黄，身黄为主要临床症状。治以敦煌茵陈汤加减。方中茵陈清热化湿，利胆退黄；黄芩、栀子清解热毒，除湿退黄；柴胡、升麻疏肝利胆，疏散郁火；龙胆草清泻肝胆湿热；金钱草、海金沙、鸡内金、郁金四药相合，利胆排石；当归、延胡索、川楝子活血化瘀，理气止痛；芍药滋阴养血，缓急止痛；甘草调和诸药。诸药相伍，清热除湿，疏肝利胆，止痛排石。

[李柏林，王彩丽，李廷保，等.敦煌肝胆方为主治疗中年结石性胆囊炎验案举隅.中医研究，2017，30（10）：39-40.]

（二）黄疸

温阳健脾利湿治疗黄疸案

陈某，男，42岁。

初诊（1993-04-28）：查见HBsAg阳性10年，因无不适，未治疗。1992年春节前出差回来后，出现疲乏无力、两胁隐痛、食少、大便溏、尿色深黄等症。当地医院检查，诊断为"病毒性肝炎"，住院2个月，谷丙转氨酶（ALT）虽从760U/L降至120U/L，但逐渐出现目黄、肤黄。曾用西药保肝及中药疏肝利胆、化湿退黄之剂，总胆红素仍波动在80μmol/L上下，黄疸依然。刻诊：患者面色黄滞，巩膜皮肤明显黄染，色泽不鲜，精神欠振，背部怯冷，时见恶心，尿色深黄但秽味不重；舌色淡红、边有齿痕，苔薄白，脉缓。肝功能检查报告：总胆红素92μmol/L，直接胆红素25.3μmol/L，白蛋白36.5g/L，球蛋白30.2g/L，ALT 60U/L，谷草转氨酶（AST）62U/L，碱性磷酸酶（ALP）208U/L，γ-谷氨酰转移酶（γ-GT）106U/L。B超检查：肝光点粗、欠均匀，包膜尚光整，胆壁增厚、毛糙。

辨证：中虚气弱，寒湿阻滞。

治法：健脾养血，温阳利湿。

主方：桂枝加黄芪汤加减。

处方：桂枝10g，黄芪15g，白芍15g，茯苓15g，炙甘草6g，熟附片8g，茵陈30g，泽泻15g，生姜2片，大枣6枚。5剂，1剂/日，水煎服。

二诊（1993-05-07）：服上药后，精神、食欲见好，小便多而黄色变浅。原方继服半月。

三诊（1993-05-25）：目黄、肤黄大退。肝功能复查：总胆红素38μmol/L，直接胆红素10.6μmol/L，ALT 42U/L，AST 38U/L，ALP 128U/L，γ-GT 102U/L。改原方中熟附片为10g，加制大黄8g，继服半个月。

四诊（1993-07-28）：目黄、肤黄基本告退。肝功能检查报告：总胆红素20.6μmol/L，直接胆红素7.9μmol/L，白蛋白、球蛋白、ALT、AST、ALP正常，γ-GT 106U/L，乙肝二对半示"小三阳"。

按：本案中度黄疸年余未已，伴精神不振，背部怯冷，口和不渴，尿色黄但秽味不重，舌淡红、边有齿痕等一派中虚气弱之象。即仲景所谓虚黄、阴黄之属，故取治虚劳之小建中汤配合黄芪、茵陈、茯苓、泽泻、附子，经年黄疸，月余告退。《清代名医医案精华·尤在泾案》中载一人"面目身体悉黄，而中无痞闷，小便自利，此仲景所谓虚黄也，即以仲景法治之，桂枝、黄芪、白芍、茯苓、炙甘草、大枣"。关于桂枝加黄芪汤之方意，陈元犀曾云："黄疸证多由湿热内郁而成，为病在内也。郁在内者，宜内解，故曰但当利其小便，小便通则所郁皆去矣……桂枝汤解肌发表，加黄芪助之，以黄芪有发汗退黄之专长也。"其对仲景治黄疸用黄芪之意别有一番领悟。

[主诊：江苏省泰兴市中医院叶伯基；叶伯基.临床验案二则.江苏中医，2000，21（9）：29.]

（三）积聚

疏肝散结治疗肝郁瘀凝瘿瘤案

王某，女，42岁。

初诊（1998-10-03）：颈部肿块1年余，诊为"甲状腺囊肿"，建议行手术切除，患者惧怕手术转诊中医。诊见：颈部喉结右侧有囊性肿物，自觉颈部憋胀不适，情志不畅则加剧，伴胸闷头晕，面黄体胖，时有失眠，纳谷不香；舌红，苔黄，脉滑数。查：颈部喉结右侧见一囊性肿物，大小约2cm×3cm。

辨证：肝气郁结，痰湿凝聚。

治法：疏肝解郁，化痰散结。

主方：半夏白术天麻汤加减。

处方：半夏、胆南星各10g，白术、天麻、川楝子、川芎、栀子各15g，橘红12g，茯苓、白芥子各30g，甘草9g。1剂/日，水煎服。10剂。

连服10剂，囊肿明显缩小。又服20剂，囊肿消失。

　　按： 甲状腺囊肿多见于女性，病因乃情志不畅，忧思气结，肝侮脾土，形成肝郁痰凝证。治法首应祛痰，半夏白术天麻汤虽为风痰而设，笔者认为祛痰之力甚强，加白芥子善除皮里经络之痰，利气散结，且能消除囊腔积液，合胆南星增强半夏软坚之力。故能使痰凝瘀结消散。

　　［李建英，赵东旺.半夏白术天麻汤新用.新中医，2001（6）：71-72.］

健脾疏肝活血法治疗土虚木郁早期肝硬化案

　　王某，女，46岁，农民。

　　初诊（1996-04-13）：脂肪肝5年，腹部胀满，食欲不振加重1月余。近期上述症状加重，恶心呕吐，食欲不振，精神疲惫，丧失劳动能力，经石家庄市某医院诊断为早期肝硬化。症见：腹部胀满，食欲不振，恶心呕吐，大便溏薄，面色晦黄，语言低怯，四肢乏力，精神疲惫，下肢轻度浮肿。触诊肝脏于肋弓下1cm，质地坚韧，脾脏未触及，大鱼际处皮肤斑状发红；舌质淡，舌苔白腻，脉细弱。

　　辨证：木郁克土，腹部癥瘕。

　　治法：健脾疏肝，活血化瘀。

　　主方：补中益气汤加减。

　　处方：黄芪30g，党参15g，白术10g，柴胡6g，白芍12g，炮山甲15g，丹参30g，大腹皮30g，陈皮10g，炒王不留行30g，薏苡仁30g，炒莪术10g，甘草6g。10剂，1剂/日，水煎服。

　　二诊（1996-04-24）：服药后精神好转，但大便次数增多，舌苔脉象如故。原方炮山甲减至10g，加五味子10g。10剂。

三诊（1996-05-05）：服药后精神好转，食欲增强，腹部胀满减轻；舌苔白，脉细。予二诊处方去大腹皮、陈皮，加炒三棱10g，焦山楂10g。10剂。

四诊（1996-05-16）：服药后自感浑身舒适，体力增加，大便已成形；舌淡，苔薄白，脉弦细。患者又去石家庄做了一次检查，结果正常。予三诊处方去黄芪加制鳖甲10g。10剂。

五诊（1996-05-26）：服药后精力充沛，已恢复正常劳作，话语铿锵；舌淡，苔薄白，脉弦。触诊肝脏肋弓下0.5cm，质地柔软，边缘光滑，大鱼际处皮肤转为正常。予四诊处方去炮山甲、鳖甲、薏苡仁，加生地黄10g，威灵仙10g。水煎服，隔日1剂以图巩固。

随访至今，患者健在，劳作正常。

按：此例患者患脂肪肝多年，木郁克土，故见食欲不振、精神疲惫、四肢乏力、语怯声低等脾虚气弱之象；肝气犯胃，可见腹部胀满；脾虚湿困，则恶心呕吐、大便溏薄、下肢浮肿；肝郁日久，气滞血瘀，久留不去，形成癥瘕。故初诊时以黄芪、党参、白术健脾益气，柴胡、白芍疏肝柔肝，薏苡仁健脾祛湿，大腹皮、陈皮理气，炮山甲、丹参、王不留行、莪术活血化瘀，软缩肝脏，消除癥瘕，甘草调和诸药。复诊时脾气初复，瘀血初融，大便反多，笔者体会，炮山甲量大有滑泻之嫌；肝脏不好之人，谷丙转氨酶必定升高，故炮山甲减量并加五味子降酶。三诊时由于肝气犯胃之象已除，故去陈皮、大腹皮加山楂促进脂肪代谢，加三棱加强破血破气、阻断肝纤维化、消除癥瘕之力。四诊时由于脾胃功能已复，故去黄芪加鳖甲以加强软坚散结、消除癥瘕之功。五诊时患者各项体征基本正常，为减轻患者的经济负担，减去价格昂贵的炮山甲、鳖甲，为防燥甚伤阴，减去燥湿健

脾的薏苡仁，加生地黄滋阴养血，维护肝体以助肝用。加威灵仙
是取其软坚散结、消除癥瘕、抗组织增生之效。

[主诊：河北省行唐县屺塔头乡卫生院杨承岐；杨承岐.三十
年基层临证得失录.北京：中国中医药出版社，2013.]

（四）鼓胀

健脾逐水治疗脾虚气滞鼓胀案

刘某，男，40岁。

初诊（2001-04-12）：腹部反复膨隆、尿少2年余，加重1
周。现纳差、口苦、喜温饮，大便时干时稀，既往有肝炎病史16
年。查体：舌暗红，苔黄，脉细弦，血压100/60mmHg，消瘦，
皮肤、巩膜无黄染，面颊毛细血管扩张，颈部散在蜘蛛痣，腹部
膨隆（腹围103~105cm），移动性浊音阳性，肝、脾扪及不满意，
双下肢高度浮肿。肝功能：总蛋白63g，A/G=0.6，谷丙转氨酶
（GPT）正常；B超示：肝硬化腹水，脾脏增大；食管吞钡造影示：
食管静脉曲张。

辨证：脾虚气滞。

治法：益气健脾，逐瘀利水。

处方：党参15g，白术10g，砂仁20g，广木香8g，香附10g，
柴胡10g，山楂12g，乌药10g，小茴香6g，益母草40g，三七6g
（冲服），丹参30g，赤芍20g，葫芦瓢20g，大腹皮20g。10剂。
另加用短期小剂量利尿剂氢氯噻嗪（每次25mg，2次/日）和氨苯

蝶啶（每次50mg，2次/日）。

药后一般情况好转，腹水减退（腹围93～95cm），大便正常，以后根据上方略有加减。治疗1个月后，一般情况好，腹水消失（腹围83～85cm），双下肢不肿，二便正常。复查肝功能：总蛋白71g，A/G=1.27：1，GPT正常；B超示：肝硬化未见腹水。随访1年未见复发。

按：肝硬化的病理变化是以肝细胞坏死、假小叶形成、纤维组织增生为特点，导致肝内血流不畅、侧支循环开放和扩大。此属中医学血络瘀阻，因此血瘀气滞是肝硬化之本。中医学认为"肝体阴而用阳"，以血为体，以气为用，体和用在生理上相辅相成，病理上相互影响，互为因果，形成恶性循环。肝硬化主要病机是"藏血失司"，肝血瘀滞，日久则肝血不畅，瘀凝肝络，功能减退，横逆犯脾，木乘土位，脾失健运，则见鼓胀。因而治疗当从肝血入手，符合前人"治肝先治络"的原则。本病主要病机为肝脾络脉瘀阻，脾失健运。生化之源匮乏，导致脏腑精气亏损，因而消瘀要顾虚，补虚勿滞邪。故治疗上必须"寓消于补，攻补兼施"，既要重视治肝先治络的原则，又要兼顾健脾和胃、养血滋阴等。若"活血"之法用之得当可祛瘀生新，如攻猛太过，则正虚而瘀不化，贻害非浅。在活血化瘀中，常用柴胡疏肝理气，常选三七、郁金、红花等活血药，但首选三七。《医学衷中参西录》说："一味三七可代《金匮》下瘀血汤，而较下瘀血汤尤为稳妥。"并常加血中气药如香附、延胡索、乌药，同时还选加当归、丹参、生地黄、鸡血藤等以补血、调肝、和血。这样既照顾到肝体又无活血耗血之虑，更符合"血以和为补"的原则。而对于邪退正虚或正虚而余邪未尽时，临床上常以益气健脾为主，如党参、黄芪、白术、茯苓等，有实验证实，益气健脾法可提高机体免疫功能，且有抗肝损伤作用。同时少佐和血之品，如当归、丹参等，补虚勿碍邪；并选用木香、枳壳、砂仁、小茴香、山楂等行气健脾，既可增进活血通络的功效，又有一定的软缩肝脾的作用，且无伤阴耗血之弊；"无水不成臌"，故在组方中，依据患者的具体情况，加用大腹皮、葫芦瓢利水消肿，与上述药物为伍，共奏扶正攻邪之功。

［龙玉山，滕黎明.活血化瘀、益气健脾法治疗肝硬化腹水.中国民族民间医药杂志，2003（5）：277-278.］

祛湿通络治疗肝郁络瘀鼓胀案

湛某，男，13岁。

初诊（1999-05-10）：腹胀反复6个月。患者于2年前患急性黄疸型肝炎，经治疗后症状好转，未曾介意。近半年来，因感腹胀、纳差、乏力，到当地医院检查，诊断为"肝硬化腹水"，经服中西药月余无效。刻诊：脘腹胀大，青筋暴露，形体消瘦，食少恶心，面色萎黄，小便短少，大便干燥；舌暗红，苔黄滑，脉小弦滑。

辨证：肝郁络瘀，湿热阻滞。

治法：清热祛湿，疏肝通络。

主方：旋覆花汤加味。

处方：旋覆花6g（包煎），茜草10g，青葱管5根，丹参12g，泽泻12g，泽兰10g，郁金10g，鸡内金6g，佩兰6g，三七粉3g（冲服），白花蛇舌草15g。5剂。

服上方后，腹胀减轻，小便增多，食欲增加；舌红，苔黄滑，脉弦滑。原方去三七、青葱管，加茯苓12g，生牡蛎15g，红花5g，以补肝渗湿、软坚逐瘀。续服30余剂，症状消失，迄今未复发。

按：旋覆花汤出自后汉张仲景所著《金匮要略·五脏风寒积聚病脉证并治》，原方由旋覆花3两、葱14茎、新绛少许组成，主治"肝着，其人常欲蹈其胸上，先未苦时，但欲饮热"，具有疏肝解郁、活血通络之功。凡属营气痹塞、经脉瘀阻的内科杂症，用之均有良效。

［主诊：湖南省溆浦县龙潭第二卫生院张寿华；张寿华.旋覆花汤在内科中的运用.湖南中医药导报，2003，9（10）：19-20.］

（五）眩晕

解表和卫治疗太少两感眩晕案

郭某，女，29岁。

初诊（1987-11-24）：突发眩晕2天。宿患梅尼埃病。今眩晕发作2天，头晕如坐舟车，口苦呕恶，伴发热恶寒，肢体痛楚；舌红，苔薄白，脉浮缓。

辨证：太少两感（太少二阳并病）。发热、恶寒、肢痛者，病在太阳；头眩、口苦、呕吐者，病在少阳。

治法：解表和卫。

主方：柴胡桂枝汤。

处方：柴胡10g，黄芩10g，法半夏10g，党参10g，炙甘草3g，桂枝10g，白芍10g，生姜3片，大枣5枚。3剂。患者服上方

1剂，果然寒热罢，呕吐止，眩晕大减。2剂尽，竟能上班。

二诊（1987-11-27）：眩晕已止，肢痛亦愈。守方2剂，痊愈。

按：眩晕的病因主要有情志、饮食、体虚年高、跌仆外伤等方面。其病性有虚实两端，属虚者居多，但本例患者较为特殊。《伤寒论》载少阳病主证为"少阳之为病，口苦、咽干、目眩也"。本例患者眩晕2天，头晕如坐舟车，口苦呕恶，病在少阳；正邪相互交争则发热恶寒，肢体痛楚，病在太阳。证属太少二阳并病。太少合并以柴胡桂枝汤为佳，取仲景之"伤寒六七日，发热，微恶寒，支节烦疼，微呕，心下支结，外证未去者，柴胡桂枝汤主之"。一位进修医师问："《中医内科学》眩晕病下未见柴胡桂枝汤证型，何以拟出此方？"余谓："此证眩晕，应有两层考虑。一者，外感引发宿恙，先治外邪，所谓'病痼疾，加以卒病，当先治其卒病'，表解则里自和；或者眩晕就是少阳病之目眩一证，不过证情较重罢了。二者，病机非痰非火非虚，既然柴胡桂枝汤证已具，不管其病名何如，观其脉证，知犯何逆，随证治之，此仲景心法也。"本方外则解肌发表、调营卫和少阳，内则调阴阳、理枢机，用之故能有桴鼓之效。

［主诊：湖南省辰溪县中医院胡学刚；胡学刚.柴胡桂枝汤应用体会.中医药研究，1989究，1989（6）：33.］

疏肝和胃治疗肝胃不和眩晕案

刘某，女，40岁。

初诊（1988-08-09）：头晕目眩反复发作3年，复发6天。1985年7月突感头晕目眩，如坐舟车，闭目静卧时稍减轻。每年发作2~3次不等，并逐次加重。6天前又再次发作，伴恶心呕吐，耳鸣乏力，不能进食。诊见：形体丰腴；舌苔薄黄微滑，脉弦；血压正常。

辨证：肝胃不和，升降失常。

治法：疏肝和胃，升清降浊。

主方：四逆散加味。

处方：柴胡10g，白芍12g，枳实12g，法半夏12g，茯苓20g，陈皮12g，钩藤12g，菊花15g，枸杞子20g，石菖蒲12g，薄荷6g，甘草3g。3剂，水煎服。

药进3剂，诸症悉退。继进3剂，病愈。嘱以后每半年服3剂。随访年余，未见复发。

按：《素问·至真要大论》云："诸风掉眩，皆属于肝。"肝开窍于目，肝为刚脏，体阴用阳，易亢易逆，易生风动血，或致风阳上扰清窍，或致痰瘀闭阻目系，发为眩晕。本例患者头晕目眩已3年，每年发作2~3次不等。此次发作伴恶心呕吐，耳鸣乏力，不能进食，皆因肝胃不和，升降失常，清浊相干所致。舌苔薄黄微滑，脉弦为肝胃不和之象。治宜疏肝和胃，升清降浊。予以四逆散加减。四逆散源于《伤寒论·辨少阴病脉证并治》，由柴胡、枳实、芍药、炙甘草组成。方用四逆散，意在疏肝和胃、调节气机升降，此方既能疏肝健脾，又无壅滞之弊。茯苓健脾祛湿，合法半夏、陈皮等以理气健脾，燥湿化痰，降逆止呕；钩藤、菊花平肝阳，清肝热；枸杞子润肺清肝，滋肾益气；石菖蒲化痰开窍；薄荷消散风热，清利头目。综观全方，药证合拍，故能药到病除。

[吴家清，乔光泉.四逆散的临床应用.实用中医内科杂志，1991，5（1）：26-27.]

疏肝和血治疗肝郁化火眩晕案

李某，男，54岁。

初诊（1997-03-10）：头痛头晕，反复发作15年，加重25天。患者常因工作紧张，情绪激动而加重，经西医诊断为"高血压病（Ⅱ期）"，先后服降压胶囊、天麻钩藤饮、镇肝息风汤，血压有所下降，但症状未见减轻，伴失眠多梦，胸闷，口苦口干；舌暗，苔薄黄，脉弦数。血压180/135mmHg。

辨证：肝郁化火，气病及血。

治法：疏肝理气，和血解痉，安神定志。

主方：柴胡疏肝散加减。

处方：柴胡、陈皮、枳壳、香附、川芎、薄荷、黄芩、当归各10g，丹参15g，地龙8g，酸枣仁12g，甘草5g。水煎分2次服，1剂/日。5剂。

服5剂，症状减轻，血压150/105mmHg。守方加减续进20剂，症状平伏，血压135/90mmHg。

按：肝藏血，主疏泄，畅气机，为风木之脏，性喜条达而恶抑郁。《辨证奇闻》云："脑气不足则肝气大虚，肝虚不能应脑。"长期精神紧张，情志不舒、久郁、恼怒则伤肝，肝伤则木失条达，疏泄失常，气血失和，血行失序，脑失所养，头晕头痛，常因烦劳或恼怒而加剧，兼见失眠多梦，急躁不安。治宜疏肝理气，和血解痉，佐以安神定志。方用柴胡疏肝散加减。若肝郁化火，兼见面红目赤、舌红苔黄、脉弦数者，加夏枯草、黄芩清泄肝火；肝气横逆犯脾，脾失健运，兼见腹胀满、纳差、便溏者，加茯苓、白术、薄荷。

［主诊：湖南省涟源市田心医院石海澄；石凯歌，刘绪银，黄笃高，等.石海澄老中医高血压病辨治经验.湖南中医杂志，2001，17（2）：39-40.］

益气化痰治疗脾虚痰盛眩晕案

张某，女，61岁。

初诊（1998-10-09）：头晕头痛反复发作20年，复发加重3个月。患高血压病20年。近期头晕头痛加重，胸脘满闷，神疲乏力。先后经中西医诊治，未见明显效果。现血压180/143mmHg；舌胖，苔白腻，舌底脉络紫暗迂曲，脉弦。

辨证：脾虚生痰，痰湿壅盛。

治法：健脾益气，化痰活血。

主方：半夏白术天麻汤加减。

处方：黄芪30g，丹参、山楂、鸡内金各15g，白术、天麻、陈皮、荷叶、地龙各10g，大黄12g，蔓荆子8g，甘草5g。水煎分2次服，1剂/日。5剂。

服5剂，症有减轻，血压150/120mmHg。守方加减，续进30剂。症状平伏，血压150/90mmHg。

按：脾胃属土居中焦，为气机升降之枢。脾主运化、升清，胃主受纳、降浊。脾胃为气血生化之源，脑为清阳之府、气血之总汇。长期嗜酒，过食肥甘厚味，则损伤脾胃，运化失司，升降失常，清阳不升，浊气不降，痰浊内生，脂质沉积，壅阻血脉，血脉不利，脑失所养，则头痛头晕，困倦嗜睡，兼见形体肥胖。治宜健脾化痰，降浊活血。方用半夏白术天麻汤加减。若痰浊内阻日久，蕴而化热，症兼便秘、口干苦、苔黄腻、脉滑数或弦数者加竹沥、胆南星、苍术。

［主诊：湖南省涟源市田心医院石海澄；石凯歌，刘绪银，黄笃高，等.石海澄老中医高血压病辨治经验.湖南中医杂志，2001，17（2）：39－40.］

补中养血治疗气血两虚眩晕案

谢某，男，73岁。

初诊（1983-11-19）：反复眩晕21天。因眩晕发作住某医院，诊为梅尼埃病。经中西两法治疗3周无效，因病势渐重，其家属要求出院。12月12日，延余往诊，但见老人卧床覆盖重被，面容消瘦，语声低怯，哈欠连连。自诉头晕目眩，耳鸣，不思食，形寒足冷。诊其脉沉细而弱，舌体淡红有裂纹，苔薄白有津。

辨证：上气不足，气血两虚。

治法：补中养血。

主方：补中益气汤加味。

处方：黄芪30g，当归10g，党参12g，白术10g，炙甘草6g，升麻5g，柴胡5g，陈皮10g，石决明24g，天麻10g，鸡内金10g，谷芽12g。2剂。

二诊（1983-11-21）：眩减，续循原法，予原方2剂。

三诊（1983-11-23）：药后饮食渐增，眩已止，能在床上坐。下床试走，则脚弱乏力，气喘吁吁，年迈之躯，脾肾两亏。续予前方加熟地黄15g，山茱萸15g，紫河车15g，蓬莪术6g（天麻缺货，改为白菊花、钩藤）。4剂。

四诊（1983-11-27）：患者自行步行来就诊，面有喜色，云："药后食欲明显好转，每餐能进1碗饭，眩止，昨日下床行走，活动后尚舒适。"即予原方6剂善后。

随访1个月，渐趋康复。

按：肾为先天之本，主藏精生髓，脑为髓之海。若年高肾精亏虚，髓海不足，无以充盈于脑；或体虚多病，损伤肾精肾气，则髓海空虚，发为眩晕。如《灵枢·海论》言："髓海不足，则脑转耳鸣，胫酸眩冒，目无所见，懈怠安卧。"本例患者系老年男性，年高肾精亏虚，气血俱虚，脑失所养，故发头晕目眩，耳鸣等症。不思食为脾胃虚弱之象，脾胃虚弱，气血化生则不足，人体失之濡养，故面容消瘦，语声低怯，哈欠连连。阳虚生外寒，故形寒足冷，患者卧床覆盖重被。脉沉细而弱，是气虚血少之征。治以健运脾胃，补养气血。方用补中益气汤加减。方中用黄芪、党参、白术、甘草健脾益气，即益气以生血，气能摄血之意；当归养血补血；陈皮下气祛痰，调畅气机；石决明、天麻化痰息风定眩；鸡内金、谷芽健脾和胃；加升麻、柴胡以达清阳、升举之功，升清而降浊，为气血生化之源，符合眩晕的病机，故疗效满意。考虑患者年迈，气喘吁吁，脾肾两亏，故加以熟地黄、山茱萸等滋肾养阴，紫河车补肾平喘，蓬莪术祛瘀通经，行气消积。组方严谨，丝丝入扣，故能药到病除。

［**主诊**：湖南省辰溪县中医院胡学刚；胡学刚.眩晕证治一得.湖南中医学院学报，1986（1）：53.］

补肾活血治疗肾虚血瘀眩晕案

王某，男，71岁。

初诊（1997-12-08）：反复头痛头晕20年，复发加重5个月。有高血压病史20年，曾服中西降压药无效。现头痛头晕加重，伴耳鸣，神疲乏力，失眠易惊，形寒肢冷，面目轻度浮肿。血压211/150mmHg；舌暗，苔白，脉沉细。

辨证：肾阳亏虚，水停血瘀。

治法：补肾活血，利水降压。

主方：济生肾气丸加减。

处方：附子、茯苓、山药、枸杞各15g，熟地黄30g，山茱萸、泽泻各12g，巴戟天、锁阳、牡丹皮、地龙、泽兰、益母草、车前子、川牛膝、猪苓各10g，丹参20g。5剂，1剂/日，水煎服，分2次服。

药后面目浮肿消退，血压165/120mmHg，他症亦减轻。守方续进35剂，症状平伏，血压150/90mmHg。

按：《素问·五脏生成》云："脉者，源于肾而主于心。"肾为水脏，主水，藏精，生髓，脑为髓海。若先天不足，年老体衰，或房室劳损，导致肾虚。肾虚，一则使髓海失充，脑神经功能失调；二则使水液代谢失司，潴留体内，充溢脉道，留而不去，导致血脉不利，进而引起血压升高，头痛头晕，耳鸣，腰膝乏力。治宜补肾活血，利水降压。方用济生肾气丸加地龙、丹参、泽兰、益母草、猪苓。偏阴虚兼见手足心热，面色潮红，盗汗，舌红少津，脉细数，则去附子，加桑椹、何首乌、枸杞子。偏阳虚者则形寒肢冷明显，舌淡苔白、脉细无力或沉迟，加巴戟天、锁阳、枸杞子。

[主诊：湖南省涟源市田心医院石海澄；石凯歌，刘绪银，黄笃高，等.石海澄老中医高血压病辨治经验.湖南中医杂志，2001，17（2）：39-40.]

养阴活血治疗阴虚夹瘀眩晕案

张某，男，65岁。

初诊（1999-12-05）：头痛头晕15年，加重4个月。有高血压病史15年。头痛头晕，近来加重，伴神疲乏力，易出汗，动则尤甚，手足心热，耳鸣，心悸，腰膝酸软，指端麻木。服降压西药及镇肝息风汤、天麻钩藤饮，血压有所下降，但症状反剧，血压195/150mmHg；舌红少津，苔薄黄，舌底脉络紫暗迂曲，脉细弱数。

辨证：气阴两虚夹瘀。

治法：益气养阴，活血降压。

主方：生脉散合补阳还五汤加减。

处方：人参6g，黄芪30g，茯苓、麦冬、五味子、当归、枸杞子、桃仁、首乌、桑椹、沙参、丹参、石斛各15g，远志、酸枣仁、柏子仁各10g，丹参20g，红花8g，地龙、川芎、赤芍各12g。水煎，分2次服，1剂/日。5剂。

连服5剂，症状减轻，血压165/135mmHg。

按：本案为高血压病晚期的气阴两虚证，症见头痛头晕，目眩，视物不清，神疲乏力，气短，动则尤甚，失眠健忘，心悸怔忡，自汗盗汗，纳差，腰痛，舌暗，舌底脉络紫暗迂曲，脉细弱。治宜益气养阴，活血降压。方用生脉散合补阳还五汤加减。气虚明显者，加山药、白术、茯苓。阴虚较著者，加玉竹、首乌、石斛、枸杞子、桑椹、沙参；心悸明显者，加远志、酸枣仁、柏子仁；腰痛、乏力明显者，加杜仲、桑寄生、枸杞子。

　[主诊：湖南省涟源市田心医院石海澄；石凯歌，刘绪银，

黄笃高，等.石海澄老中医高血压病辨治经验.湖南中医杂志，2001，17（2）：39-40.]

（六）头痛

疏风散寒治疗风寒束表头痛案

某，女，42岁。

初诊（2017-12-05）：颠顶、前额反复疼痛5年，加重5天。因颠顶、前额反复疼痛，在多家医院就诊，西医诊断为"神经性头痛"，经西药止痛、补充维生素、口服正天丸等治疗罔效。此次因外出滑雪后加重，头顶、前额紧痛、胀痛反复交替，时热时寒，无汗怕风，伴颈项强直、失眠、多梦，痛苦异常；舌质淡红苔薄白，脉浮紧。

辨证：风寒束表。

治法：疏风散寒。

主方：葛根汤加味。

处方：葛根40g，白芍30g，桂枝10g，麻黄10g，当归12g，川芎30g，夜交藤20g，炒酸枣仁20g，全蝎6g，天麻10g，白芷20g，藁本15g，蔓荆子10g，甘草10g，大枣15g，生姜5g。5剂，1剂/日，水煎服。

二诊（2017-12-12）：偶有头痛，痛时程度明显减轻，发作次数亦减少，夜寐已安，余症大减。原方再服5剂，病告痊愈。

按：葛根汤证在《伤寒证》中用于太阳伤寒轻证，处于风寒袭表的初级阶段，包括经输不利证和自下利证。葛根汤是桂枝汤减桂、芍，加入葛根、麻黄而成。具有发汗解表、升津舒筋之功效。刘渡舟先生在《经方临证指南》中指出，葛根能疏通阳明经络，又能启阳明津液以濡养经脉，仲景用葛根作为止痉专药。现代药理研究证实，葛根可以改善脑血流，扩张血管，增加血流量，配全蝎、天麻共奏解肌、镇痉、祛风之效。久虚必瘀，用川芎、当归养血活血，酸枣仁配夜交藤安神定志，白芷、蔓荆子、藁本上行头部而止痛。

［主诊：重庆市江北区中医院刘小利；刘小利.葛根汤临床治验举隅.实用中医药杂志，2018，34（10）：1271-1272.］

温阳解表治疗阳虚外感头痛案

李某，男，46岁。

初诊（2006-05-30）：反复头痛30年。患者每当感受风邪即恶风畏寒而头空痛，时轻时重，久痛不愈，烦劳则引发或加重，服止痛片可暂时缓解，记忆力差，精神不振，头昏脑涨，体力逐年下降。脑电图、脑血流图、脑CT等各项检查均无异常。遍治罔效。刻诊：头昏沉，伴隐痛，常呵欠，清涕自出，昼夜思睡，四肢欠温，腰膝无力，小便清亮，大便软；舌淡苔白，脉沉微。

辨证：阳虚外感。

治法：温阳解表。

主方：麻黄细辛附子汤加味。

处方：麻黄10g，附子15g（先煎），细辛、红参、川芎、橘络各9g，鹿角霜、白芍、刺蒺藜、柴胡各12g。7剂，1剂/日，水煎服，分2次服。

二诊（2006-06-06）：诸症明显好转，上方去红参、川芎，加黄芪18g，当归、白术各10g。7剂，1剂/日，水煎服，分2次服。

随访2年未复发。

按：脑为髓海，肾主骨生髓，下焦阳虚，肾气不能上达，故头空痛、腰膝无力；头为诸阳之会，阳虚阴盛，阴寒上逆，故引发头痛；肾气既衰，命门火衰，不能温暖中土，故四肢不温，清涕常出；舌淡苔白、脉沉微，为阳虚阴盛的征象。病在太阳脉当浮，但今脉沉，故知非纯属太阳而是少阴阳虚兼太阳外感所致，故以麻黄细辛附子汤表里双解。方中麻黄、细辛辛温解表，是治表寒证的主药；配辛热的附子以振奋阳气，助阳解表。佐鹿角霜以益肾助阳，人参补元气，白术温补中阳，白芍敛阴维阳；久病入络用当归、川芎养血活血，黄芪固气，刺蒺藜平肝潜阳，橘络宣通经络，行气化痰，柴胡开清透邪。祛邪而正气复，其病可愈。

[主诊：四川省西昌市中医院周忠华；周忠华.阳虚头痛治验一则.浙江中医杂志，2009，44（4）：263-263.]

补气升阳治疗中焦虚寒头痛案

李某，女，30岁。

初诊（1992-03-11）：反复头痛2年。患者头痛每因受寒诱发，以右侧太阳穴及眉棱骨处为甚，右眼球胀感，四肢冷，右下肢尤甚，口服多种西药均未愈。入院时脑电图检查正常，脑血流图提示：脑血管紧张度中度增加。初服补肝养营汤合当归四逆汤加减，曾苟安一时。复因受寒而加重，每天上午7时左右发作，至午后逐渐缓解。刻下：满头胀痛，绵绵不休，神疲声怯，以被蒙头，畏寒肢冷，便溏尿清；脉细弱。

辨证：中焦虚寒。

治法：补气升阳。

主方：补中益气汤加味。

处方：黄芪30g，炒白术10g，党参20g，当归10g，陈皮10g，升麻8g，柴胡8g，细辛3g，蔓荆子8g，白芷10g，川芎10g，天麻10g，炙甘草6g。4剂。

药后痛势大减，再服5剂，诸症悉除，自觉精神爽快，心情舒畅。脑血流图复查报告，脑血管紧张度轻度增加。为巩固疗效，嘱服补中益气丸3个月，后复查脑血流图正常。随访6年无复发。

按：头为诸阳之会，五脏六腑之清阳及气血等精华均上会于此。六淫外袭上犯可致头痛，内伤诸疾亦可致。本例患者头痛反复发作2年，每因受寒诱发。就诊时满头胀痛，绵绵不休，显与气虚清阳不升有关，并有神疲声怯、以被蒙头、畏寒肢冷、便溏尿清、脉细弱等脾阳不足的表现，故其发病是由于脾胃虚弱，中气不足，阴寒之气冲逆脑海，无阳气以温煦，致清阳不升，浊阴不降，清窍不利导致。《脾胃论》曰："脾胃之气即伤，而元气亦不能充，而诸病之所由生也。"故治宜补气升阳，兼以祛风散寒，通络止痛。方用补中益气汤加味治疗。方中补中益气汤其功效在于补患者机体之阳气，达到浊阴自降、清窍充养等功效，很大程度上表现出了"若欲通之，必先充之"的原则。再加入川芎、蔓荆子、细辛、白芷、天麻意在祛风散寒，通络止痛，全方配伍，共奏益气升清、祛风止痛之效。

〔**主诊**：湖南省醴陵市中医院周健雄；周健雄.补中益气汤临

床运用.实用中医内科杂志,1992,6(1):37-38.]

升清降浊治疗清阳不升头痛案

封某,男,42岁。

初诊(1987-10-05):反复头痛8年。近年来发作较频,此次因工作劳累诱发。症见:双侧头部跳痛难忍,自觉头重如裹,恶心不适,肌内注射安痛定1支后,痛减,次日复发如初;舌淡红,苔薄白而腻,脉弦而缓。

辨证:清阳不升。

治法:升清降浊。

主方:清震汤加味。

处方:漂苍术、制升麻、广陈皮各6～10g,炙甘草3g,薄荷叶5g,鲜荷叶1大张(无鲜品则用干品10g代之)。先以冷水渍前4味药15分钟左右,再加入薄荷及鲜荷叶碎片(罐口宜用鲜荷叶覆盖,以防药气外散影响疗效;用干荷叶者,可用草纸盖罐)。置武火上煮沸后改文火熬3～5分钟,取汁。1剂2煎,2次药液和匀,候温分2～3次服下,1剂/日。

2剂而安。1年后随访未复发。

按:血管性头痛,根据其临床表现,与中医学的偏头痛、头风相似。头为诸阳之会,脑为清灵之腑,五脏六腑之精气皆上注于此,故因外感、内伤诸种因素瘀阻脑络,清阳不升,浊阴翳蔽,头痛乃作。清震汤源于《素问病机气宜保命集》,善治雷头风,有清上止痛之功效。药用苍术、升麻除湿解毒、升清降浊;陈皮、甘草和胃化浊,顺气调中;薄荷疏散风邪,通络镇痛;荷叶升清醒脑,散瘀和血。诸药合用则清升浊降,气血调和,经络畅达，通则不痛。

［主诊：湖南省茶陵县中医院陈华；陈华.清震汤加味治疗血管性头痛30例.河南中医，1990，10（6）：25.］

疏肝养血治疗肝郁血虚头痛案

李某，女，26岁。

初诊（1993-09-05）：慢性头痛2年余。患者因家庭失和，情志郁恼，头两侧作痛，久治不愈，口苦，心烦易怒，每闻小孩哭闹则头痛加剧，胃纳不馨，面萎形瘦；舌淡苔白，脉虚弦。

辨证：肝郁血虚，脑髓失养。

治法：疏肝养血。

主方：丹栀逍遥散合四物汤加味。

处方：牡丹皮10g，山栀10g，当归10g，白芍15g，白术10g，茯苓10g，炙甘草6g，柴胡6g，薄荷6g，川芎10g，生地黄10g，蔓荆子10g，菊花10g。5剂。

药后头痛止，精神舒畅，后以原方加佛手、鸡内金悦脾开胃进食收功，并嘱调情志、慎郁怒。随访1年无复发。

按：脑为髓海，依赖于肝肾精血和脾胃精微物质的充养，故内伤头痛多与肝、脾、肾三脏的功能失调有关。本例患者为年轻妇女，妇女不足于血而有余于气，经产、哺乳、劳倦皆可致血虚，血虚则经脉失养，脑髓失充，故头痛，加之其因家庭失和，情志不遂，肝失条达，郁而化火，而肝火郁久，耗伤阴血，肝肾亏虚，精血不承亦加重头痛。综观其证，血虚是本，肝郁是标，养血疏肝当为治疗大法。丹栀逍遥散原本可治肝郁血虚，然此证营血久虚，脑髓失养，肝气久郁，又加重了血亏，归、芍虽能养血柔肝，已显势单力薄，故加用川芎、生地黄合成四物，则增强了补肝肾、益阴血之力，且川芎又为头痛圣药。全方配伍严谨，遣药恰当，故疗效明显。笔者以此方治妇人慢性头痛，屡治屡验。

［主诊：湖南省辰溪县中医院胡学刚；胡学刚.古方治痛证心得.光明中医杂志，1996（6）：26-27.］

行气活血治疗气滞血瘀头痛案

李某，男，37岁。

初诊（1988-10-20）：头痛反复发作2年余，持续发作3天。曾在某省级医院行脑电图、脑血流图、CT扫描等检查无异常，诊断为"肌肉收缩性头痛"。经对症治疗，只收到短暂性疗效。近3天来头痛持续不止，以两侧为甚，剧痛时两太阳穴处经脉肌肉觉频频跳动，患者十分焦虑烦躁，无发热、口干，饮食、二便正常；舌暗红，苔少，脉弦小。

辨证：气滞血瘀，肌筋拘急。

治法：行气活血，缓急止痛。

主方：缓急拈痛饮。

处方：生白芍20g，粉甘草15g，川芎15g，全蝎5g，炒酸枣仁15g，夜交藤30g，醋延胡索15g，云茯苓10g。5剂。

药后疼痛明显减轻，睡眠亦有好转。守上方再进5剂，疼痛完全消失，精神好转。恐再复发，予上方服10余剂调治，痊愈。随访至今未复发。

按：肌肉收缩性头痛，为慢性头痛中最常见的。多由长期的思想焦虑，精神紧张或疲劳等因素引起颈项部、头部肌肉的持久收缩和相应动脉扩张，又称紧张性头痛。疼痛部位多在两侧额枕部或颞部，疼痛的性质多显束箍样痛，有的伴有沉重闷胀感，少数人还可出现健忘失眠等症状。病程经年累月，久治无效。目前西医尚无特效药物治疗。根据临床特征，属中医学"内伤头痛"的范畴，与肝郁、血瘀、痰浊等因素有关。多由情志不畅、肝郁气滞所致。气滞则血瘀，瘀血阻络，经脉拘急疼痛，且少阳经络行于两侧，故其痛多在头部两侧。又肝郁化风，风痰随气上逆，蒙蔽清阳则见头晕，故发病脏腑在肝，累及心脾。致病因素为瘀，兼夹风痰。治宜柔肝缓急，行气化瘀，佐以祛风化痰。方中重用白芍、甘草为君以柔肝养血，缓急止痛；辅以川芎、延胡索行气通络，活血化瘀，且川芎尤擅疏肝开郁。《本草求真》曰："川芎上行头目，下行血海，其辛最能散邪，血因风郁，得芎入而血自活。"全蝎祛风通络止痉，平抑肝风；茯苓利湿化痰安神；炒酸枣仁、夜交藤养血安神。诸药合用，共奏疏肝缓急、通络止痛之效。方中川芎、延胡索、全蝎均为辛苦温燥之品，然非辛燥不能疏肝之郁闭而活血通络；芍药、炒酸枣仁、夜交藤均为酸甘平和之属，非此而不能柔肝敛液，以克肝之刚急。是以辛、苦、酸、甘并用，行气而不耗气，活血而不乱血，配伍严谨，遣药恰当，故疗效显著。

［主诊：湖南省安化县中医医院刘新生；刘新生.缓急拈痛饮治疗肌肉收缩性头痛52例.湖南中医药导报，1996，2（3）：17-18.］

活血通络治疗肝郁血瘀偏头痛案

杨某，女，34岁。

初诊（1981-01-05）：右侧头痛年余。某省级医院诊断为"三叉神经痛"，经口服苯妥英钠、普鲁卡因封闭、肌内注射止痛药，只能缓解一时，停药则复发，且日益加重。现症：右侧面部间歇性剧痛，牵连颠顶，发作时间约为数十秒至1分钟，痛时面色发紫，伴恶心呕吐；舌质红、边尖有瘀点，苔薄黄，脉弦紧。

辨证：肝郁化火，瘀阻脉络。

治法：活血化瘀通络。

主方：桃红四物汤加味。

处方：生地黄、丹参各15g，当归、赤芍、川芎、桃仁各10g，红花5g，全蝎6g（研细末，分6次，兑服）。2剂。

药后疼痛缓解，精神不振。原方续服3剂，头痛已除。仍用原方，去生地黄加熟地黄12g，去赤芍加白芍15g，去全蝎加黄芪20g。再服3剂巩固疗效。追访3年未见复发。

按：木喜条达，最恶抑郁。本例患者为情志怫郁，所欲不遂，肝气不舒，气机郁滞，气郁化火，阳亢火升，上扰清窍，故见头痛，而头痛年余，久病入络，气血凝滞，脉络不通，气血运行受阻，脑部经脉失于濡养，故加重头痛。舌质红、边尖有瘀点，苔薄黄，脉弦紧为肝郁血瘀之象。辨证为肝郁化火，上扰清空，久治不愈，瘀阻脉络。治宜活血化瘀通络，方用桃红四物汤加味治疗。方中红花、桃仁能活血化瘀，通调血脉，缓急止痛；当归活血养血；川芎上行到头目，能够行血中之气，去血中之风，是治疗头痛的良药；赤芍、丹参、生地黄凉血，活血化瘀；全蝎搜风剔络，通络止痛，活血化瘀。全方配伍，共奏活血化瘀通络之功。服药5剂后，头痛已除，去生地黄、赤芍、全蝎，加熟地黄、白芍、黄芪益气扶正，养血活血，以巩固疗效。

　［主诊：湖南省芷江侗族自治县中医院张祥福；张祥福.桃红

四物汤验案.四川中医，1988（3）：14.]

清肝通络治疗肝郁络瘀偏头痛案

吴某，男，38岁。

初诊（1996-03-20）：左侧头痛10年。曾服中西药，病情时轻时重。刻诊：左侧头痛如锥刺，痛甚，牵及两目上引颠顶部，胸闷，口苦；舌边暗，苔薄黄，脉弦数。

辨证：肝风上扰，久痛络瘀。

治法：清肝息风，化瘀通络。

主方：旋覆花汤加味。

处方：旋覆花10g（布包煎），茜草10g，青葱管5根，丹参15g，钩藤15g，菊花10g，僵蚕10g。3剂。

服药后，头痛减轻，仍感头晕而胀，口苦；舌红，苔黄，脉弦数。原方减青葱管加天麻、白蒺藜各10g。服4剂痊愈。随访近4年未复发。

按：肝为风木之脏，其经上循颠顶，以血为本，以气为用，气郁化火，肝阳上亢则可致头痛，久延耗伤阴血，可见肝风上扰之候。加之本例患者左侧头痛已10年，久痛入络，络脉不通，瘀血停滞，故见头痛如锥刺，痛甚牵及两目上引颠顶部。肝失疏泄，经脉气血郁滞，着而不行，故见胸闷、口苦等症。舌边暗，苔薄黄，脉弦数为肝风上扰、久痛络瘀之象。故治宜清肝息风、化瘀通络，方用旋覆花汤加味治疗。旋覆花汤出自后汉张仲景所著《金匮要略·五脏风寒积聚病脉证并治》，原方由旋覆花3两、葱14茎、新绛少许组成，主治"肝着，其人常欲蹈其胸上，先未苦时，但欲饮热"。肝着是因肝脏疏泄失职，经脉气血郁滞，着而不行所致的一种病证，而本例患者之证与之恰合，故治用旋覆花汤加味。方中旋覆花《神农本草经》载其"主结气，胁下满"，可通肝络而行气；茜草凉血行血、疏肝通络；葱茎辛甘微温，可通阳宣散；丹参活血化瘀；钩藤、僵蚕平肝息风；菊花平肝祛风止痛。全方共奏清肝息风、化瘀通络之效。服用3剂药后，患者头痛减轻，但仍感头晕而胀，减青葱管，加天麻、白蒺藜平肝息风。诸药相伍，药证合拍，故收捷效。

［主诊：湖南省溆浦县龙潭第二卫生院张寿华；张寿华.旋覆花汤在内科中的运用.湖南中医药导报，2003，9（10）：19-20.］

（七）中风

豁痰化瘀治疗痰瘀互阻中经络案

刘某，男，61岁。

初诊（2005-05-12）：右半身麻木无力、感觉迟钝半月余。患者半个多月前因前晚劳累过度，次日醒来后感觉右侧半身麻木，右侧肢体活动受限，感觉迟钝，遂由家人送至我院诊治。诊断为"脑血栓形成"，给予扩张脑血管、抗凝血、降压等处理，病情未见恶化。住院治疗数日病证仍如前，遂转至上级医院诊治。查脑电图示，脑动脉硬化、椎-基底动脉供血不足。刻诊：右侧半身麻木、感觉差，右上肢抬举尚可，但穿衣困难，右下肢无力，需要他人搀扶或扶拐行走，语言欠清晰，头昏胀，脘痞纳差，晨间多痰，寐少，面色晦暗；舌紫暗，苔微黄腻，脉弦滑。

查一般情况可，血压150/100mmHg，左侧肢体无力，肌力Ⅳ级，腱反射减弱。

辨证：中风（中经络）。络脉失养，痰瘀互阻。

治法：豁痰开窍，化瘀通络。

主方：涤痰汤加减。

处方：陈皮12g，茯苓20g，法半夏12g，枳壳12g，竹茹6g，石菖蒲18g，胆南星12g，天麻15g，赤芍15g，川芎15g，土鳖虫12g，地龙12g，丹参18g，桃仁12g，甘草6g。10剂。

药后头昏痛减轻，肢体麻木、感觉迟钝好转，上下肢肌力有所增强，但仍需扶拐行走，肢体困倦乏力，睡眠差。守上方加黄芪30g，远志6g。继服20余剂，肢体麻木消失，感觉如常，头昏消除，纳食好，能独自行走。后以补阳还五汤合二陈汤加减化裁，调理2月余，诸症消除，肌力恢复正常。

按： 患者年高肥胖，素体多痰湿，平素多感头痛昏蒙不清，晨起痰较多，又患者年事高，平时又用脑过度，致气血不足，络脉空虚，风邪入中经络，气血痹阻，气血运行不畅，水谷精微聚生成痰。痰壅于体内，日久化热，上犯于脑，蒙蔽清窍而发病。痰邪郁滞体内，气血运行不畅，而致血瘀。痰瘀互结，痹阻经络，经脉失养，则肢体偏废不用。故治疗以涤痰开窍、化瘀通络，投以涤痰汤合活血化瘀之药。方中陈皮、茯苓、法半夏祛湿化痰和胃；天麻擅搜风痰；石菖蒲、竹茹、胆南星、枳壳化痰开窍行气；川芎、赤芍、桃仁、丹参活血化瘀生新；土鳖虫、地龙搜风通络；甘草调和诸药。诸药合用以奏开窍化痰、祛瘀通络之功。其后患者出现肢体困倦乏力，考虑为年高气血不足所致，故加入补气之黄芪，化痰益神之远志，则所谓气行则血运，气滞则血瘀。随后用补阳还五汤合二陈汤加减亦不变痰瘀同治之法则。

［主诊：重庆市大足县人民医院（现重庆市大足区人民医院）谢夕才；谢夕才.痰瘀同治法治疗中风偏瘫2例.中国中医急症，2006（2）：213.］

祛风化痰治疗风痰阻络面瘫案

吴某，女，50岁。

初诊（1999-08-06）：口眼向左㖞斜20天。患者素罹肝风眩晕，于20天前因被冷风所袭，遂感面部麻木，口眼向左㖞斜，口角流涎。刻诊：右眼不能闭合，牙关紧合，伸舌、咀嚼困难。服牵正散加荆芥、防风、白芷1周，始则微效，续服则症状如故；舌质暗红，苔黄滑，脉弦滑数。

辨证：外风所袭，引动肝风，夹有瘀浊，阻遏面络。

治法：祛风化痰，活血通络。

主方：旋覆花汤加味。

处方：旋覆花6g（包煎），茜草10g，青葱管5根，丹参15g，红花6g，忍冬藤20g，桑枝20g，全蝎5g，橘络6g。4剂。

药后口眼㖞斜好转，口角已不流涎；舌稍能伸出，舌质略暗，苔黄，脉弦滑。原方去葱管，加当归10g，以养血和营。续服5剂，痊愈。

按： 旋覆花汤中旋覆花味咸、性温，有消痰下气散结之功。历代医家对新绛众说纷纭，据吾师彭述宪主任医师考证，有的说是以茜草汁染成的绯帛，或以苏木、红花之汁染成者。据有关文献记载，在周代开始用茜草作染料，至汉代开始大种茜草，用茜草所染成的红色叫绛。晋代医家陶弘景称绛为茜草，新绛为新刈之茜草，此物能凉血行血、疏肝通络，临床验证，确有殊效。葱茎辛甘微温，有通阳宣散作用。此方具有疏肝解郁、活血通络之功，临床加减运用广泛，凡属营气痹塞、经脉瘀阻的内科杂证，均可运用本方治疗。

　　［主诊：湖南省溆浦县龙潭第二卫生院张寿华；张寿华.旋覆花汤在内科中的运用.湖南中医药导报，2003，9（10）：19-20.］

养化结合治疗气虚痰瘀卒中案

　　陈某，男，59岁。

　　初诊（2006-10-29）：左半身不遂3天。患者有糖尿病史12年，断续服用二甲双胍、消渴丸等降糖药治疗，血糖控制不佳。近月来，口干、多尿、多饮，自行增加服药剂量。前日清晨起床时发现口舌㖞斜，语言不利，左侧肢体乏力，经当地卫生院治疗2天，病情加重。刻诊：口舌㖞斜，舌强言謇，左半身不遂伴麻木，口干，多饮，乏力；舌质红绛有瘀点，苔白稍腻，脉弦细。左侧上下肢肌力3级，巴宾斯基征阳性。血压150/94mmHg，查随机血糖20.1mmol/L，空腹血糖14mmol/L。CT检查示，右侧脑梗死。

　　辨证：气阴两虚，痰瘀阻络。

　　治法：益气养阴，化痰通络。

　　主方：生脉散合涤痰汤加减。

　　处方：人参15g，麦冬15g，五味子12g，葛根、天花粉各15g，法半夏、茯苓、白术、胆南星、天竺黄、丹参、桃仁、大黄各10g，水蛭、全蝎各6g，甘草5g。15剂，水煎，1剂/日，分2次服。西医治疗以胰岛素控制血糖，用参麦注射液和脉络宁注射液各20mL，分别加入0.9%氯化钠溶液250～500mL，静脉滴注，1次/日，适量脱水、保持水电解质平衡等支持疗法。

二诊（2006-11-14）：病情明显好转，血糖7~10mmol/L，餐后2小时血糖9~14mmol/L，口舌㖞斜明显好转，语言流利，左侧肌力Ⅳ级。予原方配合针灸康复治疗。

三诊（2006-12-14）：诸症悉除。嘱其糖尿病饮食，监测、控制血糖。

按：糖尿病血糖长期控制不佳，病久致气阴两虚，影响气血正常运行，使血行瘀滞；且阴虚内热，耗津灼液，炼液为痰，痰瘀痹阻脑络，上蒙清窍，致脑髓神机受损而发脑卒中。该病是气阴两虚为本，痰瘀痹阻脑络为标，治宜标本兼治。一要益气养阴，以固其本；二要化痰瘀，通脑络，恢复脑髓神机功能。参麦注射液由中药人参、麦冬提炼而成，能益气固脱、养阴生津；脉络宁注射液系川牛膝、石斛、玄参、红花、炮山甲等中药提炼而成的注射液，能补益肝肾、养阴清热、活血化瘀，正适用于糖尿病性脑梗死病变。方中红花、川牛膝活血化瘀、通经脉且引血下行；炮山甲等破瘀通络，走窜力强，既能旁达四肢，又能直达脑部病所，起到活血、溶栓、化瘀通塞的作用，从而逐步恢复偏瘫肢体的功能。用生脉散益气生津，涤痰汤活血化瘀、化痰通络。诸药合用，切中病机。治疗半月，偏瘫失语明显好转，血糖控制理想，血压正常。守方配合针灸康复治疗，诸症渐除，嘱其控制血糖，并糖尿病饮食，增强康复锻炼，以善其后。

［主诊：湖南省道县中医院刘胜利；吴进良，刘胜利.刘胜利主任医师辨治糖尿病性脑卒中经验.中外医学研究，2012，10（33）：2.］

活血补肾治疗血瘀肾亏中风案

刘某，男，62岁。

初诊（1997-12-05）：突发头晕目眩5小时。患者既往有眩晕病史2年。1997年12月5日凌晨3时起床上厕所时突感头晕目眩，肢体麻木乏力，大便后不能站立行走，后被家人抬送至我科求治。诊见：右侧肢体麻木偏瘫，伴头晕目眩，腰酸，精神倦怠，气短，大便干。检查：体温36.5℃，脉搏64次/分，血压120/83mmHg，神清，对答切题，语言謇涩，口角流涎，右侧鼻唇沟变浅，伸舌偏左，心率64次/分，律齐，各瓣膜无病理性杂音，两肺呼吸音正常，腹平软，肝、脾未扪及，右侧肢体肌张力减低，右侧肢体肌力为0级、巴宾斯基征阳性，头颅CT扫描提示为右颞叶腔隙性脑梗死；舌质淡，苔白腻，脉细沉带涩。

辨证：气虚血瘀，痰浊闭阻脉络兼肾亏。

治法：活血补肾。

主方：补阳还五汤合地黄饮子加减。

处方：炙黄芪80g，当归尾10g，白芍15g，川芎10g，地龙、桃仁各12g，红花8g，丹参30g，桂枝9g，牛膝15g，山茱萸12g，肉苁蓉、杜仲各18g，全蝎6g，僵蚕、白附子各15g，胆南星12g，石菖蒲18g。1剂/日，分2次煎服。7剂。

二诊（1997-12-12）：7剂后，语言清楚，口角流涎消失，苔转薄白，并可下床扶杖行走，右侧肢体肌力增加到Ⅲ级。原方去石菖蒲、胆南星，增黄芪用量至100g。

连服1月余后诸症及体征消失，日常生活完全自理。

按：脑血栓为中老年人常见的一种脑血管疾病，多属缺血性中风，此病常于休息静止或睡眠时发生，其病机多为本虚标实。中医学认为，静卧或休息时血归于肝，阳入于阴，气少而血行缓慢，不能推动血液在脉络中运行，故产生血瘀阻络，出现半身不遂、口眼㖞斜、语言不利等症。西医学认为，本病是由于中年以上患者，当休息、睡眠时血流缓慢，血压偏低，血液黏稠度增加，血小板与纤维蛋白易于沉积引起脑血管阻塞。中西医对本病的观点是基本一致的。本病形成的病机属气虚血瘀兼肾精亏虚，故治疗以活血、祛瘀、补肾为主。基本方由补阳还五汤合地黄饮子加减而成。方中重用黄芪益气为君，使气旺血行；白芍、川芎、归尾养血活血，肉苁蓉、杜仲、山茱萸补肾为臣；桃仁、红花、丹参活血行瘀，白附子、胆南星、石菖蒲化痰开窍为佐；桂枝、地龙、牛膝通络，全蝎、僵蚕祛风为使。全方配伍，有益气活血、行瘀补肾之功，因恰中病机，故疗效甚捷。至于黄芪的使用问题，有的医家认为血压高不宜使用，但大多数医家认为患者虽血压高，辨证若属气虚血瘀者仍可使用。笔者在临床中体会到，用黄芪的关键在于用量和配伍，如重用黄芪80g以上，同时配以桃仁、泽泻，或钩藤、白芍、天麻则可达到补气行水或镇肝息风之效。

［主诊：湖南省祁阳县人民医院韩志坚；韩志坚.益气活血补肾汤治疗脑血栓形成38例疗效观察.湖南中医杂志，1998，14（5）：7，9.］

化痰降浊治疗痰蒙心窍中风案

吴某，女，62岁。

初诊（1975-08-20）：突然昏仆，不省人事，右侧偏瘫11

天。经当地中医治疗无效，于今日入院。患者昏不知人，眼闭，口噤，左手握固，有时躁动，四肢不温，右侧偏瘫，鼾声重浊，大便已五日未行；舌质淡紫，苔厚腐腻，六脉滑而有力。血压170/130mmHg。

辨证：痰蒙心窍。

治法：化痰降浊，镇肝潜阳。

处方：天麻钩藤饮加减。5剂，水煎，鼻饲。

二诊（1975-08-25）：药后诸症依然，仅血压降为150/110mmHg。分析为开窍化痰之力不足，腑气未行，因而难以苏醒。宗原方加减，处方调整为：天麻12g，钩藤18g，地龙、桃仁各10g，连翘12g，石菖蒲6g，丹参25g，胆南星8g（包煎），石决明25g（先煎），竹沥、生姜汁（自制，兑服）各40mL。2剂，水煎，鼻饲。

服上药后四肢渐温，泻下腐浊恶臭大便1次。第9天早晨患者呻吟连作，呼之能应，口眼已开，但语言謇涩。血压140/90mmHg。腐腻苔剥落为花斑舌。此时痰浊已去，当顾护胃气并活血祛瘀。用补阳还五汤加减。黄芪25g，当归12g，天麻、川牛膝、桃仁、炙乳没各10g，川芎、甘草各6g。先后加丹参、地龙。共服15剂。住院32天痊愈出院。1个月后来院复查，无任何后遗症。现仍健在，步履如常。

按：本例为痰蒙心窍、浊阴不降夹肝阳上扰神明、正盛邪实之急症。一诊时由于化痰开窍降浊力薄，随症加入胆南星、桃仁、姜汁等使痰消窍通，腑气亦行，肝阳得平而转危为安。

［**主诊**：湖南省常德县中医院（现常德市第二中医院）吴忠文；吴忠文.偏瘫验案二则.四川中医，1985（11）：20.］

升阳化瘀治疗中风肢体顽麻案

代某，女，56岁。

初诊（2011-03-10）：脑梗死后左侧肢体麻木1年余。患者时常头晕、颈腰部酸胀不适，无明显疼痛不适感，出院后一直行普通针刺、拔罐等治疗，颈腰部疼痛略有好转，但左侧肢体麻木一直存在。MRI检查示：双侧额叶、双侧基底节区及放射冠区可见多发斑片状异常信号影，TSE/T1呈等信号，TSE/T2、flair呈高信号，边界不清。患者自觉头晕、双下肢无力，腰部及双小腿酸痛，口干，左半身麻木；舌体胖有齿痕，舌质紫暗舌苔可，脉细滑。

辨证：气虚痰瘀。

治法：升阳举陷，化痰消瘀。

处方

（1）中药：升陷汤、黄芪桂枝五物汤、泽泻汤加减。黄芪50g，知母10g，生姜10g，茯苓30g，泽泻30g，丹参30g，升麻5g，柴胡5g，大枣10g，桂枝10g，陈皮5g，白芍20g。7剂，1剂/日，水煎服，早、晚分服。

（2）针刺：百会、四神聪、左侧肢体常规取穴。

经上法治疗后，左侧肢体麻木明显减轻，每日发作2～3次，每次不超过10分钟，头晕、腰腿酸痛亦见好转。后继续予上方加减治疗半个月，患者左侧肢体麻木消失。

按：中医学中的异病同治，是病机相同而所属疾病归类不同，针对病机论治。虽然血痹、眩晕两病合而为患，然其发病机理相同。西医学认为，偏身麻木，是丘脑脊髓束缺血所致，其恢复较为困难。中医学认为，是气血亏虚。中医有"凉麻虚补"之说，仲景《金匮要略·血痹虚劳病脉证并治》谓："血痹阴阳俱微……外证身体不仁，如风痹状，黄芪桂枝五物汤主之。"关于眩晕，西医学认为，为后循环缺血所致；中医学认为，是"上气不足，头为之苦倾"。张锡纯认为，此气应为胸中之大气。认为头晕为胸中大气不足，无力上举清气所致，并创立治疗胸中大气下陷之升陷汤。仲景多以痰湿上侵立论，有治疗"心下逆满……起则头眩"之茯苓桂枝白术甘草汤，有治疗"苦眩冒"之泽泻汤，所用之药无非白术、茯苓、泽泻三药。本案用泽泻汤，取其利水湿之用。又本患者脉细主血虚，舌现瘀血之象，故取"功同四物（汤）"之丹参治疗。药证相符，故1年之顽疾，可速效。

[主诊：安徽省五河县中医院汤杰杰；汤杰杰，马培锋，刘国华，等.脑梗死后偏身麻木1例.光明中医，2012，27（3）：559.]

益气养血治疗气血亏损中风案

陈某，女，55岁。

初诊（1977-08-10）：肢麻继发左侧半身不遂7天。1周前患者出现四肢麻木，步履蹒跚，今晨左侧偏瘫遂请余出诊。观面色萎黄，神志清醒，语言低微，口微渴而喜热饮，五心烦热，小便自调，大便四日不行；舌淡无苔少津，脉浮大无力。既往因产后出血过多，曾有血晕史。

辨证：气血亏损。

治法：益气养血，滋补肝肾。

主方：一贯煎加减。

处方：沙参、丹参各25g，麦冬、生地黄、当归各12g，枸杞子15g。5剂，水煎服。

二诊（1977-08-15）：气阴得救，他症悉减，唯左侧偏废无改变。遂予补气以生血，兼温补肝肾为治，用黄芪桂枝五物汤合一贯煎加减：黄芪、沙参各25g，白芍、生地黄、麦冬各10g，当归、枸杞子各12g，桂枝6g，鸡血藤胶15g，生姜3片，大枣5枚。

患者连续服用18剂，历时29天恢复健康，无后遗症。随访多年，现仍健在。

按：《素问·五脏生成》云："足受血而能步，掌受血而能握。"该例因肝阴亏损，脾血不足，筋脉失养，内风自生，宗筋不举所致之偏瘫。"血为气母""气能生血"，故以补气生血为主，肝阴脾血得充，故获全效。

［主诊：湖南省常德县中医院（现常德市第二中医院）吴忠文；吴忠文.偏瘫验案二则.四川中医，1985（11）：20.］

（八）瘿病

理气活血化痰治疗气机郁滞瘿病案

张某，女，34岁。

初诊（2009-10-11）：病初自觉咽部不适，失眠多梦，情志不遂，继之喉结两旁逐渐变粗，经西医补碘、输液，治疗1年多效果仍不理想。患者十分痛苦，遂来就诊。刻诊：面色黄白，精神不振，脖子喉结两旁肿大，肤色不变，触之柔软，全身乏力，心慌失眠，不思饮食，经期腹痛；苔薄白，脉细数。此属恼怒郁虑过度所致。

辨证：气机郁滞。

治法：理气活血，化痰散结。

主方：海藻玉壶汤加味。

处方：海藻10g，昆布10g，半夏10g，青皮12g，柴胡10g，浙贝母10g，当归10g，赤芍10g，川芎10g，红花3g，炒酸枣仁15g，夜交藤10g。3剂。

服3剂后，经量增多，经来腹痛消失。又服5剂，喉结两旁逐渐变细，夜间能睡5个多小时。原方去夜交藤、炒酸枣仁，加夏枯草10g，煅龙骨30g（先煎），煅牡蛎30g（先煎）。继服22剂，症状基本消失，喉结两旁恢复正常。随访1年，未见复发。

按： 瘿病以喉结两旁漫肿或结块、皮色不变、不痛、不溃为辨证要点。主要病因是情志内伤、饮食及水土失宜，但也与体质因素有密切关系。长期恼怒，忧思郁虑，使气机郁滞，气滞痰凝壅结颈前是本病的基本病机，日久引起血脉瘀阻，致气、痰、瘀三者合而为患。部分病例由于痰气郁结化火，火热耗伤阴精而导致阴虚火旺，其中尤以肝、心两脏的阴虚火旺病变更为突出。正如《济生方·瘿瘤论治》所说："夫瘿瘤者，多由喜怒不节，忧思过度，而成斯疾焉。""大抵人之气血，循环一身，常欲无滞留之患，调摄失宜，气凝血滞为瘿为瘤。"再者，饮食水土失宜，影响脾胃，妇女的经、孕、产、乳等与肝经气血也有密切的关系。所以临床常以海藻玉壶汤加味治疗瘿病。无论哪一型都以海藻10g，昆布10g，半夏10g，陈皮10g，青皮12g，连翘20g，浙贝母10g，当归10g，川芎10g，独活12g，甘草3g为主。临床上随证进行加减，如气虚加西洋参，血虚加阿胶，气郁较甚者加佩兰、香附，血瘀者加桃仁、红花，合并咽炎加山豆根、桔梗、马勃，颈肿大且有结节质硬者加夏枯草，伴失眠者加炒枣仁、夜交藤、煅龙骨、煅牡蛎。本案用海藻、昆布、半夏化痰软坚，为主药。青皮、柴胡疏肝理气，当归、川芎、赤芍、红花活血以通经脉，配合理气药使气血调和，促进瘿病消散。浙贝母散结消肿；酸枣仁、夜交藤养血安神。全方共奏化痰软坚、行气活血之功，所以疗效满意。

[主诊：山西省临县中医院刘婵秀；刘婵秀.海藻玉壶汤治瘿病的体会.航空航天医学杂志，2011，22（2）：255.]

化痰理气治疗痰气交阻瘿病案

赵某，女，39岁。

初诊（2015-03-02）：10天前患者受凉后出现发热、咽痛症状，经治后好转。1周前出现颈部疼痛，并弥漫性肿大，且有明显触痛。颈部有压迫感，声音嘶哑。在内分泌科诊断为"亚急性甲状腺炎"。因其有严重胃溃疡史，畏惧使用糖皮质激素等西药，故转求中医药治疗。刻诊：颈部肿痛，情绪抑郁，胸闷，脘胀，食欲减退；舌质暗，苔白腻，脉弦数。血沉63mm/h，三碘甲状腺原氨酸（T3）2.98nmol/L（参考值0.92～2.79nmol/L），甲状腺素（T4）182.7nmol/L（参考值55.5～161.3nmol/L）。

辨证：痰气交阻。

治法：理气化痰。

主方：理痰汤加减。

处方：生芡实15g，清半夏9g，陈皮9g，山药9g，黑芝麻9g，白芍6g，茯苓6g，当归6g，川芎6g，柏子仁6g。20剂，水煎服。

服药期间，症状逐渐好转，连续服药20天后，甲状腺恢复正常，全部症状、体征消失，相关理化检查均已恢复正常。随访1年，病情未再复发。

按： 患者因外感风寒起病，肺失宣肃，酿生痰湿；又因其有胃溃疡史，脾失健运，津液不化，痰湿内生。两者相合，交结颈部而发瘿病。治以理痰汤化痰为主，加山药以健脾治本。因现风寒已清，故不再加解表之药。因痰湿可阻碍气血运行，而舌质暗已显瘀血之象，故再加当归、川芎养血活血。诸药合用，起到化痰消瘿活血的功效。

［主诊：浙江省台州市黄岩中医院冯睿；冯睿.理痰汤临床应用医案4则.新中医，2017，49（6）：201-202.］

五、肾系病证

（一）水肿

宣肺利水治疗肺卫失宣风水案

彭某，男，12岁。

初诊（1987-05-01）：全身浮肿4天。患者10天前患漆疮，已治愈。近4天来，先见面目浮肿，渐至全身水肿，伴畏寒发热。体查：体温38℃，脉搏85次/分，呼吸20次/分，血压143/90mmHg。尿常规：混浊，红细胞（++），白细胞（++），蛋白（++++），管型（+）；血常规：血红蛋白80g/L，红细胞3.18×10^{12}/L，白细胞12.1×10^9/L，中性粒细胞84%，淋巴细胞18%。刻诊：神清，全身水肿壅盛，腹大如鼓，肝、脾触诊不满意，肠鸣音可，无移动性浊音。阴囊水肿如球，囊皮光亮，双下肢呈凹陷性水肿。神倦嗜卧，纳呆，便溏，尿短赤；舌红，苔薄白腻，脉浮滑数。

辨证：风邪束表，肺卫失宣。

治法：解表宣肺，利水消肿。

主方：麻黄连轺赤小豆汤加味。

处方：鲜白茅根、鲜半边莲、鲜蒲公英各30g，赤小豆12g，麻黄6g，连翘、桑白皮、杏仁各9g，小蓟、通草各9g，夏枯草12g。3剂。

药后患者精神改善，水肿渐消，体温、血压均正常。继以本方随症调整，服18剂而愈。随访1年，未复发。

按语：急性肾炎是由多种病因所致感染后使机体发生免疫反应而引起的非化脓性弥漫性病变，属中医学"水肿"范畴。张景岳曰："治水者，必先治气。"肺为气之主，故拟麻黄连轺赤小豆汤加味疏风解表，宣肺行水。方中麻黄、桑白皮、杏仁、连翘发表宣肺，通调水道；鲜半边莲、鲜蒲公英、鲜白茅根、小蓟、通草、夏枯草利水消肿，清热解毒。其中3味鲜药比干品疗效显著。赤小豆利水消肿，解毒排脓。诸药配合，对消除病理产物，调整机体免疫功能，确有显著疗效。然而急性肾炎病理中的证型多变，主方随证应变的加减法，经临床观察，具有一般的规律性。

［主诊：湖南省望城县中医院（现长沙市望城区中医医院）黄生杰；黄生杰.三鲜赤小豆汤治疗急性肾炎45例.四川中医，1992（12）：32.］

宣肺消肿治疗风水泛滥水肿案

刘某，男，9岁。

初诊（1984-03-02）：1984年冬因脸面突然水肿，经外院西药治疗半个月，病情反复，近2日诸症加重。刻诊：脸面水肿，喘咳无痰，心烦不宁，小便不利，阵阵恶寒；舌淡胖，苔白腻，脉浮紧。

辨证：风水泛滥。因冬季风寒当令，外邪束表，肺失宣降，水道不通，水泛肌肤所致。

治法：宣肺消肿。

主方：麻黄汤加味。

处方：麻黄6g，桂枝6g，杏仁6g，炙甘草3g，白茅根10g，蝉蜕5g。2剂，水煎服。

药后小便通利，诸症减轻。续服3剂，诸症若失。后用四君子汤加生黄芪调理，1周余收功。随访1年来未见复发。

按：本案水肿乃风寒束表，肺失宣降，通调失职所致。而麻黄汤的主要作用就在于开皮毛以发汗解表，宣通肺气以通调水道，方证合拍，故收佳效。本人临证运用麻黄汤时，常用药量为"三等一半"，即麻黄、桂枝、杏仁三药用等量，甘草一味用半量。按照这个原则，根据年龄、体质、病情轻重而酌情用量。据临床试用观察，此用法比较安全，效果较好。虽麻黄、桂枝为大辛之品，但配合相当量的甘草，却无汗多之虞。

［主诊：湖南省茶陵县中医院陈华；陈华.麻黄汤验案二则.国医论坛，1986（2）：24.］

补中益气治疗脾虚水泛风水案

向某，男，9岁。

初诊（1984-01-06）：皮肤脓疮伴浮肿15天。患者于半个月前患皮肤脓疮，继而发生全身浮肿，当地医院检查诊为"急性肾炎"，经用消炎利尿治疗罔效。刻诊：目窠浮肿，面色萎黄，小便短少；舌淡脉缓。尿检：蛋白（+）。

辨证：脾虚水泛。

治法：健脾益气，化气行水。

主方：补中益气汤加味。

处方：生黄芪20g，当归6g，党参、白术各10g，炙甘草6g，升麻、柴胡各3g，陈皮、杏仁、桔梗各5g，薏苡仁15g，茯苓10g。6剂，1剂/日，水煎服。

药后浮肿全消，精神振，食欲增。守方又服5剂后复查小便，蛋白（－），乃愈。随访半年，未见复发。

按： 本例患者虽属风水，但却未用治风水的常规方剂。只因迭经利尿行水，有降无升，致使脾虚不运，中气下降，"水唯畏土，其制在脾"，今脾虚土不制水而反为水克。本案主要病机是脾胃虚弱，气虚下陷，故见目窠浮肿、面色萎黄、小便短少、舌淡脉缓等脾胃亏虚之象。治宜健脾益气、化气行水。方用补中益气汤加味治疗。方中重用生黄芪以大补脾肺之气，辅以党参、白术、炙甘草等健脾燥湿益气，以增强生黄芪补气升阳之功；当归养肝血以补气之母，并助党参、生黄芪补元气，合以气血双补；陈皮燥湿、行气、和胃，使诸药补而不滞；升麻、柴胡升达肝脾之阳气，助生黄芪健脾益气，借用《本草纲目》"升麻引阳明清气上升，柴胡引少阳清气上行，此乃禀赋虚弱，元气虚馁，及劳役饥饱，生冷内伤，脾胃引经最要药也"之意；炙甘草调和诸药，补精化气；茯苓健脾益气，利水消肿；薏苡仁健脾祛湿，清热排脓；肺为气之主，气行则水行，故加杏仁、桔梗合用以宣畅肺气，助薏苡仁排脓消痈、茯苓利水消肿。全方共奏健脾益气、化气行水之功，故只用补中益气汤一方而获得了较好的疗效。

［主诊：湖南省辰溪县中医院胡学刚；胡学刚.补中益气汤治疗风水.四川中医，1986（10）：33.］

祛风宣肺利水治疗风湿内停水肿案

邱某，男，8岁。

初诊（1958-06-10）：发热、咳嗽、咽喉疼痛5天，伴周身浮肿、尿少2天。患儿1周前因洗澡不慎受凉，当晚发热恶寒，头痛，鼻流清涕，翌日咳嗽，气促，咽喉疼痛，胸闷纳差，外院诊断为"上呼吸道感染，急性扁桃体炎"。曾用抗生素治疗5天，症状减轻。自第6天晨起，患儿面部及全身浮肿，发热咳嗽再度加重，腹胀，纳差，尿少。查尿常规：蛋白（+++），红细胞（++），白细胞（+），管型（+）。血压125/100mmHg，体温38.5℃。症见：急性病容，面浮神昏，咳嗽气促，周身浮肿，胸腹胀闷，纳差；舌尖红，苔黄腻，脉浮缓。

辨证：风湿内停。

治法：祛风除湿，宣肺利水，通利三焦。

主方：三仁汤加减。

处方：薏苡仁10g，杏仁6g，白豆蔻10g，法半夏6g，通草6g，竹叶12g，益母草10g，白茅根10g，滑石12g。1剂/日，水煎服。

服药3剂精神转佳，咳嗽、气促减轻，腹胀除，尿量增多，浮肿消退大半，血压102/70mmHg。尿常规：蛋白（+），红细胞0~1个。续用原方去滑石、通草，加黄芪、白术、怀山药各10g。服药3剂后，症状消失，尿常规正常，唯面色苍白，纳食欠佳。改用六君子汤加味调理而愈。半个月后，相继复查尿常规3次，均无异常。随访1年未复发。

按：三仁汤有宣上、畅中、渗下之功，通利三焦、利湿化浊是其独到之处，应用时只要掌握知常达变、灵活化裁的原则，对急危重症疗效满意。本案系风邪热毒所犯，脏腑功能失调，升降失司，水湿内停，热毒瘀阻，故加益母草、白茅根清热化瘀，活血消肿。笔者认为，古方今用，贵在灵活变通，药随症遣，既不失其制方之原意，亦不得拘泥于其方，方可得心应手。

［主诊：湖南省芷江侗族自治县中医院张祥福；张祥福.三仁汤治急症举隅.湖南中医杂志，1990（2）：18，25.］

化气泄热治疗水热互结水肿案

陈某，男，76岁。

初诊（1986-12-20）：全身水肿1月余。因再发心悸、咳喘、水肿近1个月，而以"肺心病并心力衰竭"收住某中医院内科，经中西治疗近2个月，症无明显改善而要求出院。经友人介绍前来就诊。症见：心悸，喘咳，唇绀，胸脘痞闷，全身水肿，下半身肿甚，按之凹陷，小便不利，大便秘结；舌红，苔黄腻，脉弦滑。

辨证：水热互结，气化不利。

治法：化气利水，通腑泄热。

主方：五苓散加味。

处方：桂枝、白术各6g，猪苓、泽泻各10g，茯苓、生大黄（后下）、葶苈子（包煎）各15g。水煎服，1剂/日。

服药3剂后，二便通利，水肿、心悸、喘咳诸症均见减轻。继续守方出入共服36剂，诸症消失。随后以参苓白术散小剂调理月余，收功。随访2年，疗效巩固。

按：本例水肿，乃水热互结致气化不利所致。故选五苓散化气行水，加葶苈子意在泻肺利尿，强心平喘。大黄素有"推陈致新"之妙用，虽此等药不宜久服，但遇此顽症，又非一朝一夕之功，故守法守方，直至邪尽，而后转入调理，以收全功。

［主诊：湖南省茶陵县中医院陈华；陈华.肺心病并心衰.湖南中医杂志，1989（5）：27.］

祛瘀温阳治疗血瘀肾虚水肿案

朱某，女，39岁。

初诊（1986-04-07）：遍身浮肿2个月。患者浮肿初尚不甚，未曾治疗，渐觉增剧，乃到某县人民医院检查，已排除心、肝、肾病及钩虫、贫血等，诊断为"特发性水肿"。经西药治疗好转，但停药即肿，遂转中医治疗，皆云"脾肾阳虚、寒湿内停或气血虚弱"，先后服中药30余剂，罔效。患者自疑病重，又到某地区人民医院进行各科全面检查，并未发现明显病变，仍诊断为"特发性水肿"，并告知："此病尚无特殊治疗，主要是加强锻炼和饮食调养。"患者虽能坚持上班，但不堪其苦，乃自购利尿消肿药常服。越旬，自觉四肢乏力，头晕食少，乃停药。后由一友相告，求诊于余。症见：面色㿠白，遍身浮肿，双下肢按之凹陷不起；形寒肢冷，口渴不饮，尿少便溏；经期尚准，经来色黑有块状物，少腹疼痛；舌淡，边稍紫暗，苔薄白，脉沉细而涩。

辨证：脾肾阳虚兼有瘀。

治法：活血祛瘀为主，佐以温经通阳。

主方：桃红四物汤合失笑散加味。

处方：当归、川芎、熟地黄、茯苓各15g，白芍、五灵脂、桃仁、红花、附片、生蒲黄各10g。3剂，1剂/日。

二诊（1986-04-11）：浮肿稍减，饮食略增。经水于10日又至，量少色暗有块，少腹疼痛。乃胞宫瘀未去，予上方中加田三七10g，以熟地黄炭易熟地黄，蒲黄作半生半炒。3剂。

三诊（1986-04-15）：浮肿全消，饮食如常，头晕乏力，经水于14日干净，经量较历次多且下血块10余枚，少腹疼痛已除；舌淡，苔薄白，脉缓。此为瘀去气血未复之候，法当调理气血为要。乃予八珍汤加减。处方：当归、熟地黄、炒白芍、党参、白术、茯苓、制香附各15g，川芎、炙甘草、枸杞子各10g。连服6剂，并嘱其加强活动锻炼。

随访5个月，月事如常，病未再发。

按：水肿一症，乃体内水液代谢失常，溢于肌肤所致。多责之肺、脾、肾三脏。临床常见于心肾阳虚、脾运失健、肺失宣发或久病体虚、气血亏损等证。《素问·汤液醪醴论》云："其有不从毫毛而生，五脏阳以竭也。津液充郭，其魄独居，孤精于内，气耗于外，形不可与衣相保……"说明水肿多为阳气衰微、气化失常之证。本例患者长期从事财务工作，终日伏案，阳气不运，气亦自虚。气为血帅，气行则血行，气虚鼓动无力则血循行缓慢，脉络不充，血流不畅，日久则成瘀滞。《医林改错》指出："元气即虚，必不能达于血管，血管无气，必停留而瘀。"《灵枢·邪气脏腑病形》云："人有所堕坠，恶血留内。"《杂病源流犀烛》也说："气运乎血，血本随气以周流，气凝则血亦凝矣，气凝在何处，则血亦凝在何处矣。夫至气滞血瘀，则作肿作痛，诸变百出。"津血同源，血瘀则津液气化失常，气化失常则水液过剩，溢于肌肤发为水肿。患者虽有脾肾阳虚见症，但血瘀乃为其实质。前医忽视了这一实质，故投健脾利湿、通阳化气、调补气血之剂，罔效。余避其所短，首用活血祛瘀以捣其病源，特别是在经期更为有利。因女子经期胞门开放，经水自下，此时投以活血祛瘀之剂，则可起到因势利导、顺水推舟之功，使瘀从经解。瘀去，后用调理气血之剂，加之体力锻炼，使气血调和而肿疾自除。

[主诊：湖南省桃源县二里岗医院周汉清；周汉清.特发性水肿.中医药学报，1987（1）：49.]

健脾利湿治疗脾虚湿滞水肿案

张某，男，7岁。

初诊（1988-05-02）：面部浮肿反复3年余。患肾小球肾炎3年余。曾在某县住院治疗多次，病情好转，但持续蛋白尿，且常见颜面轻度浮肿，遇感冒则加剧。刻诊：面色㿠白，眼睑轻度浮肿，乏力纳差，便溏，尿微黄；舌淡胖，苔白腻，脉沉缓。尿化验检查：蛋白（+++），白细胞0~2/HP。

辨证：脾虚湿滞。

治法：健脾燥湿，理气消肿。

主方：完带汤加减。

处方：怀山药、白术、苍术、党参、白芍、车前子各15g，茜草、炙甘草、陈皮、柴胡、荆芥炭各10g。7剂。

药进7剂，浮肿消，纳增，尿化验转阴，仍予原方10剂。诸症悉除，继予原方研末冲服半个月善后。随访至今，病未复发。

按：凡肾炎患者，急性期多服清热利湿之剂，病久不愈者乃用滋阴补肾或活血化瘀之品。本例患者病情反复多次，清热利湿之品用之过多，损伤脾胃之气，运化失职，致湿邪滞而不去，清浊不分，故蛋白尿久不消失。其病机与湿滞脾虚之带下病基本相同，故投完带汤治疗，效如桴鼓。

[主诊：湖南省桃源县城郊地段医院周汉清；周汉清.完带汤新用二则.新中医，1991（1）：48]

温脾肾化水气治疗脾肾阳虚水肿案

张某，女，32岁。

初诊（1978-10-12）：诉全身浮肿、心悸伴乏力2月余。既往有系统性红斑狼疮病史4年，曾长期服用肾上腺皮质激素控制病情，免疫功能低下，经常感冒。2个月前，因一次较重的感冒诱使病情加重，初起时发热恶寒，腰冷痛酸重，小便不利，继则头目及全身水肿，伴心悸乏力，尿量减少。住院以西药治疗多日，效不明显，遂请中医。舌质淡，苔白滑，脉沉缓。

辨证：脾肾阳虚，运化失司，气化不行，寒水横溢。

治法：温补脾肾，化气行水，兼以攻逐水饮。

主方：真武汤合五苓散加味。

处方：炮附子30g（先煎），猪苓30g，炙甘草30g，茯苓30g，生姜30g，泽泻30g，白芍15g，白术15g，党参15g，桂枝15g，麻黄15g，车前子18g（包煎）。3剂，1剂/日，水煎服，早、晚分服。观患者年轻，正气尚足，且水肿过甚，可耐适当攻逐，故宜标本同治。在服汤药之前，先给予十枣汤以攻逐水饮：甘遂19g，大戟19g，白芥子19g。研末成粉，以红枣10枚煎汤，早晨空腹顿服。

二诊（1978-10-15）：十枣汤服后吐泻数次，水肿有所减轻。继服上述汤药后，尿量增加，水肿渐消，仍感心悸、腰冷痛、酸重。将上方炮附子加至40g，加黄芪30g，汉防己20g，怀牛膝

15g。续服6剂，煎服法同前。

药后水肿基本消失，心悸、乏力明显减轻，腰冷痛已除，酸重减轻。嘱服桂附地黄丸合附子理中丸，以巩固疗效。

按：本案之水肿起于外感风寒，内合于肺，肺失宣降不能通调水道，风遏水阻，风水相搏，流溢肌肤，加之脾肾之阳素虚，脾阳亏虚则健运失职，土不制水；肾阳亏虚则开阖失司，阳不化气，气不化水，故全身皆肿。治本当以温肾扶阳为主导，肾阳复则命火旺盛，热气四布，三焦温煦，决渎有权，水道则能出焉。治标以十枣汤攻逐水饮，以期迅速退水，乃张景岳所谓"微则分利，甚则推逐"之法。

[主诊：陕西省岐山县孝子陵公社卫生院苏礼；苏礼.水肿医案四则.陕西新医药，1979（11）：62-64.]

（二）淋证

清热利湿治疗湿热蕴结热淋案

杨某，女，17岁。

初诊（1997-08-08）：右侧腰痛反复6个月。自述患肾盂肾炎半年，在外院曾用庆大霉素、呋喃妥因等治疗，疗效不明显，反复发作，近日来又复发。刻诊：发热，体温38.7℃，腰酸痛，右侧肾区叩击痛尤甚，尿频、尿急、尿道灼热痛、排尿不爽，大便干燥，两日未行；舌质红，苔黄腻，脉数。尿培养发现有大肠埃希菌，尿常规检查：白细胞8～12/HP，红细胞2～4/HP，蛋白

（＋）。诊断：热淋（肾盂肾炎），急性发作。

辨证：湿热蕴结。

治法：清热利湿，通淋止痛。

主方：五草三黄汤。

处方：金钱草、白花蛇舌草、鱼腥草、车前草、益母草各30g，黄连、黄芩、黄柏各12g。5剂，1剂/日，水煎服。

服5剂后，尿频、尿急、尿道灼热痛均减轻。予原方服7剂，诸症消失，尿常规复查无异常，尿培养阴性。为巩固疗效继服上方15剂后，尿培养无细菌生长。随访2年无复发。

按： 热淋与现代医学泌尿系感染的临床特征基本相似，多因细菌感染所致。中医学认为，本病感受湿热之邪，蕴结下焦，致使膀胱失司。清利下焦湿热是治疗本病的根本大法。所用"五草三黄汤"中，黄芩、黄连、黄柏味苦性寒，清热燥湿，功专效宏；白花蛇舌草、车前草、鱼腥草、金钱草、益母草利湿通淋，直达病所。方中益母草行血消瘀、清热利尿，在治疗热淋的方药中独具特色，对根治热淋具有独特疗效。上药合用共奏清热利湿、通淋止痛之效。方药紧扣病机，疗效确切。

［主诊：湖南省芷江侗族自治县中医院张祥福；张祥福.侗药五草三黄汤治疗热淋87例临床体会.中国民族医药杂志，2007，13（11）：14.］

清利湿热治疗湿热内结热淋案

王某，男，32岁。

初诊（2005-09-01）：尿痛进行性加重3月余。3个月前，患者出现头昏头痛，恶寒发热，无汗，神疲乏力，四肢酸痛，胸闷，腰酸坠胀，会阴部胀痛不适明显，尿急，尿痛，尿短涩。在某院查前列腺液常规，WBC（++），诊断为"急性前列腺炎"。曾不规范使用抗生素，自购中成药治疗，无明显效果。现症见：腰腹坠胀，会阴部胀痛，排尿淋沥不爽，排尿终末或大便时尿道有乳白色液流出；舌红，苔白厚而腻，脉滑数。复查前列腺液常规WBC（++）。

辨证：湿热内结，下焦阻滞。

治法：清利湿热。

主方：乙字汤加减。

处方：柴胡10g，当归10g，黄芩12g，升麻10g，生大黄6g，生甘草10g，重楼12g，黄柏10g，车前子12g。1剂/日，水煎服。15剂。

二诊（2005-09-16）：服完15剂后复诊，腰坠胀减轻，诸症好转，守原方再投15剂。

三诊（2005-10-16）：1个月后来诊，临床症状消失。复查前列腺液常规，WBC（+）。原方去大黄，连服30剂。

四诊（2005-12-16）：2个月后复查前列腺常规，WBC（-）。临床症状消失，唯有腰酸，纳食不馨。处方：柴胡6g，当归10g，黄芩6g，升麻6g，生甘草6g，黄柏6g，车前子12g，茯苓12g，杜仲12g，漂白术15g，菟丝子12g。15剂的药量研末为丸，每丸重6g，每日早、中、晚各2丸，饭后服用。

半年后电话回访，症状无反复。

按：乙字汤是治疗肛肠疾病的著名方剂，出处无从考证，因结肠形似"乙"字而得名。原方由柴胡10g、黄芩10g、当归12g、升麻6g、大黄6g、生甘草10g组成，其中柴胡、甘草需等量，其因不得而知。此方运用于下焦湿、热、毒之证，收获颇多，举此案例则以飨读者。

［刘飞跃，肖修俊.乙字汤运用心得.中国中医药信息杂志，2006（9）：82.］

清热凉血治疗湿热下注血淋案

张某，男，48岁。

初诊（1990-07-16）：患者系专业养殖户，牧放鸭群，寒暑无间，病时酷暑之季，昼则日晒，夜则露宿，感受暑邪，发热心烦，口渴喜饮，小溲热涩刺痛，自服草药无效。曾去某医院门诊治疗2天，暴起肉眼性全程鲜红血尿，努挣窘迫，血尿如丝成栓，剧增无减。其眷属邀余诊视。症见：高热，体温39.8℃，面赤，大渴饮冷，右侧腰痛难当，小腹胀痛牵引外阴，茎硬发酸，伴尿频、尿急、尿痛；舌红尖干，脉弦数有力。

辨证：湿热亢盛之血淋。

治法：清热凉血，止血通淋。

主方：导赤散合小蓟饮子加减。

处方：生地黄30g，木通15g，甘草梢5g，栀子10g，竹叶10g，小蓟15g，滑石20g，车前草10g，炒蒲黄10g，藕节15g，当归5g，大黄15g（后下）。水煎服。

二诊（1990-07-17）：服药1剂后，便通、热退、渴止。前方去大黄，加石韦、金钱草各20g.

三诊（1990-07-18）：连服2剂，唯腰痛、血尿虽有明显减轻，但未全止。效不更方。4剂，水煎服。

四诊（1990-07-22）：守方4剂，诸症消失。

按：血尿一症，归属中医学"血淋"范畴。有血尿与尿血之辨，治有虚实之别。虚者多属久病不愈，尿血淡红，尿时多无疼痛或碍滞之感；实者多属暴起，尿血鲜红，尿时一般都有尿道热涩感觉。本例感受暑邪湿热，暑湿相蒸，蕴结下焦，灼伤血络，导致血尿，尿热尿痛。方中导赤散清心利水；小蓟、炒蒲黄、藕节止血逐瘀；栀子凉而导之，以竭其热；滑石、车前草、石韦、金钱草淡而渗之，以排其石；当归养血和血；大黄祛瘀生新。全方共奏凉血止血、利水通淋之功，着眼一个"血"字，不惑一个"炎"字，方药对证，焉有不愈矣。

［主诊：湖南省沅陵县陈家滩医院张道；张道，廉荣蒿.血尿与尿血验案.光明中医，2000，15（3）：35－36.］

清热化石治疗湿热内蕴石淋案

雷某，女，29岁。

初诊（1983－04－05）：右少腹阵发性绞痛3天，尿频、尿急、尿痛2天。痛剧时向上连及右肾区，向下放射至膀胱，伴恶心呕吐，额出大汗，尿频急，淋沥涩痛。诊见：苔黄中厚，脉弦滑。腹软，右少腹轻压痛，右肾区轻度叩击痛。尿常规，红细胞（＋＋）。腹部平片提示，右输尿管下段有一个1.1cm×0.7cm大小结石阴影。诊断为"石淋"。

辨证：湿热内蕴。

治法：清利湿热，化石通淋。

主方：三金化石汤加味。

处方：金钱草60g，海金沙35g，鸡内金末15g（吞服），萹蓄、瞿麦、生地黄、甘草梢各15g，车前子12g，石韦、大黄、栀子各10g，牛膝9g，琥珀末8g（吞服），延胡索15g，白茅根15g。

4剂。水煎2次，每次药量不少于250mL，分2次空腹兑服鸡内金末、琥珀末。药后于结石部位进行热敷25分钟左右，30分钟后再做40分钟左右跳跃运动。

连服3剂，腹痛大减，尿频、急、涩、痛亦明显好转；服完第4剂排出结石1枚，诸症全除。复查腹部平片，右输尿管下段结石阴影消失。

按：尿路结石多因湿热内蕴下焦，尿液受其煎熬，杂质聚积而成。三金化石汤中金钱草、海金沙利水通淋、软坚化石，鸡内金化石，故此三药重用为君。石韦滑利窍道，车前子、萹蓄、瞿麦利水通淋，栀子清热，生地黄凉血，牛膝导药下行，大黄攻积导滞，琥珀利水通淋、活血通经，生甘草治阴茎中痛。全方共奏清热利湿、化石通淋、利尿止痛之功。为加速结石移动，服药后须在尿路结石部位进行热敷，并做跳跃运动以利结石下行。

　[主诊：湖南省祁阳县人民医院（现湖南省祁阳市人民医院）韩志坚；韩志坚.三金化石汤治疗尿路结石54例.四川中医，1987（2）：34-35.]

清热通淋治疗湿热下注石淋案

张某，男，30岁。

初诊（2010-08-01）：突发右侧腰疼3天。3天前患者突发右侧腰痛，彩超提示肾结石，给予阿托品、曲马多治疗后稍缓解。今日症状反复，疼痛加重。现症见：右侧腰部阵发性绞痛，向下腹放射，小便带血，排尿时淋沥涩痛，面色苍白；舌苔黄腻，脉弦数。

辨证：湿热下注。

治法：清热利湿，通淋排石。

主方：八正散加减。

处方：木通10g，车前子15g，萹蓄20g，大黄10g，滑石20g，甘草10g，瞿麦20g，山栀子20g，金钱草50g，鱼脑石10g，鸡内金20g。3剂，水煎服。

二诊（2010-08-04）：疼痛改善，热象已除，去大黄、栀子。10剂，水煎服。

三诊（2010-08-19）：无任何疼痛不适。复查彩超，未见肾结石。

按： 下焦湿热蕴结，临床最为多见，一般为多食肥甘辛热之品或嗜酒太过，酿成湿热之邪蕴结下焦，日久发为结石。治宜以清利为主，而八正散切合本病病机，但此期绝忌温补剂。

［**主诊：** 重庆市北碚区中医院陈荣兵；陈荣兵.肾结石分期治疗体会.中国中医急症，2013，22（5）：849-850.］

清利化瘀治疗湿浊瘀阻石淋案

邱某，男，21岁。

初诊（1984-06-12）：突然腰腹剧痛，呈持续性疼痛，阵发性加剧，伴恶心呕吐，腰不能直，小便短涩不利，疼痛难忍，尿道灼热，小腹胀痛，便秘溺黄。延余诊治。患者急性痛苦病容，捧腹屈腰，大汗淋漓，左侧肾区叩击痛明显；舌质淡红，苔薄黄，六脉浮紧。小便化验：红细胞（++），蛋白（+），草酸钙结晶（++）。诊为石淋绞痛。后经X线腹部平片确诊为"左侧输尿管下段结石"。

辨证：湿浊瘀阻。

治法：清利化瘀。

主方：桃核承气汤加减。

处方：桃仁、甘草梢、大黄（后下）、瞿麦、怀牛膝各10g，桂枝5g，金钱草、芒硝（兑服）各20g，滑石30g。1剂，水煎服，分4次服。

药后大便通，疼痛缓解。守原方再进2剂，小便通畅，腹痛消失。后用六味地黄汤加金钱草、冬葵子、萹蓄。1剂/日。连服6剂，排出绿豆大两粒砂石，诸症悉除。复诊摄片未见结石阴影。追访3年，未再复发。

按：本例患者为青年男性，平素饮食不节，嗜食辛热肥甘厚味，湿热内生，蕴结下焦，煎熬尿液成石，阻塞尿道。结石阻塞，气机阻滞，不通则痛，故患者出现腰腹剧痛，呈持续性疼痛、阵发性加剧等特征；热灼血络，迫血妄行，故见血尿；湿热相合，下注膀胱，膀胱气化失司，开阖失司，故见小便短涩不利，疼痛难忍，尿道灼热，小腹胀痛，便秘溺黄等膀胱刺激症状。六脉浮紧为结石阻塞之脉象，舌质淡红，苔薄黄，为中焦湿热之象。结石阻滞气血运行，气血不行，日久则血凝瘀滞，不通则痛，故治宜活血化瘀，清热利湿，通淋排石。方用桃核承气汤加减。桃核承气汤出自《伤寒论》，先贤用以治疗"太阳病不解，热结膀胱，其人如狂"之蓄血证。笔者在临床运用中，遵循辨证论治的原则，用此方治疗石淋收到满意效果。方中桃仁能破血活血、行瘀血，并能除蓄血、通腑结，疏膝之瘀血、散肝经之血结；大黄破积滞、行瘀血、推陈致新、调血脉、利关节、泻诸壅滞，且桃仁与大黄相伍，增强活血化瘀之力；桂枝温经通络，宣阳行气，血得热则行，遇寒则凝，所以活血化瘀中，温经通阳的药物必不可少；芒硝软坚散结、化积、消痈肿、消恶血；甘草缓急止痛，并有通经脉、利气血的作用；瞿麦、滑石利尿通淋，泄膀胱之湿热而通利水道；怀牛膝补益肝肾，活血化瘀，解毒化瘀，除尿路涩痛，并能引药下行；金钱草利尿通淋兼有化石之功，重用可化石排石。诸药同用，共奏活血化瘀、清热利湿、通淋排石之功。患者服药后诸症缓解，考虑久病及肾，改用六味地黄汤滋补肾阴，再加用金钱草、冬葵子、萹蓄继续清热排石治疗，患者连服6剂后，排出绿豆大两粒砂石，诸症悉除。追访3年，未再复发。桃核承气汤具有苦寒泻下、导瘀热下行的作用，可通腑气、下热结，达通则不痛之目的，临床如能正确掌握，辨证论治，灵活加减运用，则其效甚捷。

[主诊：湖南省芷江侗族自治县中医院张祥福；张祥福.桃核承气汤治疗急症.湖南中医杂志，1989（4）：23-24.]

益气运水治疗气虚水停石淋案

王某，女，60岁。

初诊（2011-01-02）：腰痛反复5年。5年来腰痛发作多次，小便疼痛，症状逐渐加重。彩超提示，双肾结石。现症见：头晕，气短乏力，腰膝酸软，腰部阵发性隐痛，双下肢轻度水肿；舌淡苔白，脉细。

辨证：气虚水停。

治法：益气运水，通淋排石。

主方：补中益气汤加减。

处方：黄芪50g，红参15g，白术20g，升麻10g，柴胡10g，当归10g，枳壳6g，金钱草50g，鱼脑石10g，鸡内金20g，泽泻15g。10剂，水煎服，1剂/日。

药后患者腰痛改善，双下肢无水肿。予原方去泽泻，继续服药20剂，排出细小结石3粒，未再诉腰痛。复查彩超提示，未见肾结石。

按：《医学入门》云："中气既弱，不能运通水道，下输膀胱者，补中益气汤。"本例因久服苦寒清利之剂，以致中气下陷，清阳不升，气化失司，水不运化，煎熬尿液，形成结石。"升清可以降浊"，方选补中益气汤。其中黄芪、红参益气扶正，升麻、柴胡升清，调动结石位置，以达到提壶揭盖之效，使结石易排出。

［主诊：重庆市北碚区中医院陈荣兵；陈荣兵.肾结石分期治疗体会.中国中医急症，2013，22（5）：849-850.］

清补兼用治疗肾虚饮停石淋案

郑某，男，51岁。

初诊（2011-12-14）：右腰冷胀痛3个月。患者右腰痛，痛连右少腹，诊断为"右肾结石"，服三金排石汤14剂，痛不减。患者曾患右肾结石史8年，3年前手术治愈。刻诊：右腰部冷痛，痛引右侧少腹，小便频数；舌质淡胖，舌淡苔白，脉沉细。B超检查示：右肾结石（6mm×3mm），并中度积水。血常规及肾功能检查无异常，尿常规：隐血（++）。

辨证：肾阳亏虚，石阻饮停。

治法：温阳化饮，理气排石。

主方：石韦散合苓桂术甘汤加减。

处方：制附子5g（先煎），桂枝10g，淫羊藿、牛膝、车前子、金钱草、海金沙各15g，茯苓、泽泻、赤芍、石韦、鸡内金、枳壳、路路通各12g，甘草5g。8剂，1剂/日，早晚温服。

二诊（2012-01-04）：腰冷痛缓解。上方继服12剂，小便疼痛后排出结石。复查B超示，结石及肾积水均已消失。病愈。嘱患者注意饮食调养，适当多饮水，每年复查B超1次。

按： 现代影像学检查对结石性肾积水的诊断提供了重要依据，肾结石属中医学"石淋"范畴。结石形成后，渐至嵌顿梗阻，日久致使肾之阳气不足，三焦气机蒸化失职，致水气停聚成饮。正如《圣济总录·痰饮统论》指出："三焦者，水谷之道路，气之所终始也。三焦调适，气脉平匀，则能宣通水液，行入于经，化而为血，灌溉周身；若三焦气涩，脉道闭塞，则水饮停滞，不得宣行，聚成痰饮。"此时一味攻下通淋排石，难以收效，易致肾阳更虚，宜标本兼治，温阳化饮，理气排石并用，才能祛邪不伤正，温阳能化饮，标本兼治。方用石韦散加入"三金"，清热利湿，排石通淋；配以苓桂术甘汤温化水饮，正合"病痰饮者，当以温药和之"之意；再佐附子、淫羊藿以温肾阳，助排石之力；牛膝引药下行；车前子、泽泻通利泻浊；枳壳、路路通、赤芍行气止痛。清补兼用，故获良效。

［主诊：湖南省道县中医医院刘胜利；张云翼，刘胜利.刘胜利温阳化饮辨治寒性痰饮.实用中医内科杂志，2018，32（12）：3-6.］

通补结合治疗阳虚石阻石淋案

蒋某，男，48岁。

初诊（1986-01-10）：肾结石腰痛、浮肿半年余。患者于1982年8月始自觉腰痛，时有尿频、尿急，入冬加重，曾屡用苦寒或清淡利水之剂，症状未缓解。于1983年1月行肾图检查：右肾图AB两段正常，C段下降延时，示右肾排泄差，功能轻度受损；左肾图A段可，B段上升缓慢、峰不尖，C段下降明显缓慢，代表左肾功能重度损害。复行静脉尿路造影：左肾不显影，原因待查。诊见：面色苍白，眼睑轻浮，下肢肿，神倦，腰痛，双膝酸软，夜尿频，腰及阴部有冷感；舌淡有齿印，苔白，脉沉细。

辨证：肾阳不足，沙石阻塞。

治法：温肾通淋。

主方：金匮肾气丸加减。

处方：熟地黄20g，怀山药、杜仲各15g，茯苓、泽泻、仙茅、附片、车前仁各10g，淮木通8g。15剂，水煎服。送服金匮肾气丸，2次／日，每次8g。

3月4日、4月6日复诊2次，仍以上方加入金钱草15g，先后服用23剂时，排出绿豆大小结石4颗。复查肾图示：右肾正常，左图A段、B段正常、C段下降迟缓，功能轻损。继与上方减淮木通，加生鸡内金10g（研粉，兑服），黄芪18g，仍予金匮肾气丸同服。时至5月16日，复行静脉尿路造影，左肾已显影，输尿管下行正常。仍坚持以济生肾气汤（丸）加减治疗至痊愈。追访至今，一切正常。

按：通法治疗脏病，虽不能一概而论，但只要临床中认真辨证，必然会发现和鉴别出因气、血、水、湿、痰、瘀、石等所致脏病，且必须使用通法祛除的病邪。所以，脏病用通法亦属常用之治法。本案病在肾，系因肾阳虚而结石阻塞之本虚标实证，故始终以通补结合。所以，在某种角度上来讲，用通法治脏病的某些病、症、证时，把握分寸，贵在坚持，中病即止或衰其大半而撤，既可挽其垂危，又可避免虚虚之弊。

［主诊：湖南省常德市第二中医院吴忠文；吴忠文，聂伟，李永贵.立"通法"治脏病论.湖南中医药导报，2004，10（2）：1-2，7.］

（三）癃闭

化气行水治疗太阳经气不利癃闭案

陈某，女，66岁。

初诊（2011-11-20）：小便不利2月余。患者平素尿路感染，口服中药及西药抗生素后症状改善。2个月前做彩超憋尿后出现尿频，尤以夜间明显，达10余次。西医诊断为"神经源性膀胱炎"，给予黄酮哌酯片等药物后症状无改善，后转投中医治疗，方用缩尿丸加减，夜尿频改善，每晚4～6次，但尿不尽感明显，患者颇为所苦；舌淡苔，白略腻，脉沉弦滑，两尺乏力。

辨证：太阳经气不利，太阳蓄水证。

治法：化气行水。

主方：五苓散加味。

处方：泽泻30g，生白术15g，茯苓20g，猪苓30g，桂枝12g，炙甘草6g，牛膝30g。水煎服，4剂。

连服4剂而愈。

按：五苓散出自《伤寒论》，原文主治太阳表邪未解，内传太阳之腑所形成的太阳蓄水证。经曰："饮入于胃，游溢精气，上输于脾，脾气散精，上归于肺，通调水道，下输膀胱，水津四布，五经并行。""膀胱者，州都之官，津液藏焉，气化则能出矣。"膀胱气化不利是小便不利发生的重要原因。本例患者因做检查憋尿，导致肾气损伤，固摄失调，膀胱气化失权，水液散布代谢失常，水蓄于下，不得通利，而发为小便不利。本病属中医之癃闭。虽无表证，但膀胱气化失常病机相同，故给予五苓散化气行水。方中茯苓、猪苓甘淡，利小便以利水气；泽泻甘寒，利水渗湿泄热，专能通行小便，化决渎之气，透达三焦蓄热停水；白术甘温，补脾燥湿利水，助脾气以转输，使水津能四布；桂枝辛温通阳，化气以行水；牛膝性善下行利水；炙甘草补中，调和诸药。诸药相合，通利水道，气化水行，水津代谢正常，小便不利自除。

［主诊：北京市房山区中医医院张天星；张天星.经方治验举隅.中国中医急症，2013，22（12）：2154-2155.］

化泄三焦治疗气滞痰瘀内阻癃闭案

李某，男，48岁。

初诊（2014-04-11）：1年前无明显诱因出现小便不利，小腹满胀，尿道、会阴部胀痛。曾行小便常规、前列腺液检查未见明显异常，彩超提示前列腺增生。先后口服抗生素及前列康（普乐安片）、热淋清、前列舒乐等药治疗月余，症状缓解不理想，遂求中医诊治。刻诊：小便欲解不出，淋沥涩痛，小腹满胀，排尿后小腹、会阴部隐痛；舌红，苔白腻，脉弦滑。

中医诊断：癃闭。

辨证：肺、脾、肾功能失调，气化不利，瘀浊内阻。

治法：宣上运中、滋肾、温阳、化浊为主，兼以化瘀行气。

主方：五妙通淋汤加味。

处方：桔梗12g，浙贝母15g，白术20g，茯苓15g，熟地黄20g，山茱萸12g，桂枝12g，小茴香12g，桃仁15g，水蛭10g（研末冲服），王不留行20g，川牛膝15g，地龙12g，蜈蚣2条（研末，冲服），草红藤20g，橘核20g，荔枝核20g，甘草6g。7剂，每2天1剂，水煎服。嘱忌饮酒，忌食辛辣刺激性食物，节制房事，畅情志。

药后小便不利、淋沥涩痛、小腹满胀已愈大半，余症亦有好转。原方继服10剂后诸症消失。停药1年后，随访未见复发。

按：癃闭主要表现为小便不利，排尿滴沥不尽，或排尿无力，或尿流变细，或尿流突然中断，或小便欲解不出，重者甚至小便闭塞不通，点滴全无，可伴后尿道、会阴及肛门不适，阴茎、睾丸及腹股沟区疼痛。本病主要病机为肺、脾、肾、膀胱、三焦功能失调，肺失宣降，不能通调水道，水道不通，则水液上下、内外的输布、运行和排泄受阻，致小便不利。脾运化水液的功能失常，水液不能布散停滞体内，则小便不利。肾失滋养，气化失常，出现尿频、遗尿、尿失禁或尿少、尿闭。三焦气化不利，气滞水停则小便不利，滴沥不尽。膀胱是在肾的气化作用下完成排尿功能的。癃闭一病迁延日久，瘀浊、水湿搏结下焦，阻塞尿道，加重小便不利。因此，病因病机为肺失宣发，脾失健运，肾失滋养，气化不利，瘀浊内阻。治疗须标本兼顾，补泻并举。治以宣上、运中、滋下温阳、化浊，用五妙通淋汤为基础方。方中桔梗、浙贝母宣上，即宣发肺气以开上，通调水道，取"提壶揭盖"之意，上窍开则下窍自通。白术、茯苓健脾除湿以运中，脾运则水湿自行；熟地黄、山茱萸滋肾，肾阴阳平衡，气化正常，则小便自利；桂枝、小茴香温阳化气，疏通经络，助阳通气，温中焦，暖下元；桃仁、水蛭活血化瘀泄浊；地龙、蜈蚣化瘀通络；荔枝核、橘核行气疏肝散结；王不留行、川牛膝滑利下行，引药直达病所；草红藤清热解毒。全方共奏宣肺运脾、温阳滋肾、通淋泄浊之功。临证时根据病情变化可灵活加减：瘀浊内阻加地龙、蜈蚣化瘀通络；肝气不舒、少腹疼痛明显加荔枝核、橘核行气疏肝散结；小便淋沥涩痛加王不留行、川牛膝滑利下行，引药直达病所；年老体弱、肾气虚衰加菟丝子、淫羊藿、肉苁蓉、枸杞子；大便干结、口干口苦、舌苔黄腻加草红藤、白花蛇舌草、半枝莲清热解毒。

［主诊：四川省米易县中医医院马帮义；太荣树，马帮义.马帮义治疗癃闭经验.实用中医药杂志，2015，31（11）：1057.］

清热祛湿治疗湿热阻滞高热癃闭案

吴某，男，23岁。

初诊（2013-01-15）：高热小便不利1天。患者2天前由于外感出现发热恶寒，体温逐渐增高，最高时达39℃以上，汗出热不退。乡医在家拟诊为"感冒"，予抗生素输液治疗两天，罔效。刻下症见：发热而身热不扬，体温39.8℃，下午及夜间热甚，汗出夜甚，伴有胸脘痞满，呕恶，口不甚渴，小便不利点滴而出，口干欲饮，眩晕，头沉重如裹，大便不爽；舌质淡红，舌苔白厚腻，脉濡。查血常规：WBC 5.6×10^9/L，N 55%，L 32%；尿常规，未见异常；B超示，前列腺未见异常。前列腺液检查未见异常。

辨证：湿热阻滞，膀胱气化失司。

治法：祛湿清热，宣畅气机。

主方：三仁汤加减。

处方：杏仁10g，白豆蔻5g，薏苡仁30g，滑石20g（包煎），厚朴10g，姜半夏12g，桂枝6g，芦根15g，藿香10g，佩兰10g，白茅根30g，柴胡12g，黄芩12g。3剂，1剂/日，水煎服，分4次服。嘱禁食油腻之物。

服1剂后，体温恢复正常，小便通利。3剂后诸症消失。

按：《温病条辨》中焦篇曰："头痛恶寒，身重疼痛，舌白不渴，脉弦细而濡，面色淡黄，胸闷不饥，午后身热，状若阴虚，病难速已，名曰湿温。汗之则神昏耳聋，甚则目瞑不欲言，下之则洞泄，润之则病深不解。长夏、深秋、冬日同法，三仁汤主之。"三仁汤是治疗湿温初起，邪在气分，湿重于热的常有方剂。湿温的病因，吴瑭认为是"长夏初秋，湿中生热，即暑病之偏于湿者也"。其发病每与脾虚停湿有关，故湿温初起，即见脾胃气滞之证。薛生白曾说："太阴内伤，湿饮停聚，客邪再至，内外相引，故病湿热。"综合观之，此患者虽发病在深冬，然亦是外感湿热之邪阻遏三焦。三焦湿热则发热而身热不扬，并伴有胸脘痞满，呕恶；湿热之邪阻遏三焦，致三焦通调水道功能失常，影响膀胱气化功能，则小便不利，点滴而出。治宜祛湿清热，宣畅气机。方拟三仁汤加减。方中以杏仁宣利上焦肺气，盖肺主一身之气，气化则湿亦化；白蔻仁芳香化湿，行气宽中；薏苡仁甘淡性寒，渗利湿热而健脾；滑石甘寒淡渗，增强利湿清热之功；以半夏、厚朴行气化湿，散结除痞；桂枝助阳化气；柴胡、黄芩和解少阳，因足少阳与手少阳相通，可加强三仁汤的治疗作用；芦根、藿香、佩兰加强化湿止呕之力；白茅根加强清利湿热利尿作用。诸药相合，宣上畅中渗下，使气畅湿行，脾气健旺，三焦通畅，气化功能恢复，故诸症自除。

[李艳，张国江.高热伴癃闭治验.中国中医急症，2013，22

（8）：1273.］

益气升清利水治疗脏腑虚弱癃闭案

宋某，男，70岁。

初诊（2014-11-27）：尿频两年，劳累及着凉后排尿困难。两年来小便排出无力，尿后余沥不尽，每逢着凉及劳累后排尿困难，小溲点滴而下，小腹胀急。B超检查示，前列腺大小为4.9cm×4.8cm。病情严重时必须到医院外科导尿，方能解决问题。经多方中西医治疗效果不佳而来诊。刻诊：表情痛苦，面色白，体瘦神疲乏力，气短懒言，腰膝酸软，小腹膨胀。近1周尿少，有时溺不得出，尿道涩痛；舌润苔白，质暗，脉沉细。既往有高血压病史10年，长期坚持用药。无糖尿病史。

辨证：阳虚不运，气化不利，肺失肃降。

治法：益气升清，通闭利水。

主方：益气通闭汤加减。

处方：黄芪60g，车前子30g（包煎），炙甘草20g，柴胡5g，升麻6g，怀牛膝25g，桔梗6g，炙淫羊藿20g，滑石粉25g（包煎）。5剂，1剂/日，水煎服，分早、中、晚温服，每次200mL。嘱禁食辛辣刺激之品及烟酒；禁房事及着凉、劳累；停服其他治疗前列腺疾病的药物。

二诊（2014-12-03）：服药后小便通利，尿液逐增，精神好转。效不更方，原方滑石粉改为15g。7剂，1剂/日，水煎服，分早、中、晚温服，每次200mL。

按：癃闭是由于肾、膀胱气化失司而导致尿量减少，排尿困难，甚则小便不通为主症的一种病证。其中以小便不利、点滴而短少，病势较缓者称为"癃"；以小便闭塞、点滴全无病势，较急者为之"闭"。癃与闭虽有区别，但都是指排尿困难。只有程度上的不同，因此合称为癃闭。癃闭之名首见于《黄帝内经》。如《素问·灵兰秘典论》云："膀胱者，州都之官，津液藏焉，气化则能出矣。"《素问·宣明五气》云："膀胱不利为癃，不约为遗溺。"《素问·标本病传论》云："膀胱病，小便闭。"《灵枢·本输》云："三焦者……实则闭癃，虚则遗溺，遗溺则补之，闭癃则泻之。"该病相当于现代医学的老年男性前列腺增生肥大及各种原因引起的尿潴留、尿闭等，是临床常见病。中医辨证分虚实，实证有膀胱湿热、肺热壅盛、肝郁气滞、尿道阻塞等；虚证有脾气不升、中气下陷、肾阳虚衰、气化无力等。实证治以清热利湿、疏利气机、祛瘀散结、通利小便；虚证则温补脾肾、益气升清助气化而使小便通。此病临床表现虚实夹杂，有时辨证治疗无从下手，但对老年男性及其他因病致虚的患者，只要抓住脏腑虚弱，无以助阳化气，以及肾气不足，阴无以化，开阖失调这一主要病机为本，以湿热、瘀血、尿道阻塞等临床表现为标。标本兼治，以治本为主，就能取得满意的疗效。

[主诊：内蒙古自治区赤峰市翁牛特旗乌敦套海中心卫生院刘景全；刘景全.益气通闭治疗癃闭验案3则.光明中医，2017，32（2）：285-287.]

滋阴降火治疗阴虚癃闭案

耿某，女，72岁。

初诊（2014-10-16）：2个月前无明显诱因而突感排尿困难，并伴有下腹胀痛，开始排尿时尿流呈滴沥状，进而不能自主排尿，下腹胀痛加重，时有恶心。经外院B超、CT等检查示，右肾轻度积水，膀胱颈口处有3.4cm×2.6cm实质性占位病变。经会诊诊断为"宫颈癌"侵犯膀胱（颈后壁）。因患者年老体衰，不能手术，故插导尿管排尿后，自动出院调治。经数医中西药治疗罔效后，转求中医诊治。刻诊：形体消瘦，两颧红赤，潮热，头晕耳鸣，全身无力，腰酸腿软，口干，纳食日减，终日用导尿管排尿，小便色黄；舌质红，苔黑略干，脉弦细数。

辨证：阴虚癃闭。

治法：滋阴降火，补肾利尿。

主方：加味知柏地黄汤。

处方：熟地黄100g，山药15g，山萸肉10g，牡丹皮10g，泽泻10g，茯苓15g，知母10g，黄柏10g，猪苓10g，桂枝10g，川牛膝15g，车前子12g（包煎），滑石15g。5剂，1剂/日，水煎服。

二诊（2014-10-21）：食欲大增，一餐能吃二两馒头，余症大减。昨日因生气，觉脘腹胀闷，脐周坠胀，矢气则舒。原方加入乌药10g，青皮15g，以行气消胀。5剂，1剂/日，水煎服。

三诊（2014-10-26）：拔出导尿管后，排尿正常，诸症已除；舌上黑苔退净，换之以薄白苔，脉转缓和有力。为巩固疗效，将上方去掉乌药、青皮。5剂，1剂/日，水煎服。

四诊（2014-11-02）：小便通利，精神舒畅，体健有力，已能料理家务。停服汤剂，嘱其常服知柏地黄丸，以善其后。

2017年2月随访得知，病未再发。为慎重起见，嘱患者去医院复查，结果一切正常，痊愈。

按：老年阴虚癃闭的发生，总因脏腑虚弱，阴精暗耗，"无阴则阳无以化"，致使阳失敛养不能蒸化水液，气化不利，排泄尿液的功能失常，故发为癃闭。如《素问·宣明五气论》所言：

"膀胱不利为癃。"老年阴虚癃闭，一方面有肾阴亏虚，虚火内生诸证；另一方面，又有小便不通，尿液潴留膀胱的实邪证候，呈现虚实夹杂、本虚标实的复杂病理现象。故治疗时宜采取补虚泻实、标本同治的方法。加味知柏地黄汤一方，重用熟地黄100g，峻补肾阴，填精益髓，使阴精充足。该药具有黏腻碍胃之弊，但与健脾渗湿的茯苓同用后，抵消其腻滞的不良作用，且两药同用后，还有补益脾胃、增进食欲的效果。经应用证实，可使患者纳食增多，营养充足，正气旺盛，抗病能力增强，使疾病速愈。山萸肉固精敛气；山药补脾固精，使脾气健运；牡丹皮清虚火；茯苓渗湿健脾；知母滋阴降火；黄柏清热坚阴；桂枝通利尿窍，温阳散寒，蒸动膀胱气化而利水湿；桂枝与茯苓配伍，可使膀胱蓄水排出，小便通利；川牛膝活血利尿，引药下行；车前子、猪苓、滑石、泽泻通利小便，以泻潴留于膀胱中的尿液、实邪。知柏地黄汤中泽泻用量很小，但加味知柏地黄汤中用量略大，以利尿通便。诸药合用，虚实并重，标本兼治，具有滋阴降火、补肾利尿的功效。用治老年阴虚癃闭之证，药证合拍，所以效如桴鼓。

[主诊：山东省桓台县城区国峰中医诊所王国峰；李超平，王国峰.加味知柏地黄汤治疗老年阴虚癃闭.光明中医，1996（6）：27-28.]

温肾利水化瘀治疗命门火衰癃闭案

李某，男，72岁。

初诊（2001-03-02）：从2000年冬天起小便次数逐渐增多，有时一夜排尿多达6次，以后渐觉排尿淋沥不畅，每次需时较长。

2001年2月18日受凉后，小便竟点滴不通，急送外院治疗。X线透视，无结石存在，考虑为前列腺肥大。经过肌内注射链霉素，口服己烯雌酚等治疗无效后导尿并留置了尿管，随后转至他院诊治。该院诊断为"前列腺Ⅱ度肥大、中央沟消失、质硬、有结节；高血压（175/95mmHg）；左上肺慢性纤维空洞型结核，右肺上部增殖结核；左肾功能中度障碍"。治疗数日无效，该院建议做膀胱永久造瘘术，患者拒绝手术，返家后于同年3月2日转求中医诊治。刻诊：患者体质中等，面色无华，面容苦楚，自诉常觉畏寒、足冷；舌质淡红微胖，舌边有齿印，苔白微厚，舌根现薄黑苔，脉象浮软略弦滑，重按无力；血压与前同。病情复杂，但治法应以通小便为先。

辨证：中气下陷。

治法：升清降浊，气机一转而关门自利。

主方：补中益气汤合通关丸。

处方：太子参30g，黄芪30g，白术15g，蜜升麻6g，蜜柴胡6g，炒黄柏15g，炒知母15g，肉桂6g，车前子15g（包煎），泽泻15g。7剂，水煎服。

二诊（2001-03-09）：服7剂后，拔去导尿管，小便能排出，但细而无力，次日仍闭塞不通。试用祖传治小便不通法，将独蒜1个、栀子3枚捣烂敷于其脐上，3小时后无效；又将甘遂末、冰片、面粉调敷中极穴，2小时后小便也不通；再请针灸科医生会诊，针刺中极、三阴交、膀胱俞等穴，仍无效。患者尿潴留胀痛难忍，只好重新为其安置导尿管排尿。诊治失效后，重新审视病因病机。此病虽有中气下陷之因，但从夜尿多、足冷、舌根苔黑润、小便统摄无权等症来看，命门火衰，肾不纳气，虚不化气，实是病之根本。又受医圣仲景之金匮肾气丸方证之启迪，改方如下：熟地黄30g，山茱萸30g，怀山药30g，茯苓15g，牡丹皮10g，泽泻15g，车前子15g（包煎），怀牛膝10g，肉桂10g，制附子30g（先煎1小时），桃仁10g，王不留行10g，红参5g（另煎）。10剂，1剂/日，水煎服，3次/日。上方即金匮肾气丸加味，重在补益肾气，温阳利水，佐以行瘀，意在俾肾气旺而导尿开。

三诊（2001-03-19）：上方连服10剂后，拔去导尿管，小便较通畅，且统摄有权，唯仰卧后排尿稍觉困难，原方加黄芪30g。5剂，水煎服。

四诊（2001-03-25）：服5剂后排尿如常人，血压也降到130/80mmHg。

五诊（2004-06-25）：上症治愈3年后，2004年5月19日因吐血复发，住某医院中西医结合科治疗月余，吐血止但小便仍不能正常排出，遂出院来我门诊诊治。刻诊：患者舌淡苔白，舌心微浊，脉象弦大少力；小便靠导尿管定时排出，导尿管上下布满黏腻滑臭分泌液。久之恐变生他症，急治癃闭，仍拟金匮肾气丸加味。处方：熟地黄30g，山茱萸30g，怀山药30g，茯苓15g，牡丹皮10g，泽泻15g，车前子15g（包煎），怀牛膝10g，肉桂6g，制附片30g（先煎1小时），小茴香10g，炮山甲5g。7剂，1剂/日，水煎服。

六诊（2004-07-02）：上方加黄芪30g，白茅根50g，蛇床子10g。7剂，1剂/日，水煎服。

7剂服完后，拔去导尿管，小便能正常排出。唯有时还觉头晕，继服补气养血药而痊愈。

按：癃闭多为高年之人所罹患，病虽属膀胱气化功能失职，然实决于肾气的盛衰，肾气充足才固摄有权，开阖有度。从生理上看，老年人肾阳不足，肾气多虚，再参合脉症，自能明辨。泌尿道梗阻（前列腺增生肥大）与瘀积有关，故方中配伍活血化瘀消积药，可谓活血则瘀血散，瘀散则积消，积消则窍开。此证只攻则力不受，纯补则关窍难开，宜攻补兼施。方中补肾益气药专为老年肾气虚衰所设；王不留行、桃仁、牛膝、牡丹皮等活血化瘀通窍；茯苓、泽泻、车前子等除湿渗下利尿。由于方药符合病机，故效果较好。特别是第二次治疗吸取了上次经验，方内加入炮山甲，增强了活血、散积通窍之力，加入小茴香温肾行气，助膀胱气化以行水，加入蛇床子是从张锡纯治癃闭用的宣阳汤、济阴汤中悟出此药有利小便、治癃闭的功能，故第二次治疗疗效明显提高了。可见，补肾利水、益气活血法不失为治疗老年癃闭的有效方法之一。西医学认为，此病多因人体内性激素平衡失调，肾气丸是否对激素有调节作用，使之恢复平衡，而使病证逐渐消除，还有待于进一步探讨。

[杨剑横，汪瑶．金匮肾气丸加味治疗癃闭症心悟一则．中医临床研究，2015，7（25）：58-59.]

（四）关格

凉血化浊急治虚热疫毒关格案

陈某，女，43岁。

初诊（1982-05-31）：斑疹少尿6天。患者起病已6天，初但寒热身痛，3天后热退，而病反剧。症见精神萎靡，困倦思睡，头痛腰痛，全身浮肿，斑疹显露；经水适来，量多色暗，腹内胀满，小便不通，近至无尿（<40mL/24h）；频繁呕吐，呃逆频作，恶心厌食，心烦不安，口干不欲饮，四末欠温；舌绛干、有裂纹，中根部浮露灰褐浊苔，脉沉细。查：血压130/106mmHg，血红蛋白107g/L，白细胞13.9×10^9/L，中性粒细胞67%，淋巴细胞33%，血小板37×10^9/L，非蛋白氮1.02g/L，二氧化碳结合力37.2%；血尿、尿蛋白（++++）。诊断：流行性出血热（少尿期）。

辨证：湿热疫毒，关格。

治法：凉血散血，化浊降浊，利水通阳。

主方：犀角地黄汤加减。

处方：犀牛角3g（磨兑），生地黄30g，牡丹皮10g，赤芍6g，猪苓15g，飞滑石30g，白通草6g，茯苓15g，白蔻壳3g，生大黄30g，鲜茅根60g。煎汤急进，频频呷服。

患者呕吐不已，汤药难下，遂以大黄、芒硝浸液灌肠，并予甘露醇、呋塞米静脉推注。之后，小便仍涓滴不通，入暮见神志恍惚，内窍欲闭，势不容稍缓须臾。乃投甘遂，每次1.5g，每天3服。药后竟未吐，是夜排酱色稀溏便2次，小便2次，量不过40mL。翌日查血压为170/110mmHg，脉见沉实。乃递进甘遂，排稀水便日三四行，尿量剧增，尿色转淡，不复呕逆，汤药得下。

入院第3日，全日尿量已近1L，腹胀大减，浮肿渐消，经水欲净，皮下瘀斑开始消散，病者精神好转，胃口渐开；舌上裂纹消失，浊苔已化，舌转胖嫩，边现齿痕，脉转沉缓。血压正常。其证浊邪已挫，阴气来复，阳气始通，而余邪未尽。乃少予甘遂，日进1g。更予水牛角、生地黄、牡丹皮、麦冬、玄参、白茅根、通草、大黄、附子等味，清血分余热而理肾中余湿。后2日，进入"移行阶段"，渐至多尿，大便转干。遂停甘遂，续进汤药。

3日后，日尿量达3800mL，水肿全消，瘀斑亦退。予生料八味丸扶阳育阴，10日后，尿量正常，病趋恢复。复查血常规正常，血小板124×10^9/L，非蛋白氮0.40g/L，尿蛋白转阴。于6月24日痊愈出院。

按： 关格之名，最早见于《黄帝内经》，大抵本言脉体；至仲景始命为证名，《伤寒论·平脉法》谓："寸口脉浮而大，浮为虚，大为实，在尺为关，在寸为格，关则不得小便，格则吐逆。"关格为病，浊邪为逆，变化多端，至危至急。如《证治汇补》云："浊邪壅塞三焦，正气不得升降，所以关应下而小便闭，格应上而生呕吐，阴阳闭绝，一日即死。"浊泛中焦，则脾气不转，胃气上冲；浊犯下焦，则肝肾耗竭，动血生风；浊气犯上，则肺气痹郁，心包被蒙；浊泛三焦，则三焦相混，内外不通。种种危候，莫非浊患。大抵小便利者可救之，小便难者为危殆。三焦得行，乃可保全；蒙心闭肺，死不终朝。是故祛浊通便之治，不由不急。溲利呕止，而后可缓治其本。《素问·标本病传论》言："小大不利治其标，小大利治其本。"其斯之谓欤？浊害清者，急祛其浊；中流满者，急开沟渠，斯之谓"批大郤、导大窾"也。如本文所举病例，关格证俱，且已见营血分证，时有窍阻神昏、肝风内动之虞，而卒得获安者，率以甘遂急治客邪，取标而得之也。考甘遂苦寒，专行于水，攻决为用，主十二种水疾，泻肾经及隧道水湿，能直达水气所结之处，为泻水之圣药，并主噎膈痞塞（《本草备要》）。用治关格，可疏利三焦，开启上下，俾升降得行，出入无阻，使湿浊无泛滥之患，阴阳有可复之机。此所谓"下中有补"、"损有余，乃所以补其不足也"。

（主诊：湖南省安乡县中医院张梅友；张梅友.用甘遂治疗关格之体会.湖南中医杂志，1987，16（5）：31-32.〕

扶阳降浊治疗溺毒上逆关格案

邱某，女，42岁。

初诊（1990-10-25）：反复浮肿、无力、尿少4年，加重5日。刻诊：全身乏力，恶心呕吐，腰膝酸痛，畏寒肢冷，纳差便溏，心悸气短，皮肤瘙痒，尿少。查体：颜面浮肿，面色㿠白，精神萎靡，血压100/80mmHg，听诊心尖搏动弱、心界扩大、心音弱、心律齐，心率120次/分，心前区可闻及广泛粗糙的心包摩擦音，肝、脾未触及，肾区叩击痛（+），两下肢指压痕（++）。舌体胖大，质微红，苔薄白，脉沉弦，两尺脉无力。查尿常规：蛋白（+++），白细胞10～20/HP、红细胞30～40/HP，细胞管型（+++）。血常规：白细胞9.1×10^9/L，中性粒细胞96%，淋巴细胞4%，血红蛋白5g/dL。血液生化检查：二氧化碳结合力39.2%，尿素氮61mg/dL，肌酐18mg/dL。M型图心动超声和B超扇扫：左室增大，右室壁增厚、室间隔较厚，右室前壁同胸壁分离，左室后壁同心包壁分离。X线胸部正位片示：肺野清晰，心脏呈烧瓶状，主动脉根部变短，心膈角变锐，右侧肋膈角变钝。心电图示：窦性心动过速（心率120次/分），T波改变。

辨证：脾肾阳虚，水毒潴留，水气凌心，浊邪不降。

治法：补脾益肾，行气利水，扶阳降浊。

主方：温脾汤合生脉散加减。

处方：熟附子25g（先煎），大黄15g，半夏10g，人参15g，茯苓30g，陈皮15g，厚朴15g，五味子15g，车前子20g，冬虫夏草10g，丹参30g。7剂，1剂/日，水煎服，分两次服。

二诊（1990-11-02）：颜面浮肿渐消，尿量增多，呕吐停止，饮食增多，精神好转。尚有头昏、乏力及轻度心悸气短，皮肤瘙痒。查体：肢体变温，血压110/80mmHg，心率100次/分，心界稍大，心包摩擦音减轻。血液生化检查：二氧化碳结合力56%，尿素氮31mg/dL。尿常规：蛋白（+），白细胞6～8/HP，红细胞4～5/HP，细胞管型（+）。血常规：血红蛋白7g/dL。继用上方减陈皮、半夏，加地肤子、白鲜皮。14剂，水煎服。

三诊（1990-11-16）：连服两周，诸症悉减，唯有睡眠欠佳。查体：血压120/80mmHg，心率86次/分，心界不大，心包摩擦音消失。尿常规：蛋白（+），白细胞1～6/HP，红细胞4～5/HP，细胞管型（+）。血液生化检查：二氧化碳结合力52.3%，尿素氮18mg/dL，血红蛋白9.5g/dL。治以益气活血、健脾益肾，以巩固疗效。处方：人参15g，黄芪50g，当归20g，白术15g，茯苓25g，生地黄20g，熟地黄20g，远志15g，丹参30g，枸杞子30g，制附子15g（先煎），茅根50g，甘草10g。继服30余剂而痊愈出院。

按： 本病例既有气血两虚、少气乏力、肌肉消瘦等清阳不升表现，又兼有恶心呕吐、皮肤瘙痒、水肿尿少、大便不调等浊阴不降之症状。由于升降失调，湿浊内阻，以致阴阳失衡，气血不能互荣，而造成阴阳两虚且上下痞隔的"关格"重症，其证属脾肾阳虚，湿浊内阻，溺毒入血，攻心冲脑。本病脾肾阳虚是本，湿毒内蓄是标，故治以补益脾肾、行气利水、扶阳降浊之法，以温脾汤合生脉散加减。方中附子温肾扶阳，大黄行瘀活血、通里导泻，二药合用使浊邪冷结从大便而出，泻下而不伤正；人参益气利水；丹参活血化瘀；冬虫夏草填精益气，专补命门；车前子利水止泻，茯苓健脾宁心利水，两药伍用，既可增加尿量又能促进尿素氮的排泄，具有利小便不伤元气之功；半夏降逆止呕，陈皮降浊和胃，厚朴行气利水，燥湿降逆，三药相合使湿浊气滞得解，浊逆之呕得除；生脉散养心气助心阳。诸药共奏温阳和胃、泄浊化湿利水之功效，俾"关格"重症在短期内得以治愈。这充分显示了中医学辨证论治的优越性。

［主诊：黑龙江省克山县中医院王永君；王永君，冷殿生.关格重症一例治验.黑龙江中医药，1997（2）：32-33.］

（五）阳痿

疏肝养血治疗肝郁筋弛阳痿案

阳某，男，31岁。

初诊（1985-08-12）：阴茎不举，性欲减退3个月。患者于1981年5月始出现性欲减退，继而阴茎痿软，临房不举，伴精神抑郁，心烦不寐，曾长期服补肾壮阳、养心健脾中药等不效。诊见舌淡红、舌薄白，脉弦。

辨证：肝气郁结，宗筋弛纵。

治法：疏肝解郁，养血舒筋。

主方：四逆散加味。

处方：柴胡5g，白芍15g，枳实5g，甘草3g，丹参15g，郁金6g，木瓜12g。

上方加减，1剂/日。治疗月余阴茎勃起，房事成功。

按：阳痿多因情志刺激、六淫侵袭、房事不节等因素导致宗筋失养或阻滞而发病。本例患者为青年男性，出现性欲减退，继而阴茎痿软、临房不举等症已有数年之久，并伴精神抑郁，心烦不寐。《灵枢·经脉》记载肝经"过阴器"、"循胫上睾"，肝经与宗筋密切相关。因此，该患者为长期抑郁，愤懑不释，阳气不舒导致肝失条达，疏泄无权，气血逆乱，宗筋失于充养而发生阳痿，而阳痿的发生又加重了患者抑郁焦虑情绪，故长期服用补肾壮阳、养心健脾之类的中药治疗无效。治宜疏肝解郁，养血舒筋。方用四逆散加味。四逆散出自《伤寒论》，原方由柴胡、白芍、枳实、甘草组成。主要功效为透解热邪，疏肝理脾。主治传经热邪，阳气内郁之四肢厥冷证。笔者采用本方加味治疗阳痿获得显著疗效，方以仲景之四逆散透邪解郁，通达气机，配以专达肝脉之品，疏则气机畅，气至则痿自起。

[主诊：湖南省耒阳市中医医院谢云桂；谢云桂.四逆散加味治疗疑难杂症四则.湖南中医学院学报，1988，8（4）：34.]

解郁化痰强肾治疗痰气郁结阳痿案

潘某，男，39岁。

初诊（2011-02-28）：阳事不举，表情抑郁2年。患者平素性格内向，又因工作被辞及周围人讥讽，情绪低落，有厌世之感，后阳事不举成痿废状态。治疗2年，疗效不显，现来院门诊求治。刻诊：表情抑郁，面色晦暗，咽中如有物梗塞，吐之不出，吞之不下，胸胁胀痛，手足不温，阳事痿废；舌质暗，苔腻，脉弦滑。

辨证：肝气不舒，痰气郁结。

治法：行气开郁，化痰散结，通络兴阳。

主方：自拟解郁化痰强肾汤。

处方：柴胡5g，香附10g，郁金10g，红花10g，制半夏10g，厚朴15g，枳壳20g，茯苓15g，苏叶5g，生姜5g，淫羊藿15g，菟丝子20g，韭菜子15g，枸杞子15g，狗脊20g，蜈蚣2条，车前子30g，陈皮15g，白术10g，炙甘草5g。14剂，1剂/日，水煎服。配合心理疏导，移情易性。

二诊（2011-03-14）：咽部渐舒，心情渐爽，阳事稍兴。守方继服，14剂，1剂/日，水煎服。

三诊（2011-03-28）：面有润泽，心情爽，有工作欲望，咽部梗塞感消失，能勉强行房，二便通调。上方去柴胡，加当归10g，黄芪20g。又服21剂，阳事接近正常，诸症悉除。

按：情志内伤，抑郁气结，日久伤肝，肝主筋，阴器为宗筋之汇，肝失条达，宗筋失养；久郁伤脾，脾失健运，聚湿生痰；气滞又可导致血瘀。柴胡疏肝理气解郁；香附疏肝解郁，理气调中；郁金活血止痛，行气解郁；红花活血化瘀；半夏厚朴汤行气散结，降逆化痰，治痰气互结之梅核气；淫羊藿补肾壮阳，除湿；菟丝子补肾阳，益肾精；韭菜子补肾助阳；枸杞子滋补肝肾；狗脊补肝肾，强腰膝，祛风湿；蜈蚣善走窜，通达内外，攻毒散结，通络振痿；车前子利尿通淋，渗湿，给邪以出路；陈皮加强化痰之功；白术、炙甘草健脾补中。诸药相合可使气行、郁解、痰消、瘀化、痿振，既治疗郁证，又治疗阳痿。

［周宝宽，周探.中医治疗痰、湿、瘀等病因所致阳痿的个案分析.中国性科学，2012，21（3）：32-33，58.］

温肝散寒治疗寒凝肝经阳痿案

李某，男，28岁。

初诊（2007-10-12）：阳痿3个月。近1年来由于工作压力大出现性功能逐渐减退，近3个月已无性生活能力。现症：面色灰暗，精神萎靡，阳事不举，阴囊湿冷，畏寒肢冷，少腹拘急疼痛，口唇青紫，小便清长，腰膝酸软，纳少腹胀；舌质淡胖，苔白，脉虚弦。

辨证：寒滞肝脉，宗筋失养。

治法：温经散寒，行气止痛。

主方：暖肝煎加味。

处方：熟附片10g，肉桂5g，小茴香10g，沉香6g，吴茱萸10g，乌药10g，当归10g，枸杞子15g，党参15g，黄芪24g，茯苓10g，白术15g，淫羊藿15g，大枣10g。6剂，1剂/日，水煎服。

二诊（2007-10-19）：阳事已举，但举而不坚，其余诸症均有减轻。上方随症加减，继服10剂，阳事复常，诸症消失。

按：肝以血为体，以气为用，血属阴，气属阳，故肝有体阴用阳之说。肝主少阳春生之气，阳道的勃举增温赖此生阳之气以为助。肝的生阳之气充盛，阳道得以振奋温煦，才能勃起坚硬，温度骤增，具备性事能力。寒为阴邪，易伤阳气，寒性凝滞、收引。肝经循阴器，寒邪入于肝经，则使经脉气血运行受阻。若寒邪伤阳，阳气不足，鼓动乏力，则可见性欲低下、阳痿、早泄等。方选暖肝煎，补肝温阳，散寒通络，调养宗筋，则阳事得举。

［主诊：甘肃省成县妇幼保健站贾澜；贾澜.从肝论治阳痿验案5则.中医研究，2013，26（5）：60-62.］

健脾疏肝振痿治疗脾虚肝郁阳痿案

蔡某，男，33岁。

初诊（2011-06-02）：多食少动，乏力气短，超重10年。2年前患者因情志内伤而致胁肋胀痛，进而阳事不举，多处求医，未见明显疗效，遂求中医诊治。刻诊：表情淡漠，面色萎黄，形体肥胖，乏力气短，胁肋胀痛，阳事不举。身高176cm，体重110kg，体质量指数（BMI）=36kg/m^2；舌质红，舌苔薄白，脉弦细。

辨证：脾失健运，肝气郁结，宗筋弛纵。

治法：健脾补肾，疏肝解郁，通络振痿。

主方：自拟健脾疏肝振痿汤。

处方：白术10g，茯苓10g，陈皮15g，制半夏10g，柴胡10g，郁金10g，枳实10g，木香10g，菟丝子15g，淫羊藿10g，蜈蚣2条，乌梅3g，炙甘草10g。7剂，1剂/日，水煎服，分早、中、晚温服，每次200mL。

二诊（2011-06-09）：精神渐振，胁痛明显减轻。上方加党参15g，白芍10g，泽泻30g。14剂，1剂/日，水煎服。

三诊（2011-06-23）：体重减轻8kg，精神振奋，体力渐增，胁痛消失，阳事渐兴。上方去柴胡、蜈蚣。又服14剂，体重又减5kg，余症悉除。

按：多食少动，脾失健运，生湿生痰，痰湿聚集体内可造成肥胖；肝失疏泄，脏腑气机失调，水谷运化失司，水湿内停，痰湿聚集也可形成肥胖。痰湿内盛，经络阻滞，气血不荣宗筋形成阳痿；肝失疏泄，宗筋所聚无能，也成阳痿。治宜健脾补肾，疏肝解郁，通络振痿。方中白术、茯苓健脾化湿，杜绝痰湿产生之源；陈皮、半夏燥湿化痰，标本兼治；柴胡、郁金、枳实、木香疏肝理气，消积，从郁而治；菟丝子、淫羊藿温肾壮阳，从肾而治；蜈蚣通络振痿，从瘀而治；乌梅防祛痰理气药温燥辛散伤阴；甘草解毒和中，调和诸药。

[周宝宽，周探.辨证论治肥胖症致阳痿验案.中国性科学，2012，21（4）：34-35，38.]

（六）遗精

健脾和胃治疗脾虚湿盛遗精案

欧某，男，45岁。

初诊（1976-07-20）：遗精反复发作5年。患者自服参桂鹿茸丸十余瓶，罔效。诉遗精常作，少则2天1次，多则1天2次，常感神疲乏力，纳呆便溏，记忆力渐渐减退，形体消瘦，面黄无华；舌淡红，苔薄白腻，脉象濡弱。

辨证：脾虚湿盛。

治法：健脾益气，化湿和胃。

主方：六君子汤加味。

处方：党参30g，白术15g，茯苓30g，陈皮6g，法半夏10g，砂仁6g，炙甘草3g，生姜、大枣各3g。3剂，1剂/日，水煎服。

遗精终止，精神稍振，饮食知味，大便成形。续守原方3剂，诸症悉除。为巩固疗效，令服健脾膏半个月。追访2年，疗效稳定。

按：遗精之证，主要责之于肾。然亦有属脾者，不可拘泥于治肾。因精虽藏于肾，实则源于脾。若脾失健运而致水谷精微化为痰湿，痰湿窜流，扰动精室，其精安藏！业医者常以补肾固涩论治，亦常有无效者。殊不知后天振奋，资源充足，诸脏受益，则精自藏于命门，故遗精虽为肾病，治当顾脾；若确系肾虚精关不固，仍宜治肾为主，佐以理脾，两者兼而治之，亦不失为良法。

［主诊：湖南省茶陵县中医院陈华；陈华.医案2则.湖南中医学院学报，1987（4）：31.］

清热利湿化痰治疗湿热下注遗精案

韩某，男，28岁。

初诊（2011-07-10）：遗精频作2月余。近2月多梦，遗精，小便浑浊赤热，偶有刺痛，倦怠乏力，口渴欲饮，自服金锁固精丸等补肾固涩之品症状未减反重，体态丰满；舌苔腻，脉濡缓。

辨证：痰热内生，湿注下焦，蕴而生热，热扰精室。

治法：清热利湿，化痰降浊。

主方：温胆汤加减。

处方：枳实10g，竹茹10g，陈皮10g，萆薢10g，黄柏10g，半夏9g，石菖蒲9g，丹参15g，茯苓12g，甘草6g。5剂，水煎服。

药后症状缓解，守方继服5剂，诸症悉除。

按：遗精一病虽以肾虚滑脱、精关不固为多，但痰热内生，热扰精室者，也不鲜见，尤以素体丰腴之人居多。正如龚信《古今医鉴·遗精》所云："夫梦遗精滑者，世人多作肾虚治……殊不知此证多属脾胃，饮食厚味，痰火湿热之人有之。"该案因痰火湿热内盛，热扰精室而致。故虽服补肾固涩之品而效果不佳，反助其痰热更甚，而用温胆汤加味，涤痰清热，健脾渗湿，虽无一味固涩之品仍可获得良效，可见，辨证准确是取效关键。

　　[主诊：山西省静乐县人民医院李耀凡；李耀凡.温胆汤临证验案举隅.山西中医，2014，30（12）：27-28.]

（七）不育

疏肝理气治疗肝郁气滞不育案

　　何某，男，28岁，教师。

　　初诊（1989-07-25）：结婚不育3年。患者素无明显不适，但其妻久不怀孕，致心绪不宁，四处求治，多次精液检查示，液化时间均在75分钟以上。现觉头昏不适，两颧发红，午后潮热，胸闷烦躁，健忘失眠，汗出梦多，食少，口干而饮亦不多，小便黄，大便干；苔薄少津，脉弦。

　　辨证：肝气郁滞，阴虚内热。

　　治法：疏肝理气，养血除烦。

　　主方：丹栀逍遥散加减。

　　处方：当归10g，白芍15g，醋柴胡10g，茯苓12g，白术15g，薄荷6g，牡丹皮10g，栀子10g，生姜7片（原文具体剂量不详）。

上方连服3个月，并嘱其清心少欲，悦情怡志。服药期间1个月做常规精液检查1~2次，发现其液化时间渐缩短，最后1次为25分钟。1990年夏，其妻生一女。

按：肝郁气滞，气血不行，久而郁热内生，灼伤阴精，可致精液不化，故易致不育之病证。该案采用疏肝理气之法，并配合怡情之非药物疗法，守方3个月，终获良效。

［主诊：云南省曲靖地区中医院陈集才；陈集才.从肝论治男性不育症.云南中医杂志，1992（5）：15-16.］

清热利湿治疗湿热下注阳痿不育案

赵某，男，28岁。

初诊（1993-06-01）：阴茎不能勃起，结婚未育3年。自诉曾多方医治，罔效。在某市医院连续用补肾壮阳药5月余。刻诊：阳痿不举，房事无能，几无欲念，伴睾丸胀痛，阴部丘疹，湿痒难忍，口苦咽干，心烦不安，多梦遗精，每月4~5次，小便黄赤；舌红苔黄腻，脉弦数。

辨证：湿热下注，蕴结宗筋。

治法：清热利湿，解郁兴阳。

主方：龙胆泻肝汤加减。

处方：蛇床子30g，龙胆草、苦参、生地黄、当归、茯苓各15g，巴戟天、泽泻、山栀子各10g，柴胡6g，甘草3g，蜈蚣1条。10剂，水煎服，1剂/日。

药后阴部湿痒大减，阴茎有勃起之意，欲念增加。效不更方，原方加淫羊藿30g，改蜈蚣为2条。服药20剂后，阳事功能恢复。1994年1月其妻怀孕，并足月顺产一男婴。

按：阳痿是常见的一种男性性功能障碍疾患，一般以肾虚多见，温肾壮阳为其常法。然该患者所见，阳痿为湿热所致。此因肝主筋、阴部属肝经所过，若湿热下注，蕴结宗筋，热则纵，故宗筋弛纵痿软，作强不能而致阳痿。正如《类证治裁·阳痿》所云："亦有湿热下注，宗筋弛纵而致阳痿者。"方以龙胆草、山栀子、苦参、泽泻清泻肝胆湿热；生地黄、当归益阴养血；茯苓，利水渗湿，善于泻肾经之火热；蛇床子温肾兴阳、燥湿杀虫，现代动物实验证实，其有类似性激素样作用；蜈蚣辛温入肝经，性善走窜，通利经络，临床验证尚有强阳之力。在清热利湿药中加入巴戟天、淫羊藿温肾壮阳，以达阴平阳秘，里热去，阳事兴；甘草调和药性。诸药合用，泻中有补，清中有养，使湿热去，气机畅，阳气复，宗筋之功能恢复，故3年痼疾霍然而愈。

［主诊：山东省淄博市博山区中医院于鸿钧；于鸿钧.不育症验案2则.新中医，1996（5）：39.］

滋阴降火治疗肝肾不足不育案

崔某，男，28岁。

初诊（1978-03-10）：结婚不育4年。1977年底患者做精液检查示，精液液化时间为57分钟，其余项目偏低。但见患者毛发稀少，面色不润，目眶暗晦，视物不明，头昏耳鸣，唇舌干燥，两胁作胀，腿腰无力；舌红少苔，脉细数。

辨证：肝血不足，肾精亏虚。

治法：滋阴降火。

主方：知柏地黄汤加味。

处方：知母10g，黄柏10g，熟地黄20g，山药20g，山茱肉10g，茯苓10g，泽泻10g，牡丹皮10g，桑叶10g，菊花6g（原文具体剂量不详）。

连服1月余，虚热已退，改用一贯煎加减。处方：熟地黄20g，当归12g，白沙参10g，麦冬10g，枸杞子10g，旱莲草10g，牛膝10g，木通6g，醋香附10g（原文具体剂量不详）。继续治疗4月余，并嘱其忌食辛燥、节房事。治疗后精液检查示，液化时间逐渐缩短乃至正常。两年后喜得一子。

按：精稠不化导致的不育证可因素体肝肾不足而成。患者一般有较长时间的手淫史，阴虚精亏，肇生内热，复伤阴液。临床可表现为头昏重，耳鸣，双目视物昏花，胸闷胀，潮热盗汗，多梦易惊，五心烦热，牙齿松动，腰膝酸软，时作遗滑，舌红脉细。该案采用滋阴降火之法，先选用知柏地黄汤加味，待虚热退后，改用一贯煎滋阴疏肝，守方数月，相续发力，故有良效。

[主诊：云南省曲靖地区中医院陈集才；陈集才.从肝论治男性不育症.云南中医杂志，1992（5）：15-16.]

补肾填精凉血治疗肾虚血热不育案

赵某，男，28岁。

初诊（2006-08-25）：不育两年。患者结婚已两年，婚后夫妻感情融洽，性生活和谐，但一直未孕，因而夫妻双双到县医院检查。经查女方一切正常，男方精子成活率仅70%，且活动力低下。诊见患者一切正常，没有明显的不适感；舌质偏红，脉象沉细。虽然无症可辨，但从舌脉可以测知，患者肾精不足，血象偏热。

辨证：肾精不足，血热灼精。

治法：补肾，填精，凉血。

主方：补肾益精汤加减。

处方：熟地黄10g，山药10g，女贞子10g，紫草10g，赤芍10g，生地黄12g，山茱萸10g，鹿角胶10g（烊化），甘草6g。10剂，1剂/日，水煎服。

二诊（2006-09-06）：服药后没有感到什么特别之处，自觉一切照旧。脉象依旧沉细，但舌象似乎比上次有所好转，显淡红色。原方去赤芍加枸杞子10g。10剂。

三诊（2006-09-18）：患者服完20剂药后，自觉身体和以前没有什么两样，对治疗已丧失信心。观其舌、查其脉，发现皆已复常。乃予五子补肾丸两盒，让其一边服药一边静候佳音。不久，患者告知其妻已怀孕。

按：此例患者身体无任何不适，仅凭一纸化验单前来就诊。从化验结果结合舌苔脉象分析：患者精子活动力弱，脉象沉细，必是肾精不足；精子成活率低，舌质偏红，定是血热灼伤精子之故。所以初诊时用熟地黄、山药、女贞子、山茱萸、鹿角胶滋肾填精，紫草、生地黄、赤芍凉血，甘草调和诸药，共奏补肾、填精、凉血之效，为精子创造一个良好的出生、生存环境。复诊时患者的血热之象稍缓，故去赤芍加枸杞子以加强补肾填精。

［主诊：河北省行唐县屺塔头乡卫生院杨承岐；杨承岐.三十年基层临证得失录.北京：中国中医药出版社，2013.］

脾肾同调治疗脾肾亏虚不育案

刘某，男，32岁。

初诊（2013-03-25）：再育未成（时间不详）。育有一子，欲再生育，其妻一直未孕。患者在当地县人民医院进行精液检查，结果示：精子量少，活力差（A级无，B级10%，C级20%，D级30%）。患者头发杂白，头顶头发稀疏，腰不酸，纳食正常，大便正常，双手真菌感染；舌嫩红，略齿痕，苔白润，脉濡缓。工作以坐位为主，时间长，且熬夜。

辨证：肾虚精亏，脾虚生湿。

治法：补肾填精，健脾化湿。

主方：五子衍宗丸加减。

处方：党参15g，茯苓15g，半夏15g，苍术15g，吴茱萸5g，黄连5g，厚朴10g，菟丝子15g，沙苑子15g，车前子30g，白蒺藜30g，天麻10g。7剂，1剂/日，水煎服。五子衍宗丸2盒（口服，用量不详）。

二诊（2013-04-03）：服药未觉不适，胃口正常；舌脉如前。予前方加制首乌15g，枸杞子15g。7剂，1剂/日，水煎服。五子衍宗丸、金水宝各2盒（口服，用量不详）。

三诊（2013-04-11）：舌嫩红，苔薄白润，脉弦滑较有力。予二诊处方去黄连，10剂，1剂/日，水煎服。五子衍宗丸、金水宝各2盒（口服，用量不详）。

四诊（2013-04-24）：查精液常规，总数已经正常，总活力70%（A级15%，B级25%，C级35%）；舌淡红，苔薄白润，右脉滑大柔和。予三诊处方加砂仁5g，7剂，1剂/日，水煎服。五子衍宗丸、金水宝各2盒（口服，用量不详）。

2013年5月28日，其妻子月经过期一周，验血显示已经怀孕。

按：治疗不育，向来以补肾为本，因为肾藏精，主生殖。男性精子质量差者，首重治肾。《素问·阴阳别论》云："二阳之病发心脾，有不得隐曲。"脾胃有病，也会影响到生殖。因为脾为后天之本，化精微以滋养先天。脾虚则化源不足，就会导致精子量少；脾虚则运化无力，就会导致精微化为痰浊，表现出精子活动力差。所以不育症治肾的基础上治脾既可以添精之量，又可以增精之活力。本案方中党参、茯苓、半夏、苍术、吴茱萸、黄连、厚朴健脾化湿，加白蒺藜、天麻疏风止痒，菟丝子、沙苑子、车前子补肾添精。补肾中药一般滋腻难化，呆补蛮补，下焦未受其益，中焦反受其害。通过健脾化湿，可以促进肠胃吸收补肾成分。同时补肾多选温润平和而不滋腻之品，如五子衍宗丸、金水宝等。故治不育，脾肾同调，相得益彰，效果明显。

　　[主诊：安徽省怀远县中医院汤川安；汤川安.脾肾同调治疗不育验案3则.中医药学报，2014，42（2）：138-139.]

六、气血津液病证

（一）郁证

疏肝理气治疗肝郁气滞太息案

王某，男，50岁。

初诊（1988-09-06）：胸中憋闷，时时叹息，头晕目眩，睡眠不实，食欲不振十余日。患者于半个月前因家庭不和，情志不遂，心绪烦乱，遂至于斯。刻诊：眼轮发暗；舌质淡，苔薄白，脉弦。

辨证：肝郁气滞证。

治法：疏肝理气。

主方：逍遥散加减。

处方：柴胡6g，白芍12g，当归10g，茯苓10g，香附10g，川楝子10g，甘草6g。3剂，水煎服。

服药3剂，诸症悉平。

按：此案多因情志不遂，肝气不舒，郁结胸中，不得疏泄，以致胸胁疼痛，胸闷不舒，刺激患者深呼吸以求气消胁舒。深呼吸必然要加大肺的排气量，肝郁气滞的患者，肺泡内并无多余的气体积聚，故深呼气之前必须先做深吸气以做呼气的准备，而深呼吸根本不能疏解胸中郁结之肝气，仅是一种本能反射，故患者常频频叹息以求暂安。常见心烦失眠、精神沉默、不欲饮食、苔白脉弦等。治宜疏肝理气。以逍遥散去薄荷、白术加香附、川楝子等品调治。

[主诊：河北省行唐县屿塔头乡卫生院杨承岐；杨承岐.三十年基层临证得失录.北京：中国中医药出版社，2013.]

宣肺解表治疗肺气不宣太息案

尤某，男，36岁。

初诊（1989-07-31）：胸胁憋闷、时有太息、发热头痛1周。刻诊：时有太息，以深呼气为主，咳嗽频作，咳痰色白清稀；舌质淡，舌苔薄白，脉浮紧。

辨证：风寒束表，肺气不宣。

治法：解表散寒，宣通肺气。

主方：三拗汤加味。

处方：麻黄10g，炒杏仁10g，羌活10g，前胡10g，半夏10g，苏子10g，厚朴10g，甘草10g。3剂，水煎服。

服药3剂，发热头痛、咳嗽等症消失，仍时有太息。予原方加枳壳10g，服药3剂，诸症悉平。

按：此案多因风寒束表，或痰热内阻，肺失宣降之职，肺气不利，壅滞胸中，以致胸中满闷，咳逆喘息，呼吸窒塞。患者常通过深呼气以图暂时缓解，但深呼气后，胸中气体大量减少，需深吸气以补充。深呼吸后，胸中郁滞之气暂时减少，故有一个较长时间的间歇期。其症常伴发热、咳喘、痰多、声高气粗等。治宜根据临床辨证以宣肺散寒，降气平喘，或清热化痰，降逆平喘。并酌情加苏子、厚朴、半夏等品。

［主诊：河北省行唐县屺塔头乡卫生院杨承岐；杨承岐.三十年基层临证得失录.北京：中国中医药出版社，2013.］

健脾养心治疗心气不足太息案

赵某，女，45岁。

初诊（1991-10-13）：患者太息2年，服中西药无数，无效。

刻诊：患者时有太息，以深吸气为主，心悸，心烦，失眠；舌淡，苔薄白，脉细而无力。

辨证：心脾两虚，神失所养。

治法：健脾益气，养心安神。

主方：归脾汤加减。

处方：党参15g，黄芪30g，白术10g，炒枣仁15g，柏子仁10g，当归10g，陈皮10g，甘草6g。6剂，水煎服。

服药6剂，心悸、心烦消失。继服5剂，太息消失。继以人参归脾丸善其后。

按：此案多因失血过多，心失所养，或思虑过度，心脾两虚，或大病久病之后，气血双亏，以致心气不足，膻中空虚，须深吸自然界清气以填充。《内经》云："忧思则心系急，心系急则气道约，约则不利，故太息以伸出之。"此型患者太息间歇时间长，临证时偶尔一见，且常伴心悸、怔忡、易惊、失眠、健忘、舌淡、苔白、脉弱或缓等症。治宜益气养血，安神补心。临床应酌选归脾汤、补心丹，随症治之。总之，太息是机体对病痛刺激的本能反应，既可见于实证，也常见于虚证。实者以深呼气为主，欲吐出胸中郁结壅滞之邪气；虚者以深吸气为主，欲迅速补充自然界清气以合成宗气。临床应根据呼吸双方的程度对比，结合临床兼证，顺其所欲而辨证论治。

[主诊：河北省行唐县屺塔头乡卫生院杨承岐；杨承岐.三十年基层临证得失录.北京：中国中医药出版社，2013.]

益气升阳举陷治疗中气下陷太息案

张某，女，58岁。

初诊（1991-03-18）：患太息1年有余，屡服中西药效果不佳。刻诊：面色萎黄，语声低怯，时有太息，以深吸气为主，食欲不佳，食后脘腹胀满，太息加重；舌淡苔白，脉细弱。

辨证：脾胃虚弱，中气下陷。

治法：健脾益气，升阳举陷。

主方：补中益气汤加减。

处方：柴胡6g，当归10g，白术10g，党参12g，黄芪30g，枳壳10g，升麻3g，甘草6g。3剂，水煎服。

服药3剂，症无进退。因怀疑患者胃下垂，嘱其去医院做胃镜检查。3日后患者告知，经县医院X线钡餐造影检查，提示胃下垂。但太息、腹胀、纳呆如故。余告之此系慢性病，心急不得，宜从缓图治，患者信之。照原方坚持服药近1个月，诸症豁然。

按：此案多因大病久病之后，气血虚弱，或后天不足，气血亏虚，或劳倦过度，中气损伤，以致中气下陷，胸中气微，须深吸自然界清气以补充。深吸气后，肺泡、胸廓过度膨胀，复原时相应要有一个大幅度的呼气运动以维持平衡。深吸气后胸中大气暂时得以补充，故有一个较长的间歇期。其证常伴体弱、神疲乏

力、食欲不振、大便溏薄、腹部坠胀、面色白、脉细无力等。治
宜升阳举陷，以补中益气汤加减治之。

［主诊：河北省行唐县屺塔头乡卫生院杨承岐；杨承岐.三十
年基层临证得失录.北京：中国中医药出版社，2013.］

（二）血证

疏风清热治疗风热伤络紫癜案

冀某，女，13岁。

初诊（2002-05-26）：全身皮疹伴痒2月余，加重3天。患
儿2个月前无明显诱因于双足踝部出现皮疹，轻度瘙痒，渐蔓延
至大腿部及双上肢。曾在当地医院就诊，考虑为"过敏性紫癜"，
给予抗过敏药物静脉滴注和口服治疗，病情迁延反复发作，近3
天皮疹加重，踝关节肿痛，发病以来无咳血、鼻衄、尿血、便血
等证。刻诊：全身皮疹，瘙痒，食欲可，大小便正常。查体：患
儿四肢、背部可见大小不等的米粒至黄豆大小瘀点、瘀斑，鲜红
色，压之不褪色，双侧对称，皮疹以大腿部及胫前为甚，踝关节
肿胀压痛。血、尿常规正常，凝血四项正常。西医诊断为"过敏
性紫癜"。

辨证：血热伤络，迫血妄行。

治法：清热凉血止血。

主方：犀角地黄汤加减。

处方：生地黄10g，牡丹皮10g，赤芍10g，茜草10g，白茅

根10g，蒲黄炭10g，栀子炭10g。10剂，1剂/日，水煎取300mL，分早、晚服。

二诊（2002-06-06）：症状有所改善，但患儿反复强调特别怕冷风，见风则加重，同时可见舌尖红，脉浮数。考虑为风热侵袭肌肤，郁久化热，伤及脉络所致。遂改用银翘散去桔梗加白茅根20g，侧柏叶20g，茜草10g，蒺藜20g，白鲜皮20g，络石藤20g，海风藤20g。治以疏风清热，宁络止痒。3剂，1剂/日，文火水煎取300mL，分早、晚服。

三诊（2002-06-09）：服药后病情明显好转，双上肢及背部皮疹基本消退，大腿部及胫前仅可见少量瘀点、瘀斑，关节疼痛好转。效不更方，连服10余剂而愈。

随访6个月，未见复发。

按：过敏性紫癜是侵犯皮肤或其他器官的毛细血管及细小动脉的一种过敏性血管炎，多发于3～10岁儿童，特点是血小板不减少，常伴腹痛及关节症状。有50%的患者容易发生肾损害，从轻微肾炎到严重的肾衰竭。本病易反复发作，整个病程可达1～2年。本病属中医学"紫癜""葡萄疫"范畴。一诊因患儿皮肤大面积出血，色鲜红，考虑为血热伤络，迫血妄行所致，故用犀角地黄汤加减治疗。二诊时患儿反复强调特别怕冷风，见风则加重，同时可见舌尖红、苔薄白、脉浮数。细细推敲，初诊忽视了症状和舌脉，仅重视了体征，此例患儿应属于风热伤络型，因病邪在表未及入里，故用凉血活血的药物效果欠佳，应以疏风清热为主，稍佐宁络止痒之品，故改用银翘散加减。银翘散去桔梗解表清热；白茅根、侧柏叶、茜草凉血止血；蒺藜、络石藤、海风藤疏风清热；白鲜皮清热燥湿。临证用药不宜过于寒凉，否则一方面不利于外邪表散，另一方面可引邪入里，从而影响疗效。

［主诊：河北省井陉县中医院李翠珍；李翠珍.银翘散加减治疗过敏性皮肤病验案3则.河北中医，2013，35（8）：1160-1161.］

清热发表治疗热入血络紫癜案

李某，女，12岁。

初诊：双下肢反复出现红点、关节疼痛1个月。1个月前曾患上呼吸道感染，咽喉痛、发热3天。双下肢反复起大小不等的红点，大如蚕豆，小如针尖，融合成片，同时伴有双膝关节疼痛，腹部隐痛。地区某医院诊断为"过敏性紫癜"。经服中西药治疗未缓解而求诊。目前全身皮肤散在性红疹，双下肢为甚，压之色不变，时见鼻衄，口干咽燥，小便黄，大便干；舌质淡，苔黄，脉细数。

辨证：热入血络，迫血妄行，外溢肌肤。

治法：清热凉血，脱敏止血。

主方：犀角地黄汤加味。

处方：生地黄12g，牡丹皮5g，赤芍8g，防风10g，玄参10g，水牛角（代犀角）10g。3剂，水煎服。

服3剂，效果不明显。原方加蝉蜕15g，又服3剂，紫癜明显减少，口干咽燥已除，大便已通。原方继进3剂，皮肤紫癜消失。随访1年未见复发。

按：此案属于中医学"葡萄疫"范畴，多生于小儿，四时可发，邪郁于皮肤不散，发在遍体头面，可见局部出血。见患儿口干咽燥、小便黄、大便干、舌质淡苔黄、脉细数等症，可知是热郁于内，血溢津伤。病程1个月，时日尚短，急则治标，故以清热凉血之剂应之。《外科正宗》有云："初起宜服羚羊散清热凉血，久则胃脾汤滋益其内。"此处并无高热、神昏、抽搐等症，以水牛角代犀角亦可，能清血分热，除䘌消斑，初方不效，再入蝉蜕则效佳，取蝉蜕轻清发表之效，散邪热，开腠理，通大便，不觉竟有"提壶揭盖"之功。

[主诊：湖南省芷江侗族自治县中医院张祥福；张祥福. 蝉蜕治疗急性肾炎、过敏性紫癜. 中医杂志，1994，35（7）：389-390.]

清热化瘀并施治疗久瘀化热发斑案

杨某，女，43岁。

初诊（1992-10-10）：皮肤紫斑、发痒1月余。西医以过敏性紫癜治疗未效，遂转中医门诊。症见：情绪不安，不能下地走动，头晕心悸，烦躁失眠，口干不饮，便秘尿少；舌质暗红少苔，脉弦细而数。双下肢肿胀，疼痛，双膝以下至足背皮下满布绿豆大瘀斑，稍有痒感，按之不褪色。血液化验无异常，血压正常。

辨证：血热发斑。

治法：清热凉血。

主方：清瘟败毒散加减。

处方：生地黄、赤芍、玄参、牛膝、知母各20g，黄连、黄芩、连翘、牡丹皮、蝉蜕、甘草各15g。6剂，水煎服。

连服6剂，诸症大减。守方又服10剂，双腿肿痛消失，皮下瘀斑大部分消退，乃停药。

1992年11月12日前述诸症复发，双下肢肿痛较前更剧，皮下瘀斑延伸至大腿皮肤，少腹时有胀痛。细问病史，患者平素性格内向，常与他人有口角之争，近5年来经期紊乱，现已停经半年，自以为绝经，未曾治疗，参合脉症病史，实为闭经，瘀血内阻型。遂用桃红四物汤加味。白芍、生地黄、丹参各10g，桃仁、红花、当归、川芎、柴胡各15g。药进3剂，经行，色暗有瘀块。嘱停药观察，6日经尽，诸症若失，皮肤瘀斑全部消退。继服逍遥丸半个月以善其后。随访至今，月事如常，体健无恙。

按：患者性格内向，又常与他人发生口角，情志失调，导致肝郁气滞。肝失疏泄，藏血失职，致使经水失调，肝主藏血，肝气郁结，久而成瘀，阻滞胞宫又致经闭；血瘀日久，郁而化热，灼伤脉络，故见下肢肿痛瘀斑。初用清瘟败毒散，虽有清热凉血之力，但少活血化瘀之功，仅能起到扬汤止沸之效，故病虽好转，后必复发。后用桃红四物汤，恰中病机，瘀血得祛，肝郁随解而诸症悉除。

[主诊：湖南省桃源县城郊医院周汉清；周汉清.闭经发斑.湖南中医杂志，1993，9（4）：80.]

先泻后养治疗胃热壅盛吐血案

谭某，男，69岁。

初诊（1980-01-24）：吐血反复4天。患者自诉有胃痛史已3年，于1月18日晚呕吐紫红色血约300mL，下柏油样黑便，随即出现头昏眼花，汗出，急诊以"急性上消化道出血"收入内科住院。用止血、抗感染、输液、输血治疗4天，出血未止，每天仍吐出或呕出紫红色血200mL以上。症见：面色萎黄，唇淡，爪甲淡黄，所呕吐之血与所下之便腐秽熏鼻，精神极疲，气息低微，声音弱小，上腹部按之有痛，溲黄赤；舌红苔焦黄乏津，脉细数。

辨证：胃热壅盛，阴血亏虚。

治法：清泻胃火，滋阴凉血。

主方：泻心汤加味。

处方：大黄10g，黄连5g，黄芩10g，生地黄30g。先煎生地黄，取汁渍泡三黄，频频呷服，一昼夜服2剂。

二诊（1980-01-26）：吐血停止；舌红苔黄但有津，脉细数。更以柔润滋阴养血，甘凉清热养胃。方药：麦门冬汤合增液汤加减。麦冬30g，人参须10g，生地黄15g，玄参15g，竹茹15g，甘草3g。3剂，水煎服。

三诊（1980-01-29）：未再出血，精神稍振，思食，进食稀薄米汤；舌红润，黄苔已退，脉稍数。患者因经济困难，要求带药出院，回家调养。继以甘凉益胃兼降冲逆之法治之。处以人参须10g，麦冬30g，半夏6g，炙甘草6g，竹茹10g，粳米1撮。5剂，水煎服。

后以调理心脾渐次康复。随访4年余，其吐血未再发作，体健如常。

按：本案患者素有酗酒之癖，虽年逾花甲，体质犹壮。患者吐血之势，来之较急，用西药止血未能缓其势，所呕吐之物与所下之便，皆腐秽熏鼻，舌红、苔焦黄、脉细数等症均为邪热炽盛，邪热不去，沸腾难平，出血无宁，宜泻火凉血、养阴清热，故用泻心汤加生地黄治疗。取泻心汤苦寒，以清热泻火止其沸腾之势，三黄不取煎而取泡者，使其轻扬清淡，以涤上焦之邪热，避免气味俱厚，降之太过，恐元气不支，用泡者变峻剂为柔缓；重用生地黄清热凉血，且其柔润能养阴血，使邪热清、吐血宁而不伤正。二诊用麦门冬汤合增液汤加减，清热降冲，滋润养血。3剂后去生地黄、玄参，恐柔润过多，壅遏胃气，善后专用麦门冬汤加减滋养胃气，以促生气，生气日旺，则形神渐复。

[主诊：湖南省茶陵县人民医院刘常春；刘百祥，刘千祥，刘受祥，等.刘常春治疗吐血经验.湖南中医杂志，2018，34（9）：31，49.]

温中固脱急救气虚血脱呕血便血案

邹某，男，45岁。

初诊（1978-12-08）：呕血、便血3天。因患胃脘部疼痛8年，反复发作，经某省人民医院钡餐X线摄片检查，诊断为"慢性十二指肠球部溃疡"。1978年12月5日因受凉病情加重，胃脘部疼痛加剧，继而吐血一碗（约250mL），次日解黑色大便3次。面色苍白，精神疲倦，急抬送某医院住院治疗。体温36.5℃，心率88次/分，血压60/40mmHg，大便隐血试验强阳性，血红蛋白7.5g。呈急性病容，面色苍白，四肢冰冷，上腹部压痛；舌质淡，脉沉细无力。西医诊断：胃溃疡并出血，失血性休克。医院下病危通知，并予以抗休克、止血输液等对症处理，住院3天，病情稍有好转，嘱转院手术。患者及家属因拒绝手术而出院，当晚患者又呕血一大碗（约300mL），请余诊治。诊见：面色苍白，气息微弱，头汗如珠，四肢厥冷，奄奄一息；舌淡，六脉沉细无力。

辨证：气虚血脱之危重症。

治法：益气固脱，温中回阳止血。

主方：附子理中汤加味。

处方：人参、炮附片（先煎）、白术各10g，炮姜炭5g，炙甘草6g，龙骨、牡蛎各30g，三七10g（研细末，冲服）。每2小时服1次，当晚服完1剂。

翌晨复诊：服药后诸症均有好转，肢体转温，汗止，呕血、便血平定，脉细而有力。拟原方继进2剂后，大便已转黄色，面色苍白无华，精神倦怠；舌淡，苔薄，脉细。证属气血双亏。此乃失血过多之故，遂用归脾汤加味，以健脾摄血，调理善后。

按：《灵枢·百病始生》载："阳络伤则血外溢……阴络伤则血内溢。"故呕血多属阳络损伤，便血多为阴络受损。笔者认为，溃疡病之呕血，多为肝气横逆犯胃、胃络损伤所致；导致阴络损伤的原因不外脾胃虚寒。本例患者久病不愈，素体阳虚，脾胃虚寒，中气不足，致脾不统血，气不摄血，故呕血、便血。因吐血量多而出现上述气随血脱之重危证候。唐容川《血证论》强调"存得一分血，便保得一分命"。故急用参附益气回阳救脱；白术、炙甘草健脾益气；炮姜温阳止血；龙骨、牡蛎敛汗固脱；三七化瘀止血。药证相合，疗效卓捷。

［主诊：湖南省芷江侗族自治县中医院张祥福；张祥福.附子理中汤治疗急危重症.湖南中医杂志，1987（5）：32-33.］

清胃止血治疗胃火炽盛便血案

叶某，女，37岁。

初诊（1987-03-21）：便血3个月。3个月前因便血在某医院内科住院，经胃镜检查确诊为胃溃疡，治疗24天后好转出院。3月19日又见柏油样便。曾服自备西药无效，遂求中医治疗。刻诊：大便色黑而稀，每天3～4次，胃脘灼热胀痛，口干微渴，食后时泛酸水；舌质红，苔黄干，脉弦数。

辨证：胃火炽盛。

治法：清胃止血。

主方：泻心汤加味。

处方：生大黄10g，黄芩10g，黄连5g，侧柏炭12g，海螵蛸15g，地榆炭12g，白及粉10g，甘草3g。3剂，水煎服。

二诊（1987-03-24）：脘腹热痛减轻，大便黑黄略干，每天2次。拟上方继服3剂，另加三七粉3g（冲服），以祛瘀生新。

三诊（1987-03-28）：脘腹疼痛止，大便无异常。

按：《金匮要略·惊悸吐衄下血胸满瘀血病脉证治》关于泻心汤的条文是："心气不足，吐血、衄血，泻心汤主之。"据此，笔者认为：①条文中"心气不足"乃"心胃火盛"所致。②泻心汤治吐衄，实治心胃火盛。清·唐容川在其《血证论》中解释方名说："方名泻心，实则泻胃，胃气下泄，则心火有所消导，而胃中之热气，亦不上壅，斯气顺而血不逆矣。"可谓切中肯綮。③凡心胃火盛致气火上逆，血液妄行皆可运用泻心汤，而不必拘泥于"吐衄"二字。④泻心汤中之大黄、黄连、黄芩均以清热降火为主，泄除胃中积热，实取釜底抽薪之效。其中大黄一味，能下气以清热，止血而不留瘀，《神农本草经》谓之能"荡涤肠胃，推陈致新"，故于炎夏暑日，对心胃火盛患者运用此方，可谓恰到好处。⑤考《金匮要略》泻心汤与《伤寒论》泻心汤，虽方名、药味及用量相同，但煎法迥异。后者用开水浸泡，取其轻清之气，以宣泄热痞；本方则为浓煎，取味厚质重，荡涤邪热。一方二法，亦不可不知。

［主诊：湖南省津市市中医院郑钧；郑钧.泻心汤治验举隅.湖南中医杂志，1990（4）：35-36.］

升阳举陷治疗中气下陷便血案

陈某，男，47岁。

初诊（1982-03-12）：便血反复发作5年。每因工作紧张、劳累过度，或饮食不慎而复发。近日工作繁忙，昨日进食韭菜，今晨大便，即先便后血，色紫暗，量多，下腹部隐隐作痛，肛门坠胀，大便溏薄。刻诊：面色无华，神疲乏力，短气懒言；舌质淡，苔薄白，脉细。此次发病，乃劳倦过度，思虑伤脾，又食韭菜行气活血之品，致脾失统血。

辨证：中气下陷。

治法：补脾益气，升阳举陷，佐以凉血止血。

主方：补中益气汤加味。

处方：黄芪30g，红参10g（另炖，兑服），当归12g，白术10g，陈皮6g，醋炒升麻8g，柴胡8g，槐花10g，地榆炭12g，茜草根10g，黑栀仁15g，甘草6g。

服药3剂，下血止，但仍感周身倦怠乏力，仍以补中益气汤加阿胶。续服6剂。半年后再次便血，遵原法原方治疗，再效。遂以补中益气丸或归脾丸持续服4个月。随访5年未复发。

按：凡血自大便而下，或血便夹杂而下，或在大便前后下血，或单纯下血，均称为便血；病性有实有虚。实证以胃中积热，或肝胃郁热为多，瘀血阻络亦常见；虚证则多为脾胃虚弱。本案患者反复便血，经久不止，为脾虚气陷，气机升降失调，气血下坠于肛门所致。脾主统血，血气赖脾气之统摄，今脾气虚失去统摄之力，血无所归，离于脉道，渗于肠间而成便血。治宜补脾益气，升阳举陷。因血虚易生燥热，故佐以凉血止血，以补中益气汤加减治疗。方中黄芪补中益气、升阳；易党参为红参，加重补气摄血之功；当归补血和营；白术燥湿健脾；升麻、柴胡升举下陷之清阳；陈皮行气和胃；槐花、地榆炭、茜草根、黑栀仁泄热清肠、凉血止血；甘草健脾益气、调和诸药。脾胃和调，水谷精气生化有源，则脾胃气虚诸症自愈。

［主诊：湖南省醴陵市中医院周健雄；周健雄.补中益气汤临床运用.实用中医内科杂志，1992，6（1）：37-38.］

疏利少阳治疗郁火迫血耳衄案

张某，男，25岁。

初诊（1990-09-12）：右侧耳孔出血7天。经用消炎、清热及中药吹耳等法治疗，罔效。刻诊：右耳孔出血每天2～3次，每次血量较多，色黑，质稠，伴头晕心烦，往来寒热，口苦咽干，小便黄涩，大便硬结；舌红苔黄腻，脉象弦数有力。诊为"耳衄"。

辨证：少阳郁火，迫血妄行。

治法：疏利少阳，通便泻火。

主方：小柴胡汤加味。

处方：柴胡、黄芩各12g，姜半夏、党参各10g，生大黄20g（后下），白茅根50g，生甘草3g，生姜3片，大枣3枚。1剂/日，水煎服。

两剂尽，溲畅便通，出血顿减。4剂诸症悉除。嘱继服六味地黄丸3～5瓶以善后。追访1年，疗效巩固。

按：小柴胡汤功擅疏利少阳，透表清里。笔者将之随证化裁治疗邪犯少阳、肝胆郁火之耳疾，效果满意。说明古方今用只要辨证准确，化裁灵活，完全可以拓新使用领域。

［主诊：湖南省茶陵县中医院陈华；陈华.耳衄.湖南中医杂志，1992（4）：34.］

培土生金治疗脾虚肝郁鼻衄案

孙某，男，32岁。

初诊（1997-06-20）：反复鼻出血4年。近4年来，患者入春则常鼻衄，伴口鼻干燥、面部烘热、胁肋胀闷等症。经某市医院五官科检查诊为"干燥性鼻炎，鼻黏膜毛细血管表浅"。中西医多方治疗有所好转，但每到春季仍常有鼻衄数次。诊见：患者面色无华，气短乏力，脘腹胀满，纳差便溏；舌淡，苔白腻，脉濡细。询知近5年来入夏则常有腹胀、纳差、便溏等症，在某医院拟诊为慢性肠炎，治疗好转，因未坚持服药，未能治愈。

辨证：脾虚湿滞，运化失常。

治法：健脾祛湿。

主方：完带汤加减。

处方：焦苍术、焦白术、山药、车前子、党参、砂仁、泽泻、厚朴、柴胡、陈皮各15g，甘草6g。5剂，1剂/日，水煎服。

连服5剂纳增，上症均减，微渴；舌苔转微黄腻。药已中病，效不更方。原方去苍术，加茯苓15g。连服30天，症状消失。停药观察2年未见鼻衄复发。

按：本例患者入春则鼻衄，且伴口鼻干燥，面部烘热，胁肋胀闷，是肝火犯肺，灼伤鼻腔脉络所致。若入春鼻衄时治其肝肺，乃治其标，难以痊愈。患者入夏则见湿滞脾虚证，因脾虚湿滞，运化失常，土不生金，肺失所养，入春肝气当旺之时肺气不足以制约当旺之肝气，肝气偏亢，反侮肺金，肺火上炎，灼伤鼻腔黏膜脉络，迫血妄行而致鼻衄。故夏季脾土当旺之时治其脾胃之虚，以培土生金。待入春之时，肺气宣发制约当旺之肝气，则鼻衄自愈。完带汤主治脾虚肝郁之湿滞。虽为主治带下之名方，但于此案方证合拍，不失为异病同治之理。

[主诊：湖南省桃源县红十字医院周汉清；周汉清.春病夏治验案2则.新中医，2000，32（11）：53.]

解毒凉血治疗胃火炽盛牙衄案

赵某，女，49岁。

初诊（1984-07-08）：齿龈渗血7天，甚则盈口，伴下肢红斑隐隐。诊见：牙龈红肿，齿瓣色紫，下肢红斑成片，大便略干；舌红，苔薄黄，脉细数。

辨证：胃火炽盛，上行龈络为衄，下通肌肤为斑。

治法：泻火解毒，凉血止血。

主方：泻心汤加减。

处方：生大黄10g，川黄连6g，黄芩10g，生地黄15g，牡丹皮10g，紫草10g，金银花15g，甘草6g。2剂。

二诊（1984-07-10）：患者红斑消退，齿痛已止，唯诉晨起牙衄少许，胃脘轻胀。遂去生地黄、川黄连、紫草，加地榆炭、木香、陈皮。数剂而愈。

按：患者齿龈渗血，下肢红斑成片，查其牙龈红肿，齿龈色紫，询问可知大便偏干，结合舌脉，四诊合参，乃知其为阳明胃火炽盛，上灼龈络为衄，下灼肌肤为斑。以泻心汤苦寒清泄，直折其热。生地黄、牡丹皮、紫草凉血消斑；金银花使热从肌表而出；配大黄使火热从大便而出，相得益彰；甘草防诸药寒凉伤胃。2剂，火热即消其大半。二诊，患者红斑消退，唯晨起牙衄少许，故去生地黄、紫草，加地榆炭凉血止血，加强收涩之功；患者齿痛已止，而胃脘轻胀，恐川黄连太过寒凉，故去之，加木香、陈皮行气消胀。辨证精准，用药得当，故数剂而愈。

［主诊：湖南省津市市中医院郑钧；郑钧.泻心汤治验举隅.湖南中医杂志，1990（4）：35-36.］

益气止血救治脾虚失统重度尿血案

汪某，男，33岁。

初诊（1987-10-02）：发热半个月，尿血10天。患者半个月前发热，体温持续在39~40℃，疑为伤寒、疟疾，在当地医院服氯喹及伯氨喹治疗，服药后第3天出现尿血，继而出现进行性贫血，因病情加重于10月2日转送我院传染科治疗。查体：体温39.2℃，血压88/55mmHg，呈急重病容，表情淡漠，巩膜轻度黄染，重度贫血貌，心率95次/分，律齐，心尖区可闻及二级收缩期杂音，两肺呼吸音清晰，腹平软，肝脾未扪及。尿常规：尿呈棕色，蛋白（++），尿隐血（+++），尿胆原（+），尿胆红素（+）；血常规：红细胞1.5×10^{12}/L，血红蛋白40g/L，白细胞14×10^9/L，血小板12×10^9/L，尿素氮35mmol/L，肥达氏反应O，H凝集价1：640，住院时诊断为"伤寒，溶血性贫血"。住院后给予西药氨苄青霉素、复方新诺明、六氨基己酸、激素及输血等处理，药后2天溶血症状未见好转，仍发热，尿胆原（+）、尿胆红素（+），红细胞1.45×10^{12}/L，病情重笃。诊见：小便呈酱油色，身热，体倦，气短，纳少，干呕，面色萎黄无华；苔白中稍黄，舌质淡胖，脉细弱。

辨证：脾气虚弱，气不摄血，气虚发热，胃失和降。

治法：益气和胃，止血利血。

主方：补中益气汤加味。

处方：柴胡12g，党参25g，炙黄芪40g，白术15g，当归身12g，升麻4g，陈皮8g，砂仁8g，法半夏6g，红参10g（蒸兑），阿胶15g（烊化），甘草5g。2剂。

当晚急煎服1剂。药后次日凌晨小便转淡黄色，干呕除。服完第2剂后，小便转清，尿血除。复查尿蛋白转阴，体温亦下降至37.8℃。

因患者溶血过多致重度贫血，仍感头晕、体倦、夜寐不安而多梦；苔白，脉细弱。拟前方加炒枣仁13g。连服3剂，并配合输血300mL，病情转危为安。后以八珍汤加味调理数日。复查血常规，血红蛋白70g/L，红细胞2.84×10^{12}/L。一般情况尚可，于1987年10月14日痊愈出院。出院后继拟十味汤加味，6剂，以调治巩固疗效。

按： 溶血性贫血系内科急重病证，属中医学"血证""尿血"范畴。本例患者除尿血主症外，伴见头晕、体倦、气短、纳少、舌淡、脉细弱等一派脾气虚弱症状，在单用西药未能控制溶血症状的情况下投以益气止血之剂，益气健脾止血，恰中病机，故获效甚捷。

［主诊：湖南省祁阳县人民医院（现祁阳市人民医院）韩志坚；韩志坚.溶血性贫血.湖南中医杂志，1988（4）：27-28.］

滋阴降火治疗阴虚火旺血精案

陈某，男，25岁。

初诊（1978-11-03）：精液色红2月余。遗精2月余，初起二三日一次，继则每夜一二次，精液色红，伴头晕耳鸣，腰酸乏力，健忘失眠，口干，五心烦热，盗汗，尿黄；舌红苔薄黄，脉细数。

辨证：水亏火旺，迫血动精。

治法：滋肾降火，佐以固精。

主方：知柏地黄汤加味。

处方：熟地黄15g，山药12g，山萸肉、牡丹皮、茯苓、泽泻、盐知母、盐黄柏、莲肉各9g，金樱子、生芡实各12g。6剂，水煎服。

二诊（1978-11-09）：药后症状未见好转。细思，此乃未虑及心肾失交之故，遂于原方中去芡实、莲肉、金樱子，加黄连6g，阿胶9g（烊化），生地榆10g。6剂。

三诊（1978-11-15）：遗精次数显著减少，精液转黄，睡眠好转，唯盗汗未止。上方去地榆，加煅龙骨、煅牡蛎各20g，五味子10g。6剂。

四诊（1978-11-22）：一周来仅遗精一次，量少色淡黄，盗汗止。续服上方6剂，血精亦止。再以上方去煅龙牡、黄连、阿胶，加太子参20g，白术10g，菟丝子、枸杞子各15g，覆盆子12g。调养10天而收全功。

按：本案属心神过用，暗耗肾阴，阴亏于下而阳亢于上，心肾失交，虚热迫血动精。初用知柏地黄汤加味，重在滋阴降火与固精，因未清心，故不效。二诊加黄连、阿胶泻南补北，地榆清热凉血，病得转机，终用安神定志、补脾固精为法，以收全功。

［常建林，崔殿庆.血精治验.江苏中医，1990（12）：26.］

清热利湿解郁治疗湿热郁结脾大案

陈某，女，44岁。

初诊（1992-07-01）：自觉头晕、乏力身困、低热自汗1年余。多次查血红蛋白为60~70g/L，自服"补血露"等无效。经宁夏某医院诊断为"贫血"，并予补血药治疗，但症状始终未改善。1992年4月出现鼻衄、下肢皮下出血，在西安某医院查红细胞、白细胞、血小板均减少，脾脏左胁肋下锁骨中线5cm。骨髓穿刺，呈造血细胞增生象。同位素^{51}Cr，标记脾区^{51}Cr大于肝脏2倍，诊为"脾功能亢进症"。建议做脾切除术。患者因惧怕手术，于是转求于中医治疗。某中医医院以益气养血、温肾助阳之剂调治月余无效，于1992年7月就诊于笔者。患者平素喜食辛热刺激、膏粱厚味，月经量多，色黑瘀块，曾被宁夏某医院诊为"子宫内膜异位症""子宫肥大"。症见：形体肥胖，面垢萎黄，大便燥结；苔黄厚腻，脉滑。

辨证：湿热郁结，气滞血瘀津凝。

治法：清热利湿，行气活血理津。

主方：茵陈清营汤。

处方：茵陈、白茅根各30g，虎杖、茯苓、生地、大蓟、小蓟、车前子（包煎）、莪术、三棱、姜黄、川芎、枳壳、青皮、土鳖虫、桃仁各10g，三七3g（冲服），大黄7g，丹参15g。5剂，水煎服。又以炙猪牙皂为粉装入胶囊，每粒0.5g，每服2粒，3次/日。用猪牙皂辛能开窍，咸可去垢而涤浊腻之痰以消凝结之津。另以木鳖子去壳研为粉装入胶囊，每粒2.0g，每服2粒，3次/日，以助散结消瘀之功。

二诊（1992-07-06）：首服5剂，即觉大便通畅，乏力明显减轻，面有光泽。效不更方，再服10剂。

三诊（1992-07-16）：脾脏明显缩小，约肋下2cm。此时自觉身热较前明显，上方加入金银花15g，毛冬青30g。15剂。

四诊（1992-08-02）：诸症大减，月经正常。血色素125g/L，白细胞、红细胞、血小板计数均正常，脾肋下不能触及。再以上方制为蜜丸调理。

随访半年后痊愈。

按：本案患者为湿热郁结中下焦案。临证应着眼于整个机体气血津液的升降出入、敷布与排泄，着眼于气血津液调控和演化的矛盾，着眼于整个机体脏腑组织间五行生克规律，应重视脏腑内虚与外邪之实致郁滞的发病规律。在方药应用上要重视药物配伍的相辅相成。行气、活血、化痰药在郁滞证中是常用品，但必须使刚柔相济，佐使合宜，以防伤津动燥之变。把药物的升降、疏敛、补伐之势配伍得当，抓住主要矛盾才是治疗郁滞证谴方用药的关键。总之，调气、理血、行津之广义是指针对病理机制，顺应气机变化的规律所做的或补或泄，或升或降，或敛或疏的治疗；狭义则是指以专职行气、活血、散痰之品施以行气、活血、化痰的治疗。

［牛玉东，牛玉红.试论郁滞证.湖北中医杂志，2002（9）：5-6.］

益气固涩治疗围绝经期功能失调性子宫出血案

姚某，女，48岁。

初诊（1998-03-10）：阴道出血2月余，加重1天。2个月前开始出血，淋漓不断，时多时少，反复发作。曾到县某医院妇产科住院治疗，诊断为"围绝经期功能失调性子宫出血"。经刮宫、输血等治疗后有所好转。10天前出院回家，阴道又出血，淋漓不断。1天前突然阴道大量出血，急诊入院。刻诊：患者形体肥胖，面色苍白，头晕目眩，卧床不能起立，全身汗出，四肢不温，气短懒言，出血量多，色淡质稀；舌质淡胖、边有齿痕，脉细弱。查体温35.6℃，脉搏96次/分，呼吸22次/分，血压85/55mmHg，心率96次/分；急查血常规：血红蛋白83g/L。

辨证：中气下陷，冲任失固。

治法：益气举陷，固涩冲任。

主方：举元煎加味。

处方：红参10g（另煎，频服），炙黄芪30g，麸炒白术10g，炙甘草5g，升麻炭、山萸肉、煅龙骨、煅牡蛎、鹿衔草各15g。首用1剂，即刻煎后频频服下。

二诊（1998-03-12）：经血点滴而下，自觉精神已好转，靠床栏而坐。血压90/60mmHg，心率84次/分。效不更方，继用前方3剂，1剂/日，水煎服。

三诊（1998-03-15）：经血停止，已能下床行走，诸恙向愈。前方改红参为党参，去龙骨、牡蛎、鹿衔草，加熟地黄、阿胶、枸杞子、山药，补肾养血。调理半月，恢复健康如初。

随访2年，第1年曾有2次经血，相隔约3个月，行经均为3天，量少。此后出现闭经。现已绝经，身体健康。

按：《景岳全书》云："有形之血不能速生，无形之气所当急固。""举元煎治气虚下陷、血崩血脱、亡阳垂危等证，有不利于归、熟等剂，而但补气者，以此主之。"举元煎治此脾失统摄、中气下陷、冲任失固之血崩重证，加山萸肉、煅龙骨、煅牡蛎、鹿衔草固涩冲任。脾气健旺则引血归经，冲任坚固则崩漏诸症悉除。

[主诊：山西省保德县中医院姜桃花；姜桃花.举元煎治疗更年期功能失调性子宫出血举隅［J］.山西中医，2008（10）：7.]

滋水涵木治疗肾亏肝亏乳衄案

刘某，女，59岁。

初诊（1989-04-02）：右乳头反复出血1年余。患者近2年来常感腰膝酸软，头晕目眩，烦躁易怒。1年来出现遇劳后右侧乳头出血，色鲜红，量不多，无疼痛，休息2～3天即止。在某县人民医院检查，仅血压偏高（180/110mmHg）；经省肿瘤医院检查，排除肿瘤疾患，未发现其他明显疾病。服中西药治疗血压好转，但作劳后乳头仍有出血，缠绵难愈。刻诊：面容憔悴，两颧微赤，情绪急躁，头晕头痛，口苦咽干，腰膝酸软，便秘尿少；舌红苔薄，脉弦细有力。检查：两乳对称，无红、肿、痛、热现象，触之无包块硬结，无压痛，右侧乳头有少量血液渗出，色红。血压160/100mmHg，血常规化验无异常。询其病史，患者自述5年前曾患过泌尿系结石半年，服中药后排出结石，未见复发。索阅前医处方，多为天麻钩藤饮、镇肝熄风汤、半夏白术天麻汤、丹栀逍遥散之类加凉血止血之剂。

辨证：肾水亏乏，肝阳上亢。

治法：滋水涵木。

主方：六味地黄汤加味。

处方：熟地黄、怀山药、茯苓、枸杞子、山茱萸、牛膝、白芍各20g，牡丹皮、泽泻、酸枣仁各10g。1剂/日，同时停服其他西药，戒劳力。

二诊（1989-04-13）：诸症大减，乳头出血停止，二便如常，双眼内眦稍红，且发痒。血压140/90mmHg。药已中病，遂予原方加麦冬15g、菊花10g。1剂/日。

三诊（1989-04-25）：患者心情舒畅，诸症若失。近几天下菜园两次劳作而未见乳头出血。血压120/84mmHg。病已近愈，改用杞菊地黄丸合天麻首乌片，调治1个月而安。

随访至今，身体无恙。

按： 患者5年前曾患过石淋，治疗时久服清热利尿之剂而有伤于肾。肾水亏乏则不能上荣于肝，肝阴失养则肝阳偏亢，虚风内动，上扰清空，故头晕头痛、烦躁易怒、血压升高。肝之经络贯胁络乳，肾水亏乏则不耐作劳，劳则伤肾，肾伤则肝阳愈亢，火热迫血妄行，损伤脉络，故作劳则乳头出血，静休而血止。笔者以滋水涵木为法，乃宗"壮水之主，以制阳光"之旨。肾水足，肝阴复则上亢之阳有制，阴平阳秘则血不妄行。肾水足而耐作劳，故乳衄之疾遇劳而不发矣。

［主诊：湖南省桃源县城郊地段医院周汉清；周汉清.乳头出血.湖南中医杂志，1990（1）：41-42.］

清肝解郁治疗肝经郁热乳衄案

周某，女，26岁。

初诊（1990-04-05）：双侧乳头溢血半个月。症见：头晕口苦，胸背胀麻，食纳可，二便调，月事正常。查体：双侧乳头布少许血痂，稍挤压乳房则有鲜血溢出，无红、肿、化脓，无硬结、包块及触痛，心、肺无异常；舌质稍红，苔薄黄，脉弦。血常规检查，血小板正常。

辨证：肝经郁热。

治法：清肝解郁。

主方：丹栀逍遥散加减。

处方：牡丹皮10g，柴胡10g，黄芩15g，当归10g，白芍15g，川芎6g，郁金15g，炒山栀10g，墨旱莲15g，枳壳10g，白芷12g，薄荷6g，甘草5g。3剂。

连服3剂，乳衄明显好转，仅能挤出少量黄色液体。再服3剂而愈。随访至今未见复发。

按：乳头溢血，属中医学"乳衄"。盖乳属肝，肝藏血，喜条达，故乳衄多责之于肝。本例乃肝气郁结，郁久化火，血热妄行。治以疏肝解郁、清热凉血之丹栀逍遥散加减而获效。方中去茯苓、白术，加黄芩、川芎、郁金、墨旱莲、枳壳、白芷。其中黄芩清热泻火；川芎、郁金归肝经所主，引肝血上行归经；墨旱莲养肝阴，益阴血；枳壳、白芷归脾胃之经，畅气血源头而通肝经之气。诸药合用，清热凉血而归于本经，故衄止。

［主诊：湖南省溆浦县中医院唐云刚；唐云刚.乳衄.湖南中医杂志，1991（2）：26-27.］

（三）痰饮

温肺祛饮治疗寒饮停聚悬饮案

孙某，男，56岁。

初诊（2010-01-18）：左胸胁胀痛15天。咳白痰，气促，转侧加重，寒热往来。西医诊断为"肺部感染"，经口服西药、输液等治疗，无明显好转。舌淡，苔白，脉沉弦细。体温36.9℃，左胸肋间饱满，叩诊音变浊，呼吸音减弱。血常规示：白细胞11×10^9/L，淋巴细胞增多。胸部X线示：左侧中下肺野呈均匀浓密阴影，由内侧向上向外呈弧形连至腋下。B超示：左胸腔积液。胸腔穿刺胸水检查示：为渗出液，淋巴细胞占多数，未发现结核杆菌。西医诊断为"左胸腔积液"。

辨证：寒饮停聚。

治法：温肺祛饮。

主方：椒目瓜蒌汤加减。

处方：椒目、桂枝、薤白、生姜皮、瓜蒌皮、白术、葶苈子、桑白皮、大枣各12g，丹参、柴胡各10g，甘草5g。7剂，水煎服，1剂/日，2次/日。当天胸腔穿刺抽液650mL。

二诊（2010-01-25）：诸症好转。效不更方，继用前方21剂。

三诊（2010-02-15）：诸症消失。胸部X线检查及B超检查均报告，胸腔积液消失。

随访4年，未复发。

按：《金匮要略》指出："饮后水流在胁下，咳唾引痛，谓之悬饮。"西医胸腔积液即在此范畴。病性总属阳虚阴盛，水液运化输布失常，因虚致实，水饮停积为患。该患者于严寒季节感受风寒发病，风寒犯肺，见寒热往来，咳白痰，气促。寒邪犯肺，肺气失宣，气不布津，停聚于胸而成饮。饮阻胸络，故见左胸廓隆起，胁间胀痛，转侧时加重。左胸肋间饱满，叩诊音变浊，呼吸音减弱，X线检查、B超检查均提示胸腔积液。舌脉为胸阳虚弱，饮停胸胁的征象。治宜肺祛饮。方中椒目、桂枝、薤白、白术、生姜皮、大枣温阳化饮；葶苈子、柴胡、瓜蒌皮、桑白皮、丹参泻肺、理气、通络，促进饮邪吸收消散；甘草补中，调和诸药。胸穿抽胸水使饮邪有出路而促进加快疾病痊愈。药证相符，故能取效。

[主诊：湖南省道县中医医院刘胜利；张云翼，刘胜利.刘胜利温阳化饮辨治寒性痰饮.实用中医内科杂志，2018，32（12）：3-6.]

通阳化气治疗脾肾阳虚悬饮案

张某，女，56岁。

初诊（1979-10-20）：咳喘胸痛10余天。患者咳嗽胸痛，喘咳不得卧，经某县医院X线胸部透视：右侧胸腔积液，原因待查。曾用青霉素、链霉素肌内注射1周，口服异烟肼等药物效果不佳。后给予胸腔抽液，每次抽500mL左右，抽后3日又复发，病情危重，建议转上级医院治疗。患者因家庭经济困难，要求出院，转请余诊治。症见：面色苍白，精神差，体形虚羸，面部浮肿，端坐呼吸，咳喘频作，心悸少气，语声低弱，胸闷纳差，小便少（每天约250mL）；舌质淡红，苔薄白微腻，六脉沉迟。听诊呼吸音减弱，叩诊浊音，双下肢重度水肿，按之凹陷。

辨证：脾肾阳虚，水湿内停。

治法：健脾利湿，通阳化气。

主方：五苓散加味。

处方：茯苓15g，泽泻15g，猪苓15g，桂枝10g，炒白术10g，桑白皮、杏仁各10g，薏苡仁15g，木瓜12g。3剂，水煎服，1剂/日，分4次服。

连服3剂，小便次数增多，每天6～8次，计2400mL左右，精神较佳，食欲好转，咳嗽气促明显减轻。守原方加黄芪20g，怀山药15g，续服10剂。胸满、咳嗽、水肿诸症消失。经某县医院胸部X线摄片复查，胸腔无积液。后以六君子汤调理而愈。

按：患者因脾肾阳虚，脾失健运，水湿内停，肺、脾、肾三脏气化不利，三焦壅闭不得宣散，蓄积胸中而为悬饮。治宜健脾利湿、通阳化气，方用五苓散加味。五苓散出自《伤寒论》，书中所载五苓散证以"渴"和"小便不利"为主，或吐，或泄泻，或水肿，或眩晕，或痰饮等，以膀胱气化不利、水津失布为病机。方中以桂枝通阳化气行水；茯苓、白术健脾燥湿、化气行水；猪苓、泽泻祛湿利小便，导水下行。正如叶天士所言："通阳不在温，而在利小便。"五苓散有益气健脾、利水渗湿、通阳化气之功，善治表里同病。本方随症加减，临床治疗多种急危重症。此例患者咳嗽胸闷、喘促不得卧，属脾阳不运，水湿内停，上犯胸肺为饮，故用健脾利湿、通阳化气之法，加桑白皮、杏仁、薏苡仁、木瓜宣肺利水，此举切中病机，因而疗效卓著。

［主诊：湖南省芷江侗族自治县中医院张祥福；张祥福，张祥尤.五苓散治疗急危重症.湖南中医杂志，1989（6）：18-19.］

温补心肾治疗心肾阳衰悬饮案

宋某，女，65岁。

初诊（2004-02-15）：胸闷、心悸20天。患者有高血压病史20余年，入院后确诊为"高血压病3级、高血压肾病，低蛋白血症，肾性贫血，合并心包积水、胸腔积水、胸腔积水，冠心病并心功能Ⅳ级，2型糖尿病，肺部感染"。在他院住院治疗20天，罔效。入院时除心悸、喘憋、胸闷外，尚有发热，纳呆，腹胀，端坐不能平卧，尿少，血压220/120mmHg，贫血貌。听诊双肺可闻及干湿啰音，双肺下段呼吸音消失，心界向双侧扩大，心音遥远，心率106次/分，二尖瓣区可闻及3级收缩期杂音，腹部叩诊移动性浊音阳性，肝颈回流征阳性，面部、四肢及腰骶部均呈凹陷性水肿。B超检查示，心包、胸腔、腹腔积水，肝肿大。舌质淡紫苔白滑，脉沉细数。入院后给抗感染、强心利尿、降压、降糖等西药及支持治疗。

辨证：心肾阳衰，水停血瘀。

治法：温补心肾，通阳化气，利水行瘀。

主方：桂枝甘草汤合五苓散、五皮饮、真武汤化裁。

处方：桂枝、泽泻、大腹皮、丹参、仙茅、淫羊藿、干姜各15g，炙甘草、槟榔、陈皮、制附片、白芍、大枣各10g，茯苓、猪苓、薏苡仁、葶苈子、黄芪各30g。

治疗20天，肺部感染及血压、血糖均得到控制，水肿减轻。呋噻米用量达到每日200mg，但病情无进一步好转，仍不能平卧。考虑中药通阳之力不足，桂枝增量至45g，患者尿量开始增加，逐渐减少呋噻米用量，至每天40mg。继服中药10天，已能高枕入眠，全身水肿明显减轻。B超复查，浆膜腔积液明显减少。住院治疗2个月，出院后仍继续服用中药。随访至今纳食如常，夜眠亦安，血压、血糖均稳定在正常范围。

按：该患者因高血压病、糖尿病导致多种并发症，病情复杂，西药控制感染、血压、血糖后，水肿却难以消除。中医辨证为水饮内停、阳气虚衰，此乃悬饮。虽有一组温补肾阳之药，但守而不走，唯有桂枝通阳最速，超大剂量使用后即收到显效，此即所谓"离空当照，阴霾自散"。

［主诊：湖北省襄樊市中医院（现襄阳市中医医院）孟德玉；孟德玉.桂枝甘草汤治疗心疾两则.中国中医急症，2005（5）：483.］

温阳化饮治疗心阳亏虚心水案

何某，男，51岁。

初诊（2008-01-18）：胸痛、咳嗽少痰、气促半个月，经治不效。症见：面白，咳嗽，少痰，气促，心悸，胸闷有压迫感，间伴有呃逆，畏寒肢冷；舌淡苔白，脉沉细。查体：双肺呼吸音增粗，颈静脉充盈，肝颈回流征阳性，心尖搏动减弱，心音稍遥远。X线检查示：心影稍呈烧瓶状，心影形状随体位的改变而变化。心脏B超示：心包有少量积水。心电图示：低电压，T波倒置，QT间期正常。

辨证：心阳亏虚，水饮内停。

治法：温振心阳，化除水饮。

主方：苓桂术甘汤加味。

处方：黄芪20g，桂枝、白术、茯苓、葶苈子、泽泻各15g，白芍20g，当归、大枣各12g，生姜、甘草各10g。10剂，水煎服。1剂/日，早、晚温服。另予参附注射液（雅安三九药业有限公司）40mL+5%葡萄糖250mL，静脉滴注，1次/日。

复诊（2008-01-28）：诸症渐好转，停用参附注射液，上方随症加减（具体用法原文未载）。

经过治疗15天，诸症消失。复查X线、心电图、心脏B超等，显示均正常。

按：根据临床表现及实验室检查本病诊断为心包积液，属中医学的"心水"范畴。表现为胸痛，有压迫感，咳嗽少痰，心悸气促，间有呃逆，畏寒肢冷，舌淡苔白，脉沉细数。中医诊断为心水；心阳亏虚，水饮内停型。治宜温振心阳，化除水饮。处方为苓桂术甘汤化裁。桂枝、甘草、生姜、黄芪、当归能温振心阳，益气化饮；白术、茯苓、葶苈子、泽泻、大枣健脾利水化饮；白芍养血柔肝。诸药合用温振心阳，健脾化饮。

[主诊：湖南省道县中医医院刘胜利；张云翼，刘胜利.刘胜利温阳化饮辨治寒性痰饮.实用中医内科杂志，2018，32（12）：3-6.]

（四）消渴

补肾抑脾治疗少阳人下消案

韩某，男，42岁。

初诊（2002-04-16）：饮一溲二，小便无度1个月。刻诊：面色粹白，形貌唇颔浅薄，眉目明亮，下颏尖，性情暴哀深怒，欲举而不欲措，其状立则好仰，行则好摇，喜冷饮，口干，尿如脂膏；舌红，脉沉细数。查：尿糖（++），血糖200mg/dL。

辨证：少阳人下消证。

治法：补肾抑脾。

主方：熟地黄苦参汤。

处方：熟地黄15g，山茱萸20g，白茯苓15g，泽泻10g，知母20g，黄柏10g，苦参15g。4剂，水煎服。

服药4剂，病情好转，尿糖（+），血糖160mg/dL。服上药8剂，症状明显好转，尿糖（±），血糖130mg/dL以下。服上方10剂，病愈。

按：此乃少阳人下消证，其脏腑病变特点是脾大肾小，故用熟地黄苦参汤。方中熟地黄补肾和肾，山茱萸健肾直肾，白茯苓固肾立肾，泽泻壮肾而有外攘之力，知母壮肾而有内守之力，黄柏收敛肾元，苦参补阴益肾。诸药合用，能起补肾抑脾作用而达到治疗目的。

［**主诊**：吉林省延边朝医医院许香兰；许香兰.下消证辨象论治验案3则.中国民族民间医药杂志，2005（5）：289-290.］

壮肺抑肝治疗太阴人下消案

朴某，男，50岁。

初诊（2002-11-03）：饮一溲二2月余。刻诊：面色黧黑，体格健壮，肌肉坚实，气短咳嗽，小便频数，欲静而不欲动；舌质红，苔薄黄而干，脉沉细而数。查：尿糖（++），空腹血糖2100mg/L。

辨证：太阳人下消证。

治法：壮肺抑肝。

主方：千金文武汤（出自《东医四象新编》）。

处方：葛根25g，山药20g，黄芩15g，藁本10g，麦冬15g，五味子10g，桔梗10g，白芷5g，升麻5g。4剂，水煎服。

服上方4剂，症状明显好转，尿糖（+），血糖降为1600mg/L。续服上方6剂，尿糖（-），血糖1200mg/L，转为正常。

按：太阴人下消证，其脏腑病变特点是肺小肝大，方用千金文武汤。方中葛根生津补肺，主消渴；山药壮肺内守；麦冬补肺和肺；五味子健肺直肺；桔梗壮肺而有外攘之力；黄芩收敛肺元；升麻入肺解毒；白芷补肺，疗面黑；藁本壮肺通血。合而用之，能起壮肺抑肝的作用，达到治疗目的。

［主诊：吉林省延边朝医医院许香兰；许香兰.下消证辨象论治验案3则.中国民族民间医药杂志，2005（5）：289-290.］

壮脾抑肾治疗少阴人下消案

金某，女，54岁。

初诊（2001-08-05）：口渴欲饮，尿频而量多2月余。患者有糖尿病史10年。刻诊：心烦汗多，善太息，精神疑虑；舌红无苔，脉沉缓无力。查：尿糖（++），血糖2000mg/L。

辨证：少阴人下消证。

治法：壮脾抑肾。

主方：八物君子汤。

处方：人参20g，黄芪30g，白术15g，白芍20g，陈皮10g，川芎10g，当归10g，甘草5g。15剂，水煎服。

药后诸症消失，尿糖（-），血糖1100mg/L。

按：此患乃少阴人下消证，其脏腑病变特点是脾小肾大，方用八物君子汤。方中人参补脾和脾，黄芪入脾补中土，白术健脾直脾，白芍收敛脾元，当归壮脾内守，陈皮调理脾气，川芎壮脾而有外攘之力，甘草固脾。合而用之，能起壮脾抑肾之作用，使少阴人下消证达到治疗目的。

［主诊：吉林省延边朝医医院许香兰；许香兰.下消证辨象论治验案3则.中国民族民间医药杂志，2005（5）：289-290.］

（五）内伤发热

化湿透邪清热治疗痰湿发热案

宋某，男，19岁。

初诊（2010-11-19）：无明显诱因发热半月有余。血常规检查示：白细胞14×10^9/L，余无异常。体温一直在38.3℃左右浮动，经西医抗感染治疗5天后发热情况无明显改善，遂转求于中医。刻诊：体温38℃，略有喘息，微咳，咯少量白黏痰，自觉咽痛，口渴欲温饮，胸痞，憋气，倦怠，略有便溏，余无明显不适；舌暗红苔白厚略腻，脉弦滑。

辨证：痰湿发热。

治法：芳香化湿，透邪清热。

主方：三仁汤化裁。

处方：苦杏仁15g，白蔻仁15g，薏苡仁15g，厚朴10g，姜半夏10g，通草3g，滑石10g（包煎），生甘草6g，淡竹叶10g，荆芥10g，前胡15g，玉蝴蝶10g，桔梗10g，枳壳10g，瓜蒌皮10g。3剂，1剂/日，水煎服。

二诊（2010-11-22）：体温降至37.7℃，诸症好转，已不咳。血常规示，白细胞9×10^9/L。稍有喘息，胸闷憋气，乏力，纳寐尚可，二便调；舌红苔黄微腻，脉弦滑。治以前方加减。去前胡，白蔻仁、苦杏仁改为各10g，加柴胡10g，白芍10g，佩兰10g，党参15g，麦冬10g。4剂，1剂/日，水煎服。

三诊（2010-11-24）：继续服药2剂后，体温恢复正常，未再发热，体力渐增。病愈。

按：患者血常规示白细胞明显升高，经西医抗感染治疗，发热情况却无明显改善，在临床此类病例较常见，西医虽诊断为不明原因发热，但非实际意义的不明原因，只能认为是抗感染治疗无效。初诊中医辨证为痰湿郁阻气机而生热，治以三仁汤加减，宣上、畅中、渗下，分消湿热，湿行则气畅，热渐退，诸症减轻。二诊据证，依前方加减，热退尽，病自愈。

［主诊：天津市北辰区西堤头镇社区卫生服务中心高伟；高伟.辨治内伤发热病案举例.内蒙古中医药，2016，35（2）：57.］

镇肝潜阳治疗肝阳化风半身发热案

肖某，男，71岁。

初诊（1980-09-10）：左半身反复发热2年。发热时自足至头似火烧火燎，伴目眩头晕，心烦神疲，日发3～6次，每次约30分钟，以午后为甚，情志不遂则发作频繁且病情更重。经中西医反复治疗年余，罔效。刻诊：面色红润；舌边尖红，苔薄黄腻，脉弦细数。其他检查均无异常。

辨证：肝阳化风。

治法：镇肝息风，滋阴潜阳。

主方：镇肝熄风汤化裁。

处方：生地黄、怀牛膝、生白芍各15g，代赭石（包煎）、生龟甲、龙骨、牡蛎（包煎）、地龙各10g，生甘草5g。3剂，1剂/日，水煎服。

二诊（1980-09-13）：发热、心烦已止，余症均见好转。续以原方减代赭石防其碍胃，加熟地黄15g，图其治本。守方9剂而愈。

随访7年，疗效巩固。

按：发热分为外感发热与内伤发热两大类。外感发热多因感受六淫之邪及疫疬之气所致，内伤发热多因饮食劳倦、七情等导致脏腑功能失调、阴阳失衡所致。本案患者之发热乃由情志不遂，肝郁化火，暗耗阴液，致阴阳不济、虚阳上攻所致。肝为风木之脏，体阴而用阳，肝肾阴虚，肝阳偏亢，阳亢化风，风阳上扰，又肝生于左，故见左半身发热、目眩头晕、心烦神疲等症。故治以镇肝熄风汤加减镇肝息风，滋阴潜阳。方中生地黄、牛膝、生白芍补益肝肾之阴；代赭石、龙骨、牡蛎、龟甲平肝潜阳、重镇息风、柔肝滋阴；地龙清热息风、通经活络；甘草调和诸药。全方合用，肝阳得潜，肝火得清，肝风得平，阴液得润，阴阳互济，则发热、目眩头晕、心烦神疲等症得解。后减代赭石以防其碍胃，加用熟地黄滋阴补肾、填精益髓，以固其本。

［主诊：湖南省茶陵县中医院陈华；陈华.半身发热经年案.四川中医，1988（9）：15.］

滋阴清热利湿治疗阴虚兼湿发热案

杨某，男，62岁。

初诊（2011-10-25）：2011年10月10日夜，杨某骑自行车与小车相撞，致头部、腿部等多处皮肤开裂，出血，送医院急诊。经检查及清创缝合后，门诊拟"全身软组织挫伤"收住入院。患者既往有房颤史1年余，长期服用阿司匹林、救心丸。查体：体温36.7℃，脉搏86次/分，呼吸20次/分，血压122/91mmHg，神清，痛苦貌，面部、左膝内下、左踝等处可见渗血，心律绝对不齐。初步诊断：多处软组织挫伤；鼻骨骨折；房颤。治疗上根据经验予美洛西林预防感染及输液等支持、对症治疗；第2天查CT示：鼻骨粉碎性骨折及鼻中隔骨折，颈椎棘突骨折。请骨科会诊，考虑颈椎棘突骨折位置尚可，予颈托外固定；五官科会诊：鼻骨骨折、鼻中隔偏移，建议2周后手术治疗，并予呋麻滴鼻液滴鼻。2011年10月23日夜间8时患者突发高热，最高达39.3℃，无畏寒、寒战。第2天晨起即热退身凉，但至夜8时又定时出现高热。10月25日晨起即退，稍感头痛、头晕，感全身酸痛不适，稍感咽部不适，复查血常规及生化，结果正常，故请中医内科至患者床前会诊。刻诊：两颧红，口干咽燥，纳差，大便干且两日一行，小便短黄，心烦多梦，手足心热；舌红无苔，仅舌根部略有黄苔，脉细数。

辨证：阴虚发热，兼有湿热。

治法：滋阴清热兼利湿。

主方：清骨散加味。

处方：炙鳖甲30g，玄参30g，干芦根30g，肥知母12g，生地黄15g，麦冬15g，牡丹皮10g，银柴胡10g，胡黄连10g，白薇10g，地骨皮10g，黄芩10g，秦艽10g，青蒿10g，川石斛20g，滑石粉20g（包煎），生甘草5g。7剂，1剂/日，水煎服。嘱患者当天15：00至17：00服头煎，临睡前服二煎。当夜即无发热，连续观察7天，无发热。

二诊（2011-11-02）：诸症皆减，唯觉纳差，胃脘痞满，口淡，恶心，口干燥；舌红，苔薄黄，脉滑数。拟清热利湿兼滋阴，方用平胃散合增液汤加味。处方：炒苍术10g，生地黄10g，麦冬10g，广陈皮10g，扁豆花10g，厚朴花6g，胡黄连6g，生甘草5g，滑石粉20g（包煎），干芦根30g，玄参30g，川石斛15g。7剂，1剂/日，水煎服。嘱上午9：00至10：00服头煎，下午3：00至4：00服二煎。

三诊（2011-11-08）：纳食可，已无口干、头晕、恶心，一般情况可；舌淡红，苔薄黄，脉滑。予处方平胃散加石斛、北沙参、芦根、滑石，善后。

按：本例患者车祸致全身多处骨折渗血，出血过多，以致阴血不足，无以敛阳而致阴虚发热。用清骨散加味以滋阴清热。患者舌根部苔略黄腻，为兼有湿热之象，加入芦根、六一散之流，渗湿祛热。由于辨证清楚，方药适当，服药当天即无发热，连续观察7天，夜间无发热，诸症皆减，取得良好疗效。下午及临睡前服药是取午后为阳盛之时，服滋阴中药以制虚浮之阳。二诊发热已退，唯觉口淡纳差、痞满、口干、头晕，舌红，苔薄黄，脉滑数，此为阴液已复，但湿热未尽，故拟清热利湿与滋阴并举，直恐"炉烟虽熄，灰中有火"，拟平胃散合增液汤加味。三诊，诸恙皆平，拟平胃散加川石斛、北沙参、芦根、滑石诸轻灵之品收功。

［主诊：浙江省新昌县中医院俞行；俞行.阴虚发热案1例.浙江中医杂志，2012，47（4）：270.］

引火归原治疗阳虚发热案

宋某，男，73岁。

初诊（2008-10-29）：间歇发热6个月。患者既往有慢性肾炎合并慢性肾功能不全病史3年余。刻诊：发热（体温38.3℃），颧红，口渴不欲饮，尿少，双下肢凹陷性水肿，自汗，腰膝酸软，气短心悸，四肢发凉；舌质红，舌体胖大、边有齿痕，苔薄白濡润，脉沉细无力。血肌酐530μmol/L。尿检查示：尿蛋白(+++)，尿潜血(+++)，白细胞3~5个。

辨证：阳虚发热。

治法：补肾温阳，引火归原。

主方：桂附八味丸加减。

处方：制附片6g（先煎），肉桂10g，熟地黄15g，山茱萸10g，茯苓10g，泽泻15g，牡丹皮10g，山药10g，淫羊藿15g，砂仁10g，白术15g，甘草6g。6剂，1剂/日，水煎服，分早、晚温服。

连服6剂，发热减轻，体温降至37.6℃。守方继服6剂，发热消退。后服用桂附八味丸调理半月，未见复发。

按：本例患者肾病日久，水毒内蓄，肾阳衰微，阴盛格阳，阳浮于外而呈真寒假热之证。《景岳全书》云："阳虚者亦能发热，此以元阳败竭，火不归源也。"此时即不可苦寒清热，更不可解表，只能引火归原，使阴阳平衡，虚热不升，其热自退。

［程生赋，程生林，邱春兰，等.补法治疗内伤发热举隅.中国中医药信息杂志，2011，18（6）：85.］

（六）汗证

活血化瘀治疗血瘀化热盗汗案

刘某，男，74岁。

初诊（2017-12-07）：盗汗不已2年余。轻时偶见头部及胸背部汗出，重则周身大汗淋漓，伴有手足心发热、汗出。曾服用多种中药、西药治疗，症状缓解不明显。有高血压病史5年余。症见：面容憔悴，精神较差，口唇发绀，时有气喘，夜间休息差；舌质紫暗、舌边可见齿痕、舌下脉络瘀紫、舌苔薄白，脉细涩。

辨证：气虚血瘀，化热伤阴。

治法：活血化瘀，固表养阴。

主方：桃红四物汤加味。

处方：桃仁15g，红花12g，生地黄30g，赤芍12g，当归20g，川芎12g，地龙20g，三七20g，地骨皮30g，鸡血藤30g，黄芪30g。1剂/日，水煎取400mL，早、晚分服。

连服12剂后，盗汗明显缓解，手足心已无明显热象，其他症状亦有减轻。原方去地骨皮，继服10剂后诸恙悉平。

按：历代医家认为，盗汗多由于肺脾气虚、卫气不固、阴虚火旺、肝胆湿热引起，治法多予以补气、固表、滋阴、降火、祛湿等，殊不知血瘀也可致汗。王清任在《医林改错·血府逐瘀汤所治之症目》中提到："竟有用补气、固表、滋阴、降火，服之不效而反加重者，不知血瘀亦令人自汗、盗汗，用血府逐瘀汤。"气机阻滞，血行不畅，化为瘀血，瘀而化热伤阴，迫使津液外泄，发为盗汗。患者平素时感气喘，舌边可见齿痕，此为气虚表现，气虚无力推动血液在脉中运行，久病致瘀。瘀久化热伤阴，表现出手足心发热，热邪逼迫津液外泄，故盗汗及手足心发热汗出。前医多用滋阴敛汗、益气固表之法未能见效，患者口唇发绀，手足心发热，舌质紫暗，舌下脉络瘀紫，脉细涩均为血瘀之象。给予红花、桃仁、川芎、地龙、赤芍、三七活血化瘀，生地黄、地骨皮退虚热凉血，当归、鸡血藤补血养血，黄芪益气固表。药证相符，故疗效显著。

[主诊：重庆市垫江县中医院杨德钱；何少华，石立鹏，杨德钱，等.杨德钱从瘀论治盗汗验案一则.实用中医药杂志，2018，34（7）：850.]

和血劫痰外治风痰夹湿汗斑案

陈某，男，22岁。

初诊（1983-09-09）：背、颈、胸部出现白色斑点3月余。入夏因气候炎热，汗出较多，致白斑蔓延成片、发痒而求治。

辨证：风痰夹湿。

治法：和血劫痰。

主方：汗斑散。

处方：轻粉、海螵蛸各等分。先将海螵蛸置瓦片上焙干，研粉，再入轻粉和匀，瓶装备用。用时先清洗局部，再扑擦该粉适量（若微汗后擦之，效果好）。1次/日。

治疗13天后痊愈。随访至今已15年，未见复发。

按：此案属中医学的"汗斑"范畴，为药物外用于皮肤而取效。《简明医彀》有云："暑汗湿热郁于皮肤，日久不散；或汗衣晒热未燥而穿，湿热蒸侵，发而为斑，黑白相杂。有变癜风者，亦当祛之。"此案患者白斑蔓延成片，是"变癜风者"。"汗斑散"其效甚佳，轻粉能"辛寒劫内伏之痰涎，能燥而提脓，毒烈杀外疮之虫积"（《本草便读》）。海螵蛸可"宣通血脉，咸走血，温和血。入肝、肾血分。通血脉，祛寒湿，治血枯（《内经》：血枯，治之以乌骨），血瘕，血崩血闭，腹痛环脐，阴蚀肿痛（烧末，酒服），疟痢疳虫，目翳泪出，耳出脓（性能燥脓收水。为末，加麝少许掺入），厥阴、少阴（肝、肾）经病。出东海，亦名墨鱼"（《本草备要》）。可见海螵蛸走里治血分，轻粉外杀疮积，内和外燥，合用而成和血劫痰之剂，对于风痰夹湿之汗斑等皮肤证疗效斐然。

[主诊：湖南省茶陵县中医院陈华；陈华."汗斑散"治汗斑.新中医，1998（10）：11.]

温补脾胃治疗脾肾阳虚腋汗案

周某，男，38岁。

初诊（1984-10-02）：双侧腋下出汗近3年，加重1年余。近三年来，患者每因情绪激动双腋下突然冷汗如涌（每次3~6mL）。春夏尚可，秋冬则甚，始则轻微，未曾治疗。1年来，日渐加重，伴头晕、食少、多梦，易患感冒，乃到某地区人民医院检查，未发现明显病变，诊断为"神经官能症"。曾用中西药治疗，罔效。遂邀余诊治。症见：面色㿠白，形体消瘦，头晕目眩，多梦，纳差，四肢欠温，尿清，大便干结，二三日一行；舌淡，苔白润，脉沉细而缓。双腋下不红肿，无狐臭。

辨证：脾肾阳虚，卫外不固。

治法：温补脾肾。

主方：理中汤加味。

处方：党参、白术各20g，干姜、酸枣仁各15g，制附片、炙甘草各10g。嘱试进3剂。

二诊（1984-10-05）：腋汗大减，遂照原方连服10剂。

三诊（1984-10-25）：电话告余曰，腋汗已除，他症亦减大半。余嘱其用阿胶汤（阿胶冲剂，每次服5g）送服理中丸3瓶（每瓶120g）以善后。

随访至今，病未再发。

按：出汗一症，不外虚实两端，而外感、内伤均有之。其外感之中，营卫不和、邪热迫肺者居多，自以调和营卫、清热益气取效；其内伤之证，尤以阴虚血亏、卫阳不固者常见，多用滋阴养血、温阳固表而收功。至于阳明腑实、里热熏蒸或津竭气脱之候，又常以通腑泄热、急下存阴，或益气固脱施治而愈。本患者以医为业，终日伏案，用脑过度，动静失调，耗伤气血。气为阳，气虚日久则阳气不升，阳虚则卫外不固，阴液外泄，故自汗，日久终成阴阳两虚之证。然脾阳不足，健运失职，本应大便溏薄，今反干结，乃自汗日久，阴液亏乏，肠寒津枯所致。前医见其大便干结，不敢妄投温里之剂，而用益气固表、调和营卫、养阴安神之剂，徒治标也。《医学心悟》指出："况有阴结之症，大便反硬，得温则行，如开冰解冻之象。"故投理中汤温运脾阳，以资化源；首加附片温肾以助生气之根；加酸枣仁养肝敛津，使阳回津复。后加阿胶益阴养血，首尾相应，切中病机，而顽疾可除。

［主诊：湖南省桃源县二里岗医院周汉清；周汉清.腋汗一例治验.新中医，1987（10）：45.］

祛湿解毒治疗湿热蕴结阴汗案

张某，男，35岁。

初诊（1993-08-19）：阴部汗出如水洗3个月。患者因不洁性交感染淋病，致发热，尿道流脓，阴部汗出，经治疗淋病已瘥，但阴部汗出未止，伴见阴部瘙痒，有粟米样红疹子，尿黄热，口苦；舌红，苔黄腻，脉滑数。血、尿常规及前列腺液细菌学检查均正常。脉症合参，属湿热毒邪未尽，蕴久化热，损伤阴部肌腠所致。

辨证：湿毒蕴结。

治法：祛湿解毒。

处方：甘露消毒丹加土茯苓、炒蚕沙、蛇床子、苦参。1剂/日，水煎分2次服。药渣煎水外洗阴部。

用药10剂而愈。

按：外感湿热、七情内伤，或饮食失节，恣食肥甘厚味，损伤脾胃，湿浊内生，蕴久化热，湿热下注阴部；或淋病、梅毒感染，邪气未尽而留滞阴部；或外阴不洁，秽浊之物蕴久化热，浸渍肌腠，导致阴部湿热蕴蒸，熏蒸肌腠，津液外泄而汗出。热而黏腻，阴部潮湿臊臭，肤色红或伴瘙痒、皮疹，女子黄带，男子遗精，口苦，尿黄或浊，舌苔黄腻，脉滑数。治宜清热利湿，方用茵陈五苓散加苍术、黄柏。有淋病史，用《医部全录》防风必效散（防风、连翘、白花蛇舌草、土茯苓、白鲜皮、黄柏、苍术、赤芍、皂角刺、木通、木瓜）。有梅毒病史，用甘露消毒丹加土茯苓。瘙痒甚，加蛇床子、地肤子、苦参；皮疹明显，加白鲜皮、蛇床子、地肤子。湿热壅盛又伤阴而见口干咽燥，潮热盗汗，手足心热，可用知柏地黄丸加味。

[刘绪银，石海澄.阴汗证治心得.甘肃中医，1999，12（1）：3-5.]

温运化湿治疗湿困脾阳阴汗案

李某，男，45岁。

初诊（1987-06-08）：阴部汗出半年。阴部汗出，入夜尤甚，历时半年。患者从事河中捞沙业已10年，于半年前阴部开始汗出绵绵，入夜尤甚，逐渐加重，以致寝时汗出如水，浸湿裤褥，汗出肤冷，伴神疲乏力，困倦思睡，小便清长；舌淡微胖，苔白腻，脉濡缓。

辨证：湿困脾阳。

治法：温运化湿。

方药：苓桂术甘汤加党参、砂仁、吴茱萸、草豆蔻、石菖蒲、紫苏叶。

进药15剂，获安。

按：久处湿地，冒雨涉水，湿邪注于经络，循经流注阴部；或脾胃阳虚，湿浊内生，下注阴部；湿阻气机，损伤卫阳，导致腠理失固而阴部汗出潮湿，入夜因阳气闭藏而加重，多伴肤冷，性欲减退，女子白带，小腹冷痛，小便清长，苔白腻，脉濡缓。治宜温运化湿，用五苓散或苓桂术甘汤加吴茱萸、生姜、砂仁、豆蔻、独活、紫苏、防风、石菖蒲等。

［刘绪银，石海澄．阴汗证治心得．甘肃中医，1999，12（1）：3-5.］

（七）肥胖

温补脾肾治疗脾肾阳虚肥胖案

韩某，男，33岁。

初诊（1984-01-08）：形体肥胖8年。平素自觉头晕、腰痠膝软，阳痿滑精，形寒怕冷，手足欠温，腹胀纳呆，肠鸣便溏；舌淡胖边有齿印，苔中根白腻，脉沉细而迟。查胆固醇2.72g/L，甘油三酯1.34g/L，β-脂蛋白6.20g/L。

辨证：脾肾阳虚，痰浊内阻。

治法：益火补土，温补脾肾。

主方：附子理中汤加味。

处方：附片10g，炮姜10g，炒党参12g，苍术、白术各12g，炙甘草8g，山楂15g，法半夏12g，茯苓12g，芡实12g，鹿角片15g，巴戟天12g，淫羊藿15g，木香8g，补骨脂15g。1剂/日，水煎服。

二诊（1984-04-08）：本方加减服54剂，诸症已平。复查胆固醇2.02g/L，甘油三酯1.02g/L，β-脂蛋白5.86g/L。

按：形体肥胖者多伴高脂血症。病机多由于脾肾阳虚，水液失运，痰湿生浊。脾肾阳虚，脂质代谢紊乱，致血脂升高，当予温补脾肾以治其本。故以附子理中汤加苍术、茯苓、芡实、法半夏、木香温补脾肾，山楂化浊降脂。鹿角片、巴戟天、淫羊藿、补骨脂温补肾阳，使蒸化有权，痰浊阴邪易散，则血脂亦降。

［主诊：江苏省淮阴市中医院顾维超；顾维超.高脂血症的辨治体会.吉林中医药，1986（5）：12-13.］

七、肢体经络病证

（一）痹证

散寒燥湿治疗风寒湿痹案

牛某，男，57岁。

初诊（2011-11-01）。四肢酸痛3年。刻诊：四肢关节冷痛酸麻，双侧肘、膝关节肿大变形，形寒畏冷，四肢皮下见瘀点、瘀斑，活动受限；舌淡、少苔多津，脉弦涩。诸症遇寒加重，得温稍缓。X线片示：双侧肘、膝关节骨性增生，双侧膝关节积水。C反应蛋白阳性，抗"O"、血沉、类风湿因子均正常。

辨证：风寒湿证。

治法：祛风散寒，活血燥湿。

主方：蠲痹丸（红丸）。

处方：炒苍术、防风、羌活、陈皮、木香、制乳香、制没药、当归各80g，天麻、蜈蚣、全蝎、乌梢蛇、䗪虫、蜣螂、麻黄、桂枝各50g，生薏苡仁、炒薏苡仁、茯苓、黄芪、太子参各70g，制川乌、制草乌、制附片、甘草各30g。上方为末，炼糊为丸，朱砂为衣，每丸6g，每次服1丸，3次/日。服药前，双侧膝关节各抽水1次。

二诊（2012-03-02）：诸症明显好转，活动自如，但遇阴雨天或受凉后，四肢大关节仍出现酸痛感，皮下仍有少量瘀点、瘀斑。X线摄片复查，未发现关节积水。复查C反应蛋白（-）。继用上方，改为丸剂，早、晚各服1丸。

继服3个月后，仅见双侧肘、膝关节稍肿大变形，其他症状基本消失。随访3年未见复发。嘱其防风寒、勤锻炼，积极预防，以免复发。

按：寒湿之为痹，多于深秋及冬春寒冷季节发作并加重，该季节风寒行令，易夹湿外犯，致经络痹阻，气血运行不畅，凝聚成痰湿，酿生瘀血，痰湿瘀血耗伤气血，气血亏损，则藩篱不固，又感受风寒湿邪，反复发作，缠绵不愈。先高祖润之先生在长期的医疗实践中，参考了《外科正宗》中的保安万灵丹方而创蠲痹丸。方用炒苍术、防风、羌活、陈皮、木香以祛风、燥湿、行气，天麻祛风除湿、舒筋活络，茯苓、薏苡仁以利湿，麻黄、桂枝祛风散寒，制川乌、制草乌、制附片温阳散寒化湿，制乳香、制没药活血定痛，全蝎息风止痛，蜈蚣、乌梢蛇、䗪虫、蜣螂以助祛风活血之力，黄芪、太子参、甘草、当归扶助正气而不滋腻留湿，朱砂安神止痛，研末为衣，故名红丸。诸药为末，糊丸久服，缓图收功，合用使邪风得去，寒湿得化，瘀滞得行。应嘱患者常保暖，勤运动，以存阳气、御风寒、温经络、化痰瘀。

［主诊：江苏省泗阳县中医院陈如松；陈如松.家传蠲痹丸治疗痹证验案2则.湖南中医杂志，2020，36（10）：85-86.］

散寒通腑治疗外寒郁热湿痹案

韩某，男，62岁。

初诊（2000-02-28）：全身关节红肿灼痛反复4年。自1996年起，患者全身关节疼痛，局部红肿灼热，屈伸不利，遇气候变化病情加重。曾服温经通络、补益肝肾、活血化瘀等中药及激素治疗，症状减轻，停药则易复发。4天前，感受风寒，四肢关节红肿灼热，身热恶寒，口渴，大便秘结，小便黄；舌红，苔边白中黄滑，脉弦滑数。

辨证：风湿热痹，复感风寒，湿热郁遏，痹阻经络。

治法：疏风散寒，通腑泄热。

主方：防风通圣散加减。

处方：防风、荆芥、麻黄、大黄、薄荷、苍术、甘草各6g，当归、山栀子、赤芍、连翘、黄芩、滑石、海桐皮、川芎各10g，薏苡仁、桑枝各15g，生石膏30g。3剂。

二诊（2000-03-02）：关节红肿已消，痛明显减轻，屈伸失利；舌红苔黄滑，脉弦滑数。此属湿热留滞，经络不利。治宜清热祛湿，活血通络。用二妙散合活络效灵丹加防风、海桐皮各10g，桑枝、薏苡仁、忍冬藤各15g。服10剂，痛已消失。

按：防风通圣散又称"双解汤"，外祛风散寒，内通腑泄热，为表里俱实者而立。此案患者因感风寒化热，表现为局部红肿热痛及上渴下秘。结合舌脉，符合实热证表现，方证对应，3剂即肿消痛减；后以清热利湿、通经活络之方加减善后，通经络、强筋骨、清湿热，合方而治，故获良效。

［*主诊：湖南省溆浦县龙潭镇卫生院张寿华；张寿华.防风通圣散临床运用举隅.实用中西医结合临床，2004（6）：62.*］

清利通络治疗湿热内蕴痛风案

陈某，男，48岁。

初诊（2016-09-22）：左足掌趾第一关节肿痛反复发作5年，加重1周。患者平素喜饮酒食荤，5年前因饮酒进食海鲜后突发左足第一掌趾关节红肿发热、疼痛，自服止痛片后关节疼痛缓解，未予足够重视而未至医院就诊。此后左足第一掌趾关节每于多饮酒或进食海鲜之后疼痛发作，且关节处出现1元硬币大小的硬节，肤色暗红。1周前患者酒席间食海鱼一条后左足第一掌趾关节红肿疼痛发作，遂至医院。检查血尿酸582μmol/L，血肌酐、尿素氮正常，诊断为"痛风"。刻诊：形体偏胖，前额及鼻部皮肤油腻，纳呆，大便偏干，尿黄。查体：左足掌趾第一关节肿胀，肤色暗红，按之有压痛；舌质红，苔黄腻，脉弦滑。

辨证：湿热内蕴。

治法：清热利湿，通络止痛。

主方：萆薢渗湿汤合四妙散加减。

处方：虎杖30g，萆薢15g，土茯苓30g，车前子30g，百合15g，黄柏12g，生薏苡仁30g，萹草15g，泽兰15g，秦艽15g，泽泻18g，桃仁10g，地龙12g，赤芍15g，制大黄6g，甘草6g。7剂，1剂/日，水煎服。

二诊（2016-09-29）：左足掌趾第一关节肿胀、疼痛已消大半，压痛不明显，大便两日一行，欠畅；舌质红，苔腻黄，脉弦滑。原法合度，以原方加减：虎杖30g，萆薢15g，土茯苓30g，车前子30g，百合15g，黄柏12g，萹草15g，泽兰15g，秦艽15g，泽泻12g，桃仁15g，地龙12g，赤芍15g，知母12g，生大黄6g，甘草6g。14剂，1剂/日，水煎服。

三诊（2016-09-13）：左足掌趾第一关节皮色基本正常，无肿胀，无压痛，大便一日一行；舌红苔略黄腻，脉滑。查血尿酸398μmol/L。继以原法维持巩固。土茯苓15g，虎杖15g，萆薢15g，威灵仙30g，萹草15g，泽兰15g，秦艽15g，泽泻12g，桃仁15g，地龙12g，赤芍15g，知母12g，黄柏12g，生大黄6g，茯苓15g，陈皮6g，甘草6g。14剂，1剂/日，水煎服。

按：痛风乃饮食不节，脾胃运化失司，痰湿瘀浊蕴藏体内，聚于经络所致。首诊患者左足第一掌趾关节红肿，疼痛剧烈，舌质红，苔黄腻，脉弦滑，一派湿热之象，且由饮酒诱发，酒后腠理开泄，风邪易侵袭。故以萆薢渗湿汤配土茯苓、车前子、虎杖、萹草、秦艽祛风化湿清热；百合含秋水仙碱，辅以抵抗尿酸；患者疼痛日久，且痛处固定不移，为血瘀之兆，故选用四妙散，配桃仁、泽兰、地龙、赤芍活血通经；患者大便常闭结，故选用制大黄活血、通便降浊；甘草调和诸药。二诊时患处肿痛已减大半，但大便不通，痛减，维持原方的基础上去制大黄、生薏苡仁，加生大黄，增加泻浊通便之功。三诊时患处基本如常，血尿酸复查数值明显下降，接近正常值，故减轻攻伐之品的用量，针对患者痛风日久，加威灵仙祛风湿，通络止痛；脾失健运，加用茯苓、陈皮健脾助运化，以绝湿浊之源。

痛风是由于体内嘌呤代谢异常，血尿酸增高，肾脏排泄减少的疾病。随着生活水平的提高，痛风的发病率在全球范围内呈现上升趋势。中医学认为，痛风与人体肝、脾、胃、肾密切相关。常用药物以清热药、活血药、利水渗湿药、芳香化湿药为主。重用虎杖、土茯苓，以强化祛风清热除湿之力，对于缓解痛风疼痛有良好效果。补虚活血配合除湿化浊，不仅能够标本兼治，还能防止痛风的急性发作，促进痛风患者恢复，最终五脏调和、气血充盛。治疗方法不拘泥于单纯的中药口服，还可配合茶饮、食疗及进补的膏方，多管齐下，共同发挥治疗痛风的作用，值得进一步研究。

[主诊：上海市浦东新区周家渡社区卫生服务中心丁林宝；王珺，晏飞，马业，等.丁林宝治疗痛风经验探隅.江西中医药，2019，50（5）：22-24.]

祛湿通络治疗寒湿阻络肩痹案

杨某，男，43岁。

初诊（2018-03-11）：左侧肩、背、肘胀痛，手指麻木反复2年。肢凉，夜寐欠宁；舌质红，苔白，脉滑。

辨证：寒湿阻络。

治法：祛湿通络。

主方：独活寄生汤加减。

处方：羌活7g，独活10g，桑寄生25g，当归10g，秦艽10g，杜仲30g，续断20g，土鳖虫10g，延胡索15g，全蝎1.5g（吞服），桂枝12g，鸡血藤30g，炒甘草6g。6剂，1剂/日，水煎服，分两次服。同时嘱患者每天坚持运动锻炼，尤其以头颈仰抬、双手护后脑姿势为佳，多做双手抬举、牵拉动作，不做低头族，工作间隙稍事运动，头颈尽量不要长时间保持一个姿势。

二诊（2018-03-17）：手指麻木明显减轻，肩背胀痛有缓解。守原方，5剂，1剂/日，水煎服，分两次服。

三诊（2018-03-16）：手指麻木消失，左肩背、左肘转为酸痛为主。予上方去全蝎，加乌梢蛇5g，土鳖虫减至8g，延胡索减至10g。5剂，1剂/日，水煎服，分两次服。

随访4个月，患者诸症消失，平时坚持运动锻炼。

按：随着生活、工作方式的改变，长时间的固定姿势（伏案、驾驶），导致肩痛，多为西医学的颈肩综合征。独活寄生汤首载于唐代孙思邈所著的《备急千金要方》。方中独活重用为君，辛苦微温，善治伏风，除久痹。臣以细辛、防风、秦艽、桂枝搜剔阴经之风寒湿邪，又除经络留湿，且秦艽祛风湿、舒筋络而利关节，桂枝温经散寒、通利血脉。本证因痹证日久而见肝肾两虚，气血不足，遂佐入桑寄生、杜仲、牛膝以补益肝肾而强壮筋骨，且桑寄生兼可祛风湿，牛膝尚能活血，以通利肢节筋脉；当归、川芎、地黄、白芍养血和血；人参、茯苓、甘草健脾益气。以上诸药合用，具有补肝肾、益气血之功。且白芍与甘草相合，尚能柔肝缓急，以助舒筋。当归、川芎、牛膝、桂枝活血。甘草调和诸药，兼使药之用。原方多用于治疗风寒湿邪所致之顽痹。

针对颈肩综合征，笔者常以独活寄生汤为基本方加减。方药如下：羌活7～10g，独活10g，桑寄生20～30g，当归10g，秦艽10g，桂枝10～15g，鸡血藤30g，杜仲20～30g，川断20g，川芎10g，炒甘草5～8g。胀痛较著者，加土鳖虫5～10g，延胡索10～15g；酸软者，加乌梢蛇4～8g；麻木者，加全蝎1～2g（吞服）。

［主诊：浙江省象山县石浦镇中心卫生院孟胜利；孟胜利.独活寄生汤痹证应用心得.中国乡村医药，2019，26（7）：32-33，36.］

温经通络外治寒凝脉络脱疽案

闫某，男，33岁。

初诊（2010-11-24）：左脚跛行7天。3个月来自感左足怕冷，且走路时总觉鞋底薄，似有硬物顶触，未予重视。近1周来左下肢出现间歇性跛行，缓步行走出现跛行的距离为800米左右。西医诊断为"血栓闭塞性脉管炎"，相当于中医学之"脱疽"。患者常年在建筑工地劳作，日吸烟20支达10余年。刻诊：自述左腿乏力，不耐作劳，膝以下寒冷如冰，喜暖怕凉，左足端潮红，胫后、足背动脉搏动消失；舌淡暗，苔薄白，脉沉滑。

辨证：寒凝脉络。

治法：温经散寒，祛湿通络。邪尚浅，热敷熏洗尤为重要。

主方：海桐皮汤加味。

处方：海桐皮、透骨草各30g，青风藤、宽筋藤、鸡血藤各20g，蜀椒、姜黄、当归、乳香、没药、川芎各15g，威灵仙、川乌、独活、红花、白芷、防风、艾叶、甘草各10g。加水4000mL，浸泡30分钟后文火煎煮，煎液3000mL盛于盆内。将患足置于盆口上方，用湿热毛巾覆盖，先蒸气熏蒸，待温度适宜时浸泡，每次30分钟，早、晚各1次，1剂药可用3天。

二诊（2010-11-27）：患肢稍温。守方再熏蒸10天。

三诊（2010-12-08）：患肢耐作劳，跛行不显，足趾渐温。继用上方15剂，肤温、足色如常，常步行走1500米患肢无不适，告愈。嘱戒烟限酒，防寒保暖。

随访1年，未见复发。

按：海桐皮汤出自《医宗金鉴·正骨心法要旨》，系由海桐皮、透骨草、川椒等12味药物组成，具有温经散寒、祛湿通络、消肿止痛之功效，用之专治一切跌打损伤、筋翻骨错、疼痛之症。该例患者为寒凝脉络之脱疽，方证合拍，外治药力直达病所，坚持用药，故有显效。

［白克昌，缠双鸾，马海霞.海桐皮汤化裁临床运用举隅.中医外治杂志，2014，23（4）：33.］

益气通痹治疗气虚痹阻皮痹案

梅某，女，41岁。

初诊（2007-03-13）：双手皮肤逐渐增厚硬化6年。遇冷后变白、变紫，呈雷诺现象。诊断为"系统性硬化病"。曾服青霉胺、秋水仙碱、甲泼尼龙等药，未见明显效果。刻诊：面部、颈肩、四肢皮肤明显增厚变硬，皮肤正常皱纹消失，呈蜡样光泽，不易被手捻起，握拳等动作均受限，伴胸闷、气喘，急走或上楼梯气短明显，时有干咳，腰酸怕冷；舌质暗红，苔白微厚腻，脉沉细涩。实验室检查：抗组蛋白抗体、抗硬皮病-70抗体、类风湿因子均阳性，血沉轻度增快；X线片示：肺间质纹理增粗。

辨证：肺肾气虚，营卫不和，脉络痹阻。

治法：益气补肾，调和营卫，活血通痹。

主方：补阳还五汤合桂枝汤加减。

处方：黄芪、穿山龙、威灵仙各30g，当归、菟丝子、白芍各12g，鹿角胶、桑寄生、沙苑子、白花蛇舌草、徐长卿、党参、熟地黄、山药各15g，炒桂枝、川芎各8g，木瓜、天冬各10g，川贝母3g（吞服）。7剂，1剂/日，水煎服。

二诊（2007-03-20）：气喘、咳嗽减轻，适来月经，夹有血块，少腹疼痛。处方：香附、桃仁、红花、赤芍、天冬各10g；当归、菟丝子各12g，川芎、桂枝各8g，穿山龙、丹参各30g，桑寄生、徐长卿、白花蛇舌草各15g。5剂，1剂/日，水煎服。

三诊（2007-03-25）：已无腹痛，月经已净。仍以上方加减：当归、菟丝子、沙苑子各12g，鹿角胶、徐长卿各15g，穿山龙、威灵仙、丹参、黄芪、山药、太子参各30g，桂枝、川芎各8g，红花6g，桃仁、天冬、木瓜、赤芍各10g，川贝母3g（吞服）。15剂，1剂/日，水煎服。

四诊（2007-04-10）：咳嗽、气喘较前明显减轻，全身皮肤色素沉着及色素脱失明显减少。上方加减治疗1年后，双手活动受限显著改善，全身皮肤硬厚消退变软、变白，已接近正常人，自觉活动耐力增加。

按：硬皮病是一种以皮肤肿胀、发硬及内脏器官发生纤维化，最后发生萎缩为特征的结缔组织疾病，属中医学"皮痹""虚劳"范畴。本例气虚痹阻型皮痹属本虚标实之证，患者素有肺肾气虚、营卫不和，感受风寒湿之邪，伏而不发，日久蕴酿成毒，凝于肌腠，滞于经络，络脉痹阻，阳气失于温运，血涩不行，肌肤失养，病程迁延日久，累及多脏，诸症蜂起。故治以益气补肾，活血通痹，调和营卫。补阳还五汤益气活血通络，桂枝汤调和营卫，二方合用治其本。佐以温阳祛湿通痹之品以治其标。长期守方，终获显效。

［主诊：浙江省丽水市人民医院叶一萍；叶一萍.中西医辨病与辨证诊疗风湿疑难病.中国中医基础医学杂志，2011，17（2）：195-197.］

疏肝理脾治疗肝郁脾虚膝痹案

赵某，女，44岁。

初诊（2020-06-11）：情绪激动诱发右膝关节胀痛10天。1周前，与邻居发生口角后出现右膝关节胀痛，未重视。同日，从事轻度体力劳动后，右膝关节胀痛加重，自行应用扶他林软膏（双氯芬酸二乙胺乳胶剂）后疼痛略有缓解。2天前，再次与人发生口角后，右膝关节胀痛加重，自行用药后症状不缓解而来诊。刻诊：神疲乏力，自述右膝关节胀痛，夜甚，行走时疼痛加重不明显，时觉胸闷，两胁胀痛，平素急躁易怒，月经量少，经前乳房胀痛，纳少，寐欠安，小便调，大便溏；舌淡红苔薄白，脉弦细。查体：右膝关节肿胀不明显，活动度尚可。右膝关节X线正侧位片示：关节间隙变窄。

辨证：肝郁脾虚。

治法：疏肝理脾，通利关节。

主方：四逆散加味。

处方：柴胡20g，枳实10g，姜黄10g，白芍15g，当归15g，茯苓10g，白术10g，独活10g，牛膝20g，炙甘草6g。7剂，1剂/日，水煎服。

二诊（2020-06-18）：右膝关节胀痛稍缓解，胸闷胁痛缓解，心情舒畅，纳可，寐欠安，小便调，大便溏。原方减姜黄，再进7剂。

三诊（2020-06-26）：右膝关节胀痛显著改善，不觉胸闷胁痛，小便调，大便溏；舌淡红，苔薄白，脉缓。予四逆散加味：柴胡15g，白芍10g，当归10g，茯苓15g，白术15g，牛膝10g，桂枝10g，炙甘草6g。7剂后，诸症平息。

按： 肝为藏血之官，性喜条达主疏泄，体阴而用阳。若七情郁结，肝失条达，则肝气横逆而致胁痛。肝气不舒，气机不畅，四肢失于温煦，故四肢不温。《灵枢·平人绝谷》云："神者，水谷之精气也。"患者神疲，纳少，为脾虚运化无力所致。脾虚气弱则统血无权，肝郁血虚则疏泄不利，故月经不调，量少，乳房胀痛。素体肝郁脾虚，经脉失于濡养，再兼暴怒诱发肝气横逆，气滞痹阻经络诱发膝痹病。中医诊断为膝痹病。证属肝脾气郁，以疏肝理脾、通利关节为治法。

四逆散出自《伤寒论·辨少阴病脉证病治》，其第318条曰："少阴病，四逆，其人或咳，或悸，或小便不利，或腹中痛，或泄利下重者，四逆散主之。"临证当跳出了四逆散主治"少阴病"的桎梏，抓住四逆散疏肝理气的特点，灵活加减化裁，可将其广泛应用于多种痹证的肝脾气郁证型之中。

[主诊：天津市河西区下瓦房街社区卫生服务中心任毅；任毅.经方四逆散加味治疗肝脾气郁型膝痹病验案一则.中国社区医师，2020，36（11）：108，110.]

补肾温经治疗肾精亏虚骨痹案

吴某，男，62岁。

初诊（2006-07-10）：腰痛10余年。腰椎X线片示：腰椎退行性病变。刻诊：腰痛伴右膝关节疼痛，晨僵，下蹲困难；舌苔白，脉沉细。西医诊断为"骨性关节炎"。

辨证：肾精亏虚。

治法：补肾温经。

主方：加味青娥丸。

处方：补骨脂15g，杜仲15g，熟地黄30g，山萸肉15g，菟丝子24g，续断15g，牛膝15g，独活6g，细辛3g，鹿角霜15g，木瓜15g，威灵仙15g，核桃肉50g。10剂，1剂/日，水煎服。

二诊（2006-07-22）：腰痛稍有减轻，右膝关节疼痛伴乏力。上方去木瓜、威灵仙，加人参10g。10剂，1剂/日，水煎服。

三诊（2006-08-05）：腰痛消失，膝关节疼痛减轻，已能胜任一般家务。

随访至今，未见复发。

按：腰椎骨性关节炎，属中医学"骨痹"范畴。主要表现为腰、背部疼痛，僵硬，有时放射至下肢。多见于年长的男性患者。"腰为肾之府""肾主骨生髓"。青娥丸出自《仁斋直指方论》，有补肾强腰之功，专治肾虚腰痛。岳美中认为："根据肾骨相生关系，取助阳补肾专方青娥丸加菟丝子、熟地黄、山茱萸兼补肾阴，以增其生骨之能力，更加鹿角霜，与骨同类相求以助之，再加独活、细辛以温经，川断、牛膝以止痛。虽曰标本兼顾，而主旨仍在于滋填。肾阳日壮，肾精日充，骨自坚强，其痛自止。"

［主诊：山西省柳林县人民医院张扣启；张扣启.骨性关节炎的中医治法探讨.光明中医，2009，24（10）：1963-1964.］

散寒祛湿治疗寒湿阻络痛痹案

刘某，男，50岁。

初诊（1998-12-16）：左肩臂疼痛两月余。患者左上肢疼痛、麻木，伴左肩胛部疼痛已两个多月，现症：左上肢外侧沿大拇指、食指麻木，左上臂及肩部至肩胛骨处疼痛，颈项俯仰旋转不利，臂丛牵拉试验阳性；舌淡红，苔白腻，脉细。颈椎X线片示：第6、7颈椎椎体前后缘唇状骨质增生。

辨证：寒湿阻络。

治法：祛风散寒，逐湿行痹。

主方：蠲痹汤加减。

处方：羌活、防风、姜黄、桂枝、海风藤各10g，当归、白芍、鸡血藤、桑枝、葛根各15g，细辛5g。10剂。

服药10剂，左肩胛部疼痛明显减轻，左上肢麻木好转。原方改鸡血藤为30g，海风藤为20g。又服10剂，诸症消失。

按： 肢体痹者，用枝藤类药物疏通经络。枝藤类药物，善走四肢而利关节；还具有引经的作用，可引诸药达于四肢，以增强其疗效；另，由于其性味柔和，还有养血荣经的功效，对于痹久气血虚弱，血不荣经，而兼麻木者，尤为适宜。本案患者属上肢痹，故予蠲痹汤加减治疗。方中防风、羌活祛风除湿；当归、白芍活血和营；姜黄祛寒湿，兼理血中之气；桂枝温通经脉，助阳化气；海风藤、鸡血藤搜风通络，逐湿行痹；桑枝祛风湿，利关节；葛根解肌发表；细辛祛风散寒止痛。

［主诊：湖南省安化县中医医院刘新生；许启蒙.刘新生治疗痹证的经验.中医杂志，2002，43（9）：655－656.］

温经通络治疗寒湿瘀痛痹案

刘某，女，52岁。

初诊（1994-11-21）：右下肢疼痛加剧月余。患者常年农活家务，操劳不已，风雨寒冷，多受侵袭，近月余右下肢从臀部至踝部剧痛不可忍，屈伸不得，步行艰难，日轻夜重，痛如刀割，呻吟不绝于耳。查患肢关节不红不肿，自述足冷麻木，虽穿毛皮鞋如浸寒水中；舌淡红，苔白润，舌下络脉青紫粗张，脉沉细。

辨证：寒湿夹瘀。

治法：温经通络。

主方：当归四逆汤加味。

处方：当归20g，桂枝10g，白芍10g，炙甘草10g，细辛6g，木通10g，大枣8枚，白术15g，制草乌10g，附子10g，全蝎5g，红花10g，怀牛膝30g，木瓜10g。

服药2剂，疼痛减半。4剂尽，已能步行上街。共进8剂，痛痹告愈。

按：此案属于寒痹。患者劳累受寒，沉寒痼冷深入骨肉，以成寒痹，寒者收引凝滞，故肢体冷木，覆被不觉温，结合舌脉印证，当务之急是振阳活血以祛寒。当归四逆汤为桂枝汤去生姜，加当归、通草、细辛，温经通阳，养血通脉，为治疗血虚寒厥证而设。又加草乌、附子温肾元而止痹痛，白术健脾祛湿，全蝎、红花、牛膝、木瓜祛风止痉，活血通络。木通苦寒，用之代替通草，则草乌、附子、细辛等无温燥动火之弊。全方温通祛寒，更添止痛止痉之品，使肢体和畅通利，方证甚是贴切。

［主诊：湖南省辰溪县中医院胡学刚；胡学刚.巧配古方治痛证.江西中医药，1995，（增刊2）：35.］

养血通络治疗血虚外感痛痹案

王某，女，31岁。

初诊（1997-04-20）：双上肢及肩背部疼痛6个月。患者于6

个月前分娩后，因调理不慎而感风寒，出现恶寒、发热、头身疼痛，经服治感冒西药，恶寒、发热、头痛除，但双上肢及肩背部仍疼痛，因考虑哺乳，未再服药治疗。近1个月来，疼痛加重，并伴双上肢麻木，神疲乏力，面色无华，动则汗出，恶风；舌淡苔白，脉细。

辨证：血虚外感。

治法：益气养血，调和营卫，散寒通痹。

主方：黄芪桂枝五物汤合四物汤加减。

处方：黄芪、白芍、熟地黄、鸡血藤、桑枝各15g，桂枝、当归、川芎、白术、防风、姜黄各10g，甘草5g，生姜3片，大枣3枚。

连服10剂，告愈。

按： 患者6个月前分娩后，因调理不慎而感风寒，出现恶寒、发热、头身疼痛，经服治感冒西药，恶寒、发热、头痛除，但双上肢及肩背部仍疼痛，此乃产后血脉空虚，风寒乘虚侵袭，营卫失和，气血运行不畅，经脉痹阻所致。方选黄芪桂枝五物汤合四物汤调和气血，温经通络。加白术、防风益卫固表；加鸡血藤补血活血通络；加桑枝祛风通络，行水消肿；加姜黄行气止痛。诸药合用，气血同调，扶正祛邪兼顾，故患者药后血脉充盈，风寒得散，营卫气血调和，瘀滞得除，诸症皆愈。

［主诊：湖南省安化县中医医院刘新生；许启蒙.刘新生治疗痹证的经验.中医杂志，2002，43（9）：655-656.］

（二）痿证

补气活血治疗气虚血瘀痿证案

唐某，男，46岁。

初诊（2012-08-16）：3年前酒后出现双下肢无力，口服氯化钾及益气活血中药，症状好转。自此后患者间断双下肢无力，每次均服中药好转。近日发现双侧下肢粗细不等，特来就诊。症见：双下肢无力致走路不稳，右下肢较左下肢略粗，且双下肢肌肉痿软，皮肤弹性差，干燥，饮食尚可；舌质淡，舌下脉络迂曲，苔薄白。

辨证：气虚血瘀。

治法：补气活血。

主方：补阳还五汤加减。

处方：黄芪60g，当归10g，赤芍10g，狗脊10g，杜仲10g，桃仁3g，川牛膝15g，地龙15g，红花6g，穿山甲6g，丹参30g，川断20g。20剂，1剂/日，水煎服。配合多种维生素营养神经。

服药20剂后，诸症明显减轻，下肢肌力稍有改善，走路平稳，但较慢。效不更方，守方50剂，1剂/日，水煎服。患者已能正常走路，嘱患者继续服药50剂后，将上药制成散剂，每天服30g，以巩固疗效。随访1年未见复发。

按：下肢肌肉萎缩是神经营养不良而致的肌肉萎缩，属中医学"痿证"范畴。大多病程较长，病情迁延难愈。据久病必虚,久病必瘀的理论,本病多属本虚标实,气虚血瘀之证。故治以补气活血,祛瘀通络。气行血行,血中的营养物质即可到达四末,神经营养充足,肌肉得到滋养,自然神清气爽,病情痊愈。有学者研究发现,用豚鼠造成脊髓损伤引起后肢瘫痪,用补阳还五汤灌胃后,取损伤部位做病理组织学检查,对照组神经元损伤44.1%,给药组神经元损伤26.4%。结果,补阳还五汤具有显著的修复作用,对周围神经损伤亦有修复作用,能显著提高损伤神经的传导速度。

[主诊:山西省浮山县中医院陈素银;陈素银.补阳还五汤临床应用举隅,山西中医,2014,30(5):39-40.]

温补脾肾治疗脾虚下陷痿证案

周某,女,29岁。

初诊(1993-10-25):20年前患者出现四肢无力,身体困倦,朝轻暮重,继之双眼睑下垂,经苏州某医院神经内科做新斯的明试验,诊断为"重症肌无力"。最近3个月出现月经期延长,淋漓不尽,量多夹有血块,诸症加重,遂来中医科就诊。刻诊:患者面色㿠白,眼睑下垂,四肢酥软,精神倦怠,胸闷不舒,腰酸形寒;刻下月经未尽,经量颇多,下腹按之濡软无痛感;苔薄白舌淡,脉细弱无力。B超检查示:子宫、卵巢未见明显异常。

辨证:脾气虚弱,中气下陷,久病耗气伤肾,肾失封藏。

治法:益气升阳,温肾纳气,固涩止血。

处方:生黄芪60g,党参30g,炒白术30g,炙甘草10g,炙升麻6g,鹿角霜15g,炮姜炭6g,续断15g,金毛狗脊13g,水牛角15g,海螵蛸30g,山茱萸30g,棕榈炭10g,血余炭10g。5剂,

1剂/日，水煎服。

二诊（1993-10-30）：月经减少渐净，四肢无力，腰膝酸楚，仍需补其气、温其肾。上方去棕榈炭、血余炭，加菟丝子15g，山药12g，鹿角霜改为鹿角胶10g（后下）。7剂，1剂/日，水煎服。

三诊（1993-11-07）：服药后月经已净，四肢无力，眼睑下垂均已减轻。上方去水牛角、海螵蛸，加熟地黄12g、砂仁6g（后下）。续服10剂。

四诊（1993-11-18）：经峻补后，面色已转红润，胸闷已舒，四肢无力、眼睑下垂大减。效不更方，继服30剂。

经治疗后，月经恢复正常，精神大振，四肢活动有力，眼睑开合自如，已能上班工作。仍以上方调理，每2~3天服1剂。持续治疗两个月，以巩固疗效，并嘱注意休息，不妄作劳。随访至今，未见复发。

按：患者脾肾阳气两虚，治疗应峻补脾气，升阳举陷，温补肾阳，固摄下焦。方中重用黄芪、党参、白术、甘草补气健脾，升阳举陷，滋生气血；升麻升提清气；山茱萸温肾纳气固涩；鹿角胶、鹿角霜温肾壮元阳，生精髓，补气血筋骨，止崩漏；菟丝子温补脾肾，培下焦之阳；炮姜温脾止血；续断、金毛狗脊补肾强腰止崩漏；熟地黄补养肝肾之血，从阴引阳；山药健脾补肾；砂仁健脾开胃；海螵蛸、水牛角、棕榈炭、血余炭益肾温涩止血。全方着重益气扶阳固本，兼顾止血，元气足，脾气升而健运。肾阳充，肾复司而温煦。肌肉筋脉得以灌输营养，渐渐康复如初。

［**主诊**：江苏省苏州市相城区望亭医院邬良岗；邬良岗.痿证治验举隅.天津中医药，2003（5）：42.］

（三）颤证

育阴潜阳治疗风阳内动颤证案

张某，女，70岁。

初诊（2007-02-10）：头摇，双上肢颤，手抖动10余年。10年前患者因受重刺激，情绪激动，突然头摇，双手颤动，时发时止，曾就诊于全国知名医院，皆以震颤麻痹治疗，给予抗颤药物多巴丝肼片（美多芭）治疗无效。近日来因病情加重而就诊。刻诊：形体消瘦，神清，面红目赤，伴眩晕、耳鸣、心烦失眠、头摇、双上肢颤，右侧尤著，每因情绪波动时加重；舌质红无苔，脉弦细数。

辨证：风阳内动。

治法：育阴潜阳，舒筋活络。

主方：甘芍汤加味。

处方：甘草20g，杭芍20g，麦冬30g，玄参20g，当归30g，生地黄20g，牡丹皮20g，杜仲20g，怀牛膝20g，蝉蜕10g，地龙15g。5剂，1剂/日，分早、晚温服。羚羊角粉2g，每天分3次冲服。

二诊（2007-02-15）：病情好转，眩晕、耳鸣除，头摇肢颤减轻，睡眠安，遵上方续服7剂。羚羊角粉改1g，每天早、晚冲服。

三诊（2007-02-22）：颤除，每因情绪波动时手微颤，效不更方，去羚羊角粉。2天服1剂，以巩固疗效。

1个月后，病愈。

按：本案患者因受严重精神刺激，肝郁化火，日久致肝肾阴虚，虚阳上扰，水不涵木，筋脉失养而致颤。治疗以甘草、杭芍酸甘敛阴，缓急解痉以平颤；麦冬、生地黄、玄参、牡丹皮、当归以育阴潜阳，清热养血；杜仲、怀牛膝调补肝肾；蝉蜕、地龙相伍为血肉之品，搜风活血通络，息风定颤。羚羊角是平肝息风止痉的要药，《本草纲目》有"平肝舒筋，定风安魂……治子痫痉疾"等记载。诸药合用，共奏其效，诸症自除。

"颤证"在临床上属于疑难杂症之一。治疗时要谨守病机，辨证施治。运用甘芍汤的同时定要加入血肉之品，以此收到事半功倍之效。如叶天士所言："久病邪正混处其间，草木不能见效，当以虫蚁疏通逐邪。"

［主诊：河南省焦作市马村区偏瘫专科医院田俊清；田俊清.甘芍汤加味治疗颤证举隅.湖南中医杂志，2011，27（4）：93-94.］

扶正息风化痰治疗正虚风痰内动颤证案

患者，男，64岁。

初诊（2014-07-17）：5年前出现左上肢震颤，次年逐渐累及左下肢，4年后逐渐累及右侧上下肢。外院诊断为"帕金森病"，给予盐酸普拉克索片、多巴丝肼片等治疗。近3个月肢体震颤、僵硬加剧，腰膝无力，四肢欠温，头晕耳鸣，视物不清，面呆神疲，语音低怯，口涎自出，不能写字、持筷，嘴唇嚅动，生活不能自理；舌体胖大色暗淡、有齿痕，苔白腻，脉沉细。

辨证：脾肾两虚，风痰内动。

治法：健脾补肾，柔肝息风。

主方：参芪地黄丸加减。

处方：黄芪30g，人参12g（另煎），熟地黄12g，山药15g，山萸肉12g，泽泻12g，茯苓20g，牡丹皮12g，肉苁蓉12g，天麻15g，钩藤15g（后下），煅牡蛎30g（先煎），煅龙骨30g（先煎），紫苏子10g，橘红15g，益智仁15g。7剂，1剂/日，水煎至400mL，分早、晚温服。

守方加减治疗2月余，患者震颤僵硬明显减轻，躯体前倾亦减轻，精神渐爽，生活能自理。

按：颤证是指以头部或肢体摇动颤抖，不能自制为主要临床表现的一种病证。轻者表现为头摇动或手足微颤，重者可见头部摇头，肢体颤动不止，甚则肢节拘急，失去生活自理能力。此患者属阴阳俱虚、脾肾两虚、肝风内动之候，故治宜温补脾肾、柔肝息风。方用参芪地黄丸加肉苁蓉以温补脾肾，天麻、钩藤、煅牡蛎、煅龙骨潜阳息风，益智仁、紫苏子、橘红摄涎化痰。诸药合用，扶正固本，息风化痰。

[曹子成，李帅，张耀升.地黄丸系列方治疗帕金森病临床体会.中国中医药信息杂志，2019，26（3）：119-121.]

健脾温阳治疗脾虚寒盛舌謇唇瞤案

钟某，女，46岁。

初诊（1988-04-10）：舌謇、口吃、唇动3月余。自1月份以来，忽觉言语不利，吐字欠清，嘴唇时抖动，初不介意，渐至加重，几乎不能正常对话，开口则舌卷抖不已，但神志清醒，肢体活动自如。症见：形瘦色萎，手足厥逆，腰背冷痛，食少寐差，时咳痰涎；舌淡红，苔白腻，舌下络脉青紫，脉沉缓。

辨证：脾虚寒盛，风痰阻络，舌本不利。

治法：健脾化痰，柔肝息风，温阳祛寒。

主方：柴芍六君子汤合麻黄细辛附子汤加减。

处方：柴胡10g，白芍10g，钩藤10g，党参12g，白术12g，茯苓（朱砂拌）15g，炙甘草3g，陈皮10g，法半夏10g，麻黄5g，附子10g，细辛3g，当归10g，全蝎5g。

服药1剂，当晚得熟寐，半夜大泻风泡痰涎5次，翌日讲话豁然清亮，口中痰涎顿失，嘴唇不抖，手足转温，知饥索食，一日要吃6餐方快。嘱其守服原方3剂，药后病愈。

按：脾开窍于口，其华在唇，脾虚日久，痰湿内生，湿遏阳气，阴寒内盛，土虚则木乘，风邪内动。又因足太阴脾经的经脉"连舌本，散舌下"，经脉被寒湿所困，则舌体转动不灵，语声迟重。方中麻黄宣肺窍治其上，附子温肾阳治其下，细辛温肺化饮，柴芍六君子调理肝脾治其中，复佐当归养血、全蝎搜风、钩藤息风，使上下交通，肝木得养，脾土复运，启动沉寒，痰浊尽逐。寒去湿化则窍开舌灵，脾升肝疏则风静唇安。

［主诊：湖南省辰溪县中医医院胡学刚；胡学刚.柴芍六君子汤临床应用举隅.湖南中医学院学报，1989（4）：209-210.］

滋养肝肾治疗肝肾阴虚颤动案

王某，男，65岁。

初诊（2015-04-11）：2015年2月8日患者出现右手扯动约1分钟后恢复活动。最近8天右手不停地上下左右内外摆动，不能控制，衣袋也多次被撕破。右下肢、脚左右刨地，测血压需人帮忙按住手。BP：120/80mmHg，P：100次/分，R：24次/分。舌质红，苔微黄，脉结数。

诊断：颤证（顽固性）。

辨证：肝肾阴虚，血虚生内热，煎液成痰，虚风内动。

治法：滋养肝肾，温通心脉，滋阴清热，息风化痰。

主方：大牵汤。

处方：白芍30g，阿胶33g，生地黄60g，火麻仁30g，五味子15g，麦冬30g，甘草10g，醋鳖甲20g，全蝎15g，僵蚕20g，白附子30g（先煎），天麻20g，石决明30g，地龙20g，党参30g，瓜蒌壳20g。1剂，水煎服。煎服法：加水至淹过药面5cm深，水沸后煮25分钟，倒尽药液装入大容器内，如法连煎4次，混服。每3小时1次，每次50~150mL，昼夜连服。

当天回家把药煎好，便按医嘱服用，到次日下午6时，颤抖方止。BP：140/80mmHg，P：80次/分，R：20次/分。右上肢已正常，右下肢已不抖，但行走稍欠灵活。舌质红，苔微白腻，脉沉结数。继上方加怀牛膝20g，木瓜15g。1剂。后随访，服药后至今无恙。

按：该患者素有冠心病，两个月前出现右侧手脚上下内外摆动（类似西医之舞蹈病）。肝主筋，肝肾阴虚，筋失所养则生挛急；心主血，精血同源，血虚生内热，煎液为痰，虚风内动，而成震颤。病机已明，用大牵汤1剂而颤止。稍加微调，再进1剂而愈。该方由大定风珠与牵正散合方化裁而成。清·吴瑭在《温病条辨》中曰："热邪久羁，吸烁真阴，或因误表，或因妄攻，神倦瘛疭，脉气虚弱，舌绛苔少，时时欲脱者，大定风珠主之。"大定风珠以大队"血肉有情之品"填补真阴，为救阴之重剂，故为治疗肝肾阴虚，虚风内动重证之主方。全方中大定风珠只保留了白芍、阿胶、生地黄、火麻仁、五味子、麦冬、甘草、醋鳖甲等8味药（去掉龟甲、牡蛎、鸡子黄），仍保滋阴养血、潜阳息风之功；白附子、全蝎、僵蚕（牵正散）原方加量，更具祛风化痰止痉之力。两方合用，已恰中病机。再加余下5药：天麻、石决明、地龙三药联用，可辅牵正散平肝息风、清热通络止痉；党参能助大定风珠健脾补肺，益气养血；瓜蒌壳既可理气散结以宽胸，又能清热化痰通心络，实乃该病不可或缺之品。纵观全方，靶方靶药各负其责，共同实现了补精血、治虚损以泻火，平肝阳、祛风动以化痰的目标，从而达到精足火灭、风止痰化、颤证自愈的目的。

［杨仁坤，杨德豪，卢祖平.自拟大牵汤治疗顽固性颤证验案3则.光明中医，2017，32（4）：578-579.］

（四）痉证

清热燥湿治疗湿热阻滞舌强案

张某，女，65岁。

初诊（2014-04-24）：舌体麻木、灼热1年余，加重并伴舌体强硬3天。患者近年来体形肥胖，常伸舌于口外以减灼热之感，西医诊断为"糖尿病并发神经病变"。服用甲钴胺片等，罔效。同时伴乏力，肢重，口腻，夜寐欠安。经注射胰岛素，并服氨氯地平等降压药，血糖、血压控制尚稳。近3天来舌体出现强硬感，舌体尚能伸出，语言清晰，未见口眼㖞斜等中风征象；舌红，苔中后黄腻，略糙，脉细。

辨证：湿热阻滞。

治法：清热燥湿。

主方：四妙丸、黄连导赤汤、防己黄芪汤加减。

处方：苍术5g，炒黄柏6g，薏苡仁20g，淡竹叶6g，防己10g，生黄芪12g，赤小豆12g，黄连3g，灯心草2g，滑石10g，白豆蔻3g，浙贝母10g，连翘6g。5剂，1剂/日，水煎服。

二诊（2014-04-29）：患者药后5剂，感觉舌体强硬感显减，舌体麻木灼热有所减轻；舌苔略厚。予前方加黄芩10g，藿香6g，同时苍术加5g，炒黄柏加6g。6剂，1剂/日，水煎服。

三诊（2014-05-05）：舌体麻灼感明显减轻，舌苔转薄白略腻，小便不畅。上方再加车前子10g（包煎）。6剂，1剂/日，水煎服。

四诊（2014-05-11）：因颈肩拘挛不适来诊，诉服前药后舌体麻灼感已除。前方去藿香、灯心草、滑石、白豆蔻，加葛根15g，忍冬藤15g，天麻10g。5剂，1剂/日，水煎服。

按：湿浊阻滞型糖尿病患者逐渐增多，超重者日益增多，切不可拘泥于"阳虚为本，燥热为标"的病机定式。该患者舌体麻木灼热1年余，近伴舌强感，结合脉症，显属湿热内蕴之象。故予四妙丸清热燥湿为先；心开窍于舌，舌体灼热，当导热从小便而出，故予黄连导赤汤投之；黄芪防己汤益气健脾，祛风清热利水。前后四诊，皆以清热化湿为法，热去湿清，则舌麻强硬灼热自除。

［主诊：浙江省青田县中医院江松平；江松平.经方治疗糖尿病周围神经病变急性症状临床举隅.中国中医急症，2015，24（7）：1186，1214.］

破血养血治疗水血互结堕胎后腹痛案

周某，女，32岁。

初诊（1978-04-10）：堕胎后腹部刺痛3天。因采用外用之药纳入阴道中堕胎，胎下，初不觉，数日后腹满疼痛如刺。现症见：患者面色暗黄，皱眉捧腹，冷汗涔涔，不停呼叫腹痛，少腹肿满如瓮，口燥不渴，大便尚可，小便涩痛，脉一息十至，促而有力；舌色紫暗。

辨证：水血互结。

治法：破血养血。

主方：大黄甘遂汤合生化汤加减。

处方：生甘遂6g，大黄、阿胶、当归、川芎、桃仁各10g，炮姜5g。1剂，水煎服。

服药2小时后，下血水数升，病家惊恐，急求复诊。症见：神疲气怯，形瘦目闭，汗出肢冷，腹满稍平，脉微细数。此为邪去正虚之象，易方胶艾四物汤加红参以扶正祛邪，益气固脱。

2剂尽，少腹满胀消除，疼痛大止。改用归芍六君子汤补脾胃、助气血以善其后。又服药数剂，诸症悉除，痼疾告瘥。

按：肆用剧毒之药，损伤冲任胞宫，以致气血逆乱，水血互结，遂成猖狂危急之疾。追忆《金匮要略·妇人杂病脉证并治》载有"妇人少腹满如敦状，小便微难而不渴，生后者，此为水与血俱结在血室也"，所言与本病极似。血瘀于下则少腹刺痛，新血无以上荣故面色暗黄，水血结于胞宫故少腹肿满如瓮。其证属实，虑及堕胎后有虚，故治疗宜破血逐水，养血扶正。治疗开始因其邪实，故急予大黄甘遂汤合生化汤以逐水破瘀（甘遂必须生用，攻不嫌峻）；继因水血暴下，正气骤虚，故易方胶艾四物汤加红参，是虽为顾虚而设，但不宜过剂，过则扶正之品反有恋邪之弊，故气复即止；后以归芍六君子汤补益脾胃，因脾胃为气血生化之源，俾化源一足，则气血充盈，五脏皆得其养，人即安和。如此循序而治，颇与病情针对，故收满意之效。

[主诊：湖南省桃源县城关镇医院姚自强；姚自强.经方治疗打胎后水血互结证.国医论坛，1990（5）：10.]

（五）腰痛

散寒益气治疗寒气内结腰痛案

黄某，男，42岁。

初诊（1981-05-05）：急起右腰部绞痛3小时，伴恶心呕吐，诊断为"肾绞痛"。曾肌内注射硫酸阿托品与杜冷丁，只能暂缓疼痛，数小时后又剧烈绞痛。转请余诊治。查：体温37.6℃，血压100/60mmHg，腹软，中腹部深压痛，双肾区叩击痛，手足欠温，出冷汗，尿少。尿常规化验：蛋白（-），红细胞（+）；血常规：血红蛋白95g/L，白细胞8.5×10^9/L，中性粒细胞67%。舌质淡，苔薄白，脉沉紧。

辨证：寒气内结。

治法：散寒止痛，益气固表。

主方：乌头汤加减。

处方：制川乌10g（先煎），桂枝10g，黄芪20g，白芍30g，炙甘草10g，炙麻黄6g，生姜3片，大枣3枚。1剂。

药进1剂，腰腹疼痛大减，手足转温，精神稍差，纳谷不香。守原方去麻黄加山楂、党参各15g。再进1剂，诸症悉除。后以香砂六君子汤调理。随访半年，未见复发。

按：《诸病源候论》谓："疝者，痛也，此由阴气积于内，寒气结搏而不散，脏腑虚弱，故风邪冷气与正气相击，则腹痛里急，故云寒疝腹痛也。"《金匮要略今释》谓："寒疝之剧，此则乌头煎证，而有身疼痛之表候，故合桂枝汤。"今患者感受寒邪，阻遏气机，寒主收引，故剧痛；阳气不能达于四末，故手足欠温。乌头汤加桂枝正合其意。方中乌头祛寒止痛；桂枝温经通阳；黄芪益气固表；白芍、甘草解痉止痛；麻黄散表寒；生姜、大枣调和营卫。因谨守病机，故疗效卓著。

［主诊：湖南省芷江侗族自治县中医院张祥福；张祥福.乌头汤加味治急症二则.湖南中医杂志，1987（3）：29-30.］

化瘀通络治疗脉络瘀阻腰痛案

李某，男，33岁。

初诊（1982-09-12）：腰部扭伤刺痛8月余。患者于8个月前扛木扭伤腰部，腰痛如针刺，俯仰不利，转侧不便，抬送某医院住院1月余，经X线摄片，未发现腰椎骨质损坏。服西药、注射止痛针（具体不详）、理疗等治疗无效，要求出院。嗣后延他医治疗7个多月，均未见效。症见：精神萎靡，面色㿠白，腰痛如折，行动困难；舌边尖有瘀点，脉细涩。

辨证：久病气虚，瘀阻脉络。

治法：益气通络，活血化瘀。

主方：桃红四物汤加减。

处方：生地黄、续断各15g，赤芍、川芎、桃仁、当归、党参、杜仲各10g，红花3g，生黄芪20g。3剂。

药进3剂腰痛明显减轻，精神好转，眠食均佳；舌质瘀点减少。续用原方加土鳖虫10g（研细末，兑服），服5剂后痊愈。随访5年，未见复发。

按：桃红四物汤出自《医宗金鉴》，前人用以治疗月经先期，血多有块、色紫黏稠，用桃红四物汤破瘀行滞。本案患者扭伤所致腰痛，证属久病气虚，瘀阻脉络，治以益气通络、活血化瘀的桃红四物汤加减。方中杜仲、续断补肝肾，强筋骨；桃仁、红花活血化瘀；生地黄、当归、赤芍、党参、黄芪滋阴益气，养血和营，以增补血之力；川芎活血行气，调畅气血，以助活血之功。全方标本兼治，配伍得当，药后腰痛减轻，加用土鳖虫增强破瘀血、通经络之力，效如桴鼓。

[主诊：湖南省芷江侗族自治县中医院张祥福；张祥福.桃红四物汤验案.四川中医，1988（3）：14.]

八、妇科病证

清热利湿治疗湿热下注阴痒案

向某，女，55岁。

初诊（1996-04-02）：外阴作痒7月余。自去年9月下旬，突觉外阴作痒。药用白矾、五倍子、苦参、艾叶、黄柏等煎水外洗患处，症状可暂时缓解。近半个月来，阴部瘙痒难忍，日夜不宁，生有红色疱疹，渗出如米泔样泡沫，口苦，小便黄；舌红，苔黄滑，脉弦滑数。

辨证：湿热下注，成毒生风。

治法：清热利湿，祛风解毒。

主方：二妙散加味。

处方：黄柏、苍术各10g，丹参、六一散各12g，蝉蜕6g，白鲜皮10g，金银花24g。6剂，水煎服。

另用苦参、野菊花、豨莶草、金银花、九里光、黄柏各30g。水煎，药汁外洗患处。

用药6剂，阴痒消失。

按：本案为湿热风邪蕴于阴部，而致外阴瘙痒。用二妙散清利湿热；金银花清热解毒；蝉蜕、白鲜皮祛风止痒；丹参清热活血；六一散清热利湿。并配合清热解毒、祛风止痒药外洗，共奏良效。

[主诊：湖南省溆浦县龙潭镇第一卫生院张寿华；张寿华．二

妙散临证举隅.辽宁中医杂志,2005,32(2):159.]

滋阴清热治疗肝肾阴虚阴道灼热案

李某,女,56岁。

初诊(2005-07-20):阴道灼热干涩半年。绝经3年余,近半年来带下极少,阴道时感灼热,燥涩不适。刻诊:心情不舒,腰酸腿软,口干;舌红、少苔,脉细数。妇科检查:外阴皮肤皱缩有抓痕,阴道黏膜萎缩,分泌物极少,宫颈光滑,宫颈、宫体及双附件已萎缩。阴道分泌物实验室检查,未见滴虫、念珠菌及其他病原体。

辨证:肝肾阴虚。

治法:滋补肝肾,清热除烦。

主方:一贯煎合知柏地黄汤加减。

处方:北沙参、麦冬、当归、生地黄、熟地黄、枸杞子、山药、山茱萸各15g,川楝子、柴胡各10g,知母、黄柏各6g。14剂,1剂/日,水煎服。

用药14剂,阴道润滑,燥涩不适、灼热等症基本缓解。仍以上方加减巩固治疗2周,诸症悉除。

按:本例患者已年过半百,绝经3年余,天癸竭。肾主水液,肾藏精,肾开窍于前后二阴;肝藏血,肝经络阴器,精血同源。故肝肾精血亏虚,津液不充,不能濡养前阴,临床可出现老年阴道燥涩不适,带下极少;肾精不足,腰府失养则腰酸膝软;肝血虚,肝失疏泄致心情不舒,口干;舌红、少苔,脉细数亦为阴虚之症。治当滋补肝肾,清热除烦。方中沙参、麦冬、生地黄、熟地黄、枸杞子、山茱萸滋补肝肾,养阴生津润燥;当归养血和血；山药补脾益肾；川楝子、柴胡疏泄肝气之郁结；少佐知母、黄柏泻相火。全方能使肝肾精血得补，阴窍得濡，相火得清，使阴道润滑，腰酸腿软、阴道燥涩等症得以解除。

[主诊：浙江省绍兴县中医院（现绍兴市柯桥区中医医院）鲁文珍；鲁文珍.一贯煎合方妇科应用举隅.新中医，2009，41（2）：97-98.]

清热止痛治疗热郁血瘀痛经案

华某，女，22岁。

初诊（2019-11-02）：行经腹痛5年余，每次来月经均要吃止痛药。刻诊：体型偏瘦，唇红，眼睑充血，头面部油脂分泌旺盛，面部有痤疮散发，色红，每次来月经第1、第2天腹痛，有血块，经量较多，色鲜红，末次月经10月7日；舌质红，苔薄，脉沉滑。

辨证：热郁血瘀痛经。

治法：清热止痛。

主方：黄芩汤加味

处方：黄芩10g，白芍30g，甘草10g，大枣20g。7剂，1剂/日，水煎服，早、晚分服。

用药7剂，本次月经11月5日来潮，痛经明显好转，痤疮减少。上方续服10剂，服法同前。

半年后随访，得知痛经未发。

按：患者唇舌红，眼睑红，经色红，头面油多伴有痤疮均提示患者体内有郁热，故辨为郁热痛经。方中黄芩有良好的清热作用，芍药甘草汤可缓急止痛，大枣味甘，亦有缓急止痛之效。

［孟彪，高立珍．黄芩汤的临床应用医案四则．中国中医药现代远程教育，2021，19（2）：100-101．］

调补冲任化湿热治疗下焦郁结黄带案

牛某，女，48岁。

初诊（2008-09-21）：黄带，气味腥臭，量少质稠3年余。曾多方求治，疗效甚微。刻诊：腰酸膝软，少腹微痛，按之痛甚，喜温喜暖，体倦乏力，自觉五心烦热；舌苔黄腻，脉虚。

辨证：任脉不足，湿热下注。

治法：调补冲任，清热利湿。

主方：易黄汤加减。

处方：山药15g，芡实12g，白果10g，黄柏10g，车前子30g（包煎），女贞子10g，半枝莲15g，甘草6g。5剂，1剂/日，水煎服。

二诊（2008-09-27）：服药后黄带量减少，腰酸膝软、五心烦热似乎减轻，但腹痛不减；舌脉如前。原方加延胡索10g以加强活血止痛之功，5剂。

患者未再来诊，半年后路遇患者，患者主动告知黄带已消，一直未犯。

按：黄带在临床比较少见，按照中医教材的观点，似乎应为湿热下注。但验之临床，这种病往往虚实兼见，寒热错杂，治疗相当困难。按照现代医学的说法，此类患者宫颈糜烂的程度、子宫附件炎症的程度往往比较严重，若不及时治疗，预后可能不好。黄带之因是体虚而湿热下注。虚乃任脉之虚，湿乃任脉之湿，其热乃肾中相火之热。正如《傅青主女科》所云："所以世人以黄带为脾之湿热，单去治脾而不得痊者，是不知真水、真火合成丹邪、元邪，绕于任脉、胞胎之间，而化此黄色也。"方中以山药、芡实补任脉之虚；女贞子滋阴补肾，盖任脉与肾关系最为密切，补肾也即补任脉也；黄柏、车前子清热利湿，泻肾中相火；半枝莲清热解毒，防止恶变；甘草调和诸药；白果引诸药达于任脉。复诊时加入延胡索是为加强活血理气止痛之力。正如《傅青主女科》所言："盖山药、芡实专补任脉之虚，又能利水，加白果引入任脉之中，更为便捷，所以奏功之速也，至于黄柏清肾中之相火，肾与任脉相通以相济，解肾中之火，即解任脉之热亦。"通过此例的证治，可以证明古说之不谬也。

[主诊：河北省行唐县屺塔头乡卫生院杨承岐；杨承岐.三十年基层临证得失录.北京：中国中医药出版社，2013.]

益气升清治疗气虚下陷清带体虚案

熊某，女，37岁。

初诊（1983-05-02）：带下如注，伴头晕肢倦、食欲不振2月余。经妇科检查诊为"慢性盆腔炎"。刻诊：面色㿠白，步履维艰，带下频多，质稀如豆浆；舌胖嫩、色淡，苔白，脉虚细。

辨证：气虚下陷。

治法：大补脾胃之气，脾气健而湿气消。拟健脾益气升清兼固涩并行。

主方：补中益气汤加味。

处方：蜜炙黄芪30g，党参30g，当归10g，白术15g，炙甘草10g，升麻5g，柴胡6g，煅龙骨、煅牡蛎各30g，赤石脂、禹余粮各24g，鹿角霜15g，陈皮10g。4剂。

二诊（1983-05-06）：白带锐减，胃纳大增，头晕亦好转。继用上方去龙骨、牡蛎、赤石脂、禹余粮，加菟丝子15g，金毛狗脊15g，紫河车15g，白芍12g。连进20剂后，诸症悉除而愈。

按：《傅青主女科》云："夫白带乃湿盛而火衰，肝郁而气弱，则脾土受伤，湿土之气下陷，是以脾精不守，不能化荣血以为经水，反变成白滑之物，由阴门直下，欲自禁而不可得也。"患者带下如注，质稀如豆浆，伴头晕肢倦、食欲不振，此乃脾虚生湿，湿浊蕴结下焦，则脾精不能化营血为经水，反变白滑之物，而中气下陷，白带失固，故见带下如注；脾虚失运化，气血不足，化生津液则清稀，故见白带质稀如豆浆；湿阻脾胃，则脾胃失健运，故兼食欲不振；湿蒙清窍故见头晕肢倦。方选补中益气汤健脾益气，升阳举陷。加煅龙牡、赤石脂、禹余粮收敛固涩，鹿角霜温肾固涩。二诊，患者白带锐减，故去龙牡、赤石脂、禹余粮，加菟丝子温肾气，金毛狗脊坚肾、养气益血，紫河车、白芍养血，连进20剂，则脾肾得以充养，气血得以补足，故白带得固，诸症悉除。

［主诊：湖南省辰溪县中医院胡学刚；胡学刚.补中益气汤治带下.四川中医，1986（11）：22.］

温肾化瘀治疗肾虚血瘀不孕案

尤某，女，30岁。

初诊（1980-03-10）：结婚已近3年，夫妻和睦，至今未孕。患者16岁月经初潮，经期一直推后，月经周期45～60天不等。月经量少，色暗夹有血块，每次经期2～3天即净，经来腹痛，喜温喜热而不喜揉按。刻诊：舌体瘦小，色淡苔白，脉沉细。

辨证：肾精不足，寒凝血瘀。

治法：补肾填精，散寒化瘀。

主方：右归饮加减。

处方：枸杞子10g，鹿角胶10g（烊化），熟地黄10g，当归12g，艾叶10g，红花10g，益母草15g，炮附子10g，淫羊藿10g，甘草6g。12剂，水煎服。嘱患者每次月经来潮前服药3剂。

服药4个周期后，月经色泽已由暗红转为鲜红，未发现血块，痛经已经消除，后2个月的周期都是40天左右；舌体仍然瘦小，舌色淡红，苔薄白，脉象仍然显细。原方去红花、炮附子，加白芍10g，川芎10g，菟丝子10g。15剂，水煎服。嘱其仍按每次经前服3剂的方法服用。

1981年3月患者告知，已闭经3个月。经B超检查，已经怀孕。

按：本例患者初潮年龄较大，初潮后经量一直较少，舌体较小，脉沉细，先天不足体质可知；经期错后，色暗夹有血块，腹痛喜温拒按，舌色较淡，寒凝血瘀之象昭然。初诊时以枸杞子、鹿角胶、熟地黄、淫羊藿补肾壮阳填精，当归、红花、益母草活血调经，炮附子、艾叶温经通脉，甘草调和诸药。使先天得充，气血得温，胞宫得养。复诊时由于寒瘀之象都已解除，故去红花、炮附子等温经逐瘀之甚者，加白芍、川芎、菟丝子以增强养血填精之功。

〔主诊：河北省行唐县屺塔头乡卫生院杨承岐；杨承岐.三十年基层临证得失录.北京：中国中医药出版社，2013.〕

活血攻下治疗下焦蓄血产后痉病案

刘某，女，24岁。

初诊（1980-01-15）：产后颈项强直，四肢抽动3天。产后5天，发热恶寒，头身疼痛，口渴心烦，少腹胀痛拒按，恶露少。经某区医院检查：体温39.5℃，脉搏102次/分，呼吸24次/分，血压186/90mmHg，心、肺听诊无病理性杂音。诊断为"产后感染，高血压"。曾用青霉素治疗2天，后口服四环素、降压灵（萝芙木全碱）、罗布麻等药无效，转余处诊治。症见：发热神昏，无汗，颈项强直，角弓反张，四肢间歇性抽动，面色苍白，少腹疼痛拒按，大便三日未行，小便黄，口唇干燥；舌质红，苔薄黄，脉弦数。查：体温39.2℃，血压180/90mmHg。

辨证：产后瘀血蓄于下焦（胞宫）。

治法：活血化瘀，攻下瘀热。

方药：桃核承气汤加葛根、益母草、红花，每天服1剂，每2小时服1次。

服药后微汗出，大便2次，色黑，量多，少腹疼痛缓解。次日，热退神清，症状明显好转，面色红润，四肢停止抽动，口不渴，能进食。查：体温37.6℃，血压140/76mmHg。继守原方去芒硝、大黄，加黄芪、当归。服2剂，诸症消除而愈。

按：患者产后多瘀，又风寒闭肺，郁而化热，瘀与热结，热扰神明，故见神昏；热盛风动，故见颈项强直，角弓反张，四肢间歇性抽动；热盛伤津，故见大便不通，小便黄；不通则痛，故见少腹拒按疼痛。《伤寒论》有云："太阳病不解，热结膀胱，其人如狂，血自下，下者愈。其外不解者，尚未可攻，当先解外。

外解已，但少腹急结者，乃可攻之，宜桃仁承气汤。"方选桃核承气汤活血化瘀，泄热通腑，加葛根解肌生津，益母草、红花活血排恶露。频服以通腑泄热治其标。二诊，去大黄、芒硝，以防伤正，加黄芪、当归调理气血治其本。

[主诊：湖南省芷江侗族自治县中医院张祥福；张祥福.桃核承气汤治疗急症.湖南中医杂志，1989（4）：23.]

健脾养血治疗脾虚血亏产后失音案

龙某，女，38岁。

初诊（1985-12-15）：产后失音12天。患者12天前因产时过度劳累，产后流血过多，产后第2天出现声音嘶哑，随后失音。某医院予感冒清及抗感染药物治疗，症状无好转；随后又内服宣肺解表之品，失音仍无改善。诊见：失音，神疲体倦，纳谷欠馨，心悸而慌，阴道仍有少量流血，血色淡红，大便干结，面色萎黄少华；舌质淡胖，苔白，脉细无力。

辨证：脾虚血亏，声道失濡。

治法：健脾益气养血，佐以开音。

主方：归脾汤加味。

处方：红参10g，白术12g，茯苓15g，当归身10g，炙黄芪45g，龙眼肉25g，阿胶15g，肉苁蓉18g，远志6g，炒酸枣仁15g，炮姜8g，补骨脂12g，大枣18g，炙甘草6g，桔梗8g。3剂。

进药2剂后阴道流血止，3剂后能低声说话，但声音仍轻度嘶哑，精神食欲好转，心悸减轻；舌淡，苔白，脉细。守原方去炮姜，嘱服4剂。药后发音正常，诸症亦除。虑其产后失血过多，继以十全大补汤加阿胶连服半个月，以巩固疗效。

　　按：失音系咽喉声道疾患，与肺肾关系密切。临床上突发失音常为感受外邪致金实不鸣，久病失音多为肺肾阴虚致金破不鸣。本例患者因产时过度劳累，产后失血过多致肺肾阴虚，精血亏虚不能化气，气血津液不能上承于咽喉声道，声道失其气血津液之濡养，则致失音。病机实为血亏津伤气耗，而前医不辨病因而按常规投宣肺解表之剂，故无效。笔者改归脾汤为主治疗，旨在益气健脾，养血开音。因切中病机，故仅服药7剂，失音及诸症悉除。

　　［**主诊**：湖南祁阳县人民医院（现祁阳市人民医院）韩志坚；韩志坚.归脾汤加味治疗产后失音.广西中医药，1992（1）：23.］

疏肝宁心治疗肝郁不舒脏躁案

王某，女，52岁。

初诊（2012-05-08）：患者平素喜悲伤欲哭，郁郁寡欢，不愿与人交谈，身乏力，口干口苦，纳差，寐差梦多，二便可。刻诊：舌暗红，苔薄白，脉弦细。

辨证：心肝失调，气机不畅。

治法：疏肝解郁，宁心安神。

主方：甘麦大枣汤加味。

处方：炒苍术12g，醋香附15g，川芎15g，炒栀子8g，神曲12g，九节菖蒲12g，远志8g，炒酸枣仁20g，百合25g，生地黄15g，大枣30g，浮小麦30g，合欢花20g，首乌藤30g，炙甘草10g。7剂，1剂/日，水煎服，早晚分服。

二诊（2012-05-15）：服药7剂，口干、口苦症状减轻，睡眠好转。守方加珍珠母20g，焦麦芽12g，焦山楂12g，焦神曲12g。

调理3个月，诸症全失，痊愈。

按：《金匮要略》云："妇人脏躁，喜悲伤欲哭，象如神灵所作，数欠伸，甘麦大枣汤主之。"浮小麦能和肝阴之客热，而养心液；甘草泻心火而和胃；大枣调胃。肺脏润，肝气调，躁止而病自除。补脾气者，火为土之母，心得所养，则火能生土。《金匮要略》指出："百合病者……欲卧不能卧，欲行不能行……如有神灵者，身形如和，其脉微数。"百合清心润肺，益气安神；生地黄养心阴，清血热。全方遣药恰当，使心肺得养，气血同治，阴复热清，百脉调和，其病可愈。治疗郁证患者时，花费了较长时间与患者进行心理疏导，要求家属帮助患者改善生活习惯，多与外界环境接触，注重患者内心调理。

［**主诊**：河北省邯郸市中医院高社光；代璞，高莉，杨红玉，等.高社光应用越鞠丸验案6则.河北中医，2015，37（3）：332-334.］

疏肝养血治疗心肝血虚妇人脏躁案

杨某，女，42岁。

初诊（1999-05-24）：感情脆弱，多愁善感多年。今日因精神刺激，悲伤欲哭，经人劝解，仍一时哭，一时笑。家属以为精神失常，邀余诊治。刻诊：时哭，时笑，间歇期唉声叹气；舌质正常，脉细略弦。嘱其家属找浮小麦两把约50g，大枣5~10枚，到药店买30g甘草，煎水内服。

1剂尽，哭笑即止，叹气频率减少。又服1剂，叹气停止。嘱其长服一段时间的逍遥丸，以防复发。

按：本例患者平素感情脆弱，多愁善感，必肝气不舒，日久阴血暗耗，心肝血虚，极易发生脏躁。记得先师仲景曾经说过："妇人脏躁，喜悲伤欲哭……甘麦大枣汤主之。"即予甘麦大枣汤方，果然应手而效。可见仲景之方，虽貌似平淡，却哲理无穷，值得深入研究。

［主诊：河北省行唐县屺塔头乡卫生院杨承岐；杨承岐.三十年基层临证得失录.北京：中国中医药出版社，2013.］

化痰祛湿治疗痰阻胞宫卵巢囊肿案

刘某，女，40岁。

初诊（1986-08-18）：月经不调，腰骶疼痛1年。外院检查示：左侧卵巢有大小约5cm×7cm的卵巢囊肿一个，建议手术治疗。患者因惧怕手术而求余诊治。刻诊：患者腰骶疼痛，月经不调，经期前后不定，白带量多，食欲不振；舌苔白腻，脉缓。

辨证：痰湿凝聚胞系。

治法：除湿化痰，消除囊肿。

方药：苍附导痰汤加减。

处方：苍术10g，半夏10g，薏苡仁30g，海浮石10g，威灵仙15g，独活10g，茯苓10g，炒三棱10g，炒莪术10g，细辛6g，香附10g，甘草6g。10剂，1剂/日，水煎服。

药后复查B超，囊肿缩至3cm×4cm。再用原方治疗20余天，囊肿消失。

按：卵巢囊肿是西医学的一个病名，中医学并没有有关该病的记载。根据其临床表现，归属于中医学"带下""腰痛"等范畴。根据B超所见，也可归属于中医学"癥瘕""痰核"等范畴。卵巢囊肿的形成，多因素体痰湿偏盛，湿热毒邪乘虚流注带脉，以及内蕴之痰湿结聚于胞系，久滞不去所致。治疗当以祛湿化痰为大法。根据其症状特点，还应参以活血化瘀之品调治。

［主诊：河北省石家庄行唐县屺塔头卫生院杨承岐；杨承岐.三十年基层临证得失录.北京：中国中医药出版社，2013.］

理气活血化瘀治疗瘀阻胞宫子宫肌瘤案

王某，女，32岁。

初诊（2003-04-12）：经行时间延长，血块增多2年。患者月经来潮后时间延长、量多、有血块，外院诊断为"子宫肌瘤"。患者因惧怕手术转求中药治疗。刻诊：每次月经来潮后时间延长，持续10~15天不等，量多，色暗，夹有血块，经前及经期前四五天腹部疼痛，不喜揉按，平素白带量多；舌质暗淡，苔薄白，脉弦。B超示：子宫后壁有一个3cm×3cm大小的子宫肌瘤。此时是月经来潮后的第二天，正是中药治疗的最佳时期。

辨证：气滞血瘀，瘀阻胞宫。

治法：理气活血，消除癥瘕。

主方：少腹逐瘀汤加减。

处方：柴胡6g，赤白芍各10g，香附10g，延胡索12g，炒三棱10g，炒莪术10g，威灵仙15g，当归10g，炒桃仁10g，五灵脂炭10g，蒲黄炭10g，甘草6g。嘱患者每次月经来潮前5天服药5剂。

二诊（2003-06-14）：服药10剂后，患者诉腹部疼痛减轻，月经血块已消，但其他并无改善，要求更方。查其舌脉如故，告知曰："你患的是慢性病，不宜心急，应耐心慢慢治疗。药已切中病机，不宜频繁更法。"嘱其再照原方服药10剂。

三诊（2003-08-15）：2个月后，患者诉服药后各种症状已基本消除，这次月经来潮后7天即净，白带仍稍多。予原方去三棱、莪术，加薏苡仁30g，苍术10g，炒荆芥穗10g，以祛湿止带。

服上药10余剂，诸症悉平。B超复查，子宫肌瘤消失。

按： 根据子宫肌瘤的临床表现，本病可归属于中医学"月经不调""月经过多""崩漏"等范畴。根据B超所见，也可归属于中医学"癥瘕"的范畴。该病是由于患者长期受到某种因素（如情志、寒热毒邪等）影响，阻碍气机，以致气血运行不利，瘀血阻于胞宫。其治疗当以活血祛瘀为大法。该病主要临床特征是月经过多，通过B超检查可以明确诊断。对于新病初发、邪盛正不虚者，治疗以消除癥瘕、活血止血为主；对于病程日久、邪恋正虚者，治疗以补气摄血、消除癥瘕为主。

［主诊：河北省行唐县屺塔头乡卫生院杨承岐；杨承岐.三十年基层临证得失录.北京：中国中医药出版社，2013.］

益气活血治疗气虚血瘀肿块案

金某，女，43岁。

初诊（1980-12-15）：下腰部肿块2年。停经14年。症见：肌肤甲错，神疲肌瘦，时而哭骂不避亲疏，下腰部有一鹅蛋大肿块，压痛明显；舌质紫暗，舌下系带粗紫，脉沉弦有力。B超提示，盆腔炎性肿块待查。

辨证：气虚血瘀。

治法：益气活血。

主方：补阳还五汤加味。

处方：黄芪30g，当归15g，赤芍10g，川芎10g，桃仁10g，红花10g，地龙10g，香附10g，益母草15g，阿胶15g（另蒸，兑服）。水煎服，10剂。

服药后精神转佳。继按原方增损调理，后腹部肿块消失，月事以时下。于第二年增添一子。

按：气虚血瘀，经脉不通，故见停经；气虚血瘀，机体失养，故见肌肤甲错，神疲肌瘦；瘀阻脑络，脑络不通，脑髓失养，故见神志异常；气虚津停，瘀阻成癥，故见下腰部有一鹅蛋大肿块；不通则痛，故见压痛明显。方选补阳还五汤活血化瘀，加香附疏肝行气，益母草活血调经，阿胶补血。方证合拍，故药后肿块消散，月事调和。

［主诊：湖南省新化县中医院曾介绥；曾介绥.补阳还五汤临床应用体会.湖南中医杂志，1996（增刊2）：6-7.］

九、儿科病证

表里双解治疗二阳合病高热案

李某，男，4岁。

初诊（1990-11-03）：高热伴腹痛3天。经某医院检查无外科情况而留住儿科，用氨苄青霉素、补液及对症治疗3天，症无缓解。症见：发热（腋温39℃）无汗，腹痛时作，痛则呻吟，腹尚软，压痛以脐中为剧，无反跳痛，肠鸣音存在，口渴索饮，大便两日未行，小便短赤，烦躁易惊；舌红，苔薄黄而干，脉滑数。

辨证：少阳阳明合病。邪在少阳，当以和解；阳明腑实，又当攻下。

治法：表里双解。

主方：大柴胡汤加减。

处方：柴胡10g，黄芩6g，法半夏9g，大黄6g，枳实6g，赤芍、白芍各6g，钩藤6g，蝉蜕6g，生地黄6g，荆芥6g。药进2剂，得汗而热退（腋温37℃），大便已行，精神转佳，腹微痛。

二诊（1990-11-06）：守原方去荆芥，再进1剂而痊愈。

按：本案西医曾以发热、腹痛待查诊治3天，不效。据证分析，其病机为里热结聚，表证未解。故拟用大柴胡汤双解表里之邪，伍生地黄以增液行舟，加荆芥助解表祛邪，佐钩藤、蝉蜕平肝以定惊。诸药相伍，药证合拍，故药后高热、腹痛悉平。

　　［主诊：湖南省辰溪县中医院胡学刚；胡学刚.儿科急重症治

验.湖南中医杂志,1991(6):21.

解表透里治疗暑热内扰高热案

李某,女,2岁。

初诊(2002-08-04):高热不退2天。患儿于10天前受凉感冒,次日出现鼻塞流涕,2天后突然高热,恶寒,口渴,烦躁,入当地医院治疗,拟诊为"重度感染?流行性乙型脑炎?"经抗炎、输液、解热等法治疗,体温一直波动在38.5~40.0℃,家属要求改服中药治疗。刻诊:体温40℃,无汗,恶寒,目赤,烦躁不安,口渴,大便干,小便黄;舌红,苔黄滑,指纹紫滞达气关。

辨证:暑热浸淫,卫气同病,内扰阳明。

治法:辛凉透邪,清暑解毒。

主方:清解汤加减。

处方:薄荷叶5g,蝉蜕6g,生石膏20g(另包,先煎),甘草3g,银花10g,连翘6g,香薷5g,六一散10g,芦根15g。

二诊(2002-08-06):1剂药后汗出,体温降至38℃,目赤已退,稍能安睡,仍口渴,小便黄,大便未行;舌苔黄。原方去香薷加知母6g,花粉6g。继服2剂。

三诊(2002-08-08):发热已平,二便正常,仍口渴心烦,神疲乏力,纳差;舌红,苔薄而干。后以竹叶石膏汤加白薇6g,谷芽10g。2剂,调理善后而愈。

按:清解汤出自近代医学家张锡纯所著《医学衷中参西录》一书,原方主治"温病初得,头痛,周身骨节酸疼,肌肤壮热,背微寒,无汗,脉浮滑者"。方中薄荷叶疏风解表,生石膏清热解肌，蝉蜕宣散风热，甘草清热和胃。笔者运用此方加减治疗小儿四时发热症，疗效较好。本方具有疏风解表、辛凉泄热之功，且药味较少，无苦寒之弊，不失为治疗小儿发热的良方。

[主诊：湖南省溆浦县龙潭镇第二卫生院张寿华；张寿华．清解汤治疗小儿发热体会．实用中西医结合临床，2003，3（5）：51.]

解表清热治疗温邪郁肺肺炎喘嗽案

王某，女，9个月。

初诊（1985-08-23）：其母诉，患儿咳喘4天，水样便1天。刻下：午后热甚（肛温38.5℃），鼻流稠涕，出气烘热，烦躁啼哭，口渴喜饮，今日泻水样便，日行十余次，量不多，其气味臭秽难闻；舌红，苔黄，指纹紫红。诊断为"小儿肺炎"。

辨证：温邪郁肺，肺热迫肠。

治法：辛凉苦寒并进。

主方：麻杏甘石汤合葛根芩连汤加味。

处方：麻黄2g，杏仁4g，生石膏30g，甘草3g，葛根10g，黄芩6g，黄连3g，薄荷5g，金银花12g，滑石10g。

服药1剂后，热退喘减，仍腹泻。2剂泻止。3剂咳喘平。

按：患者午后发热，乃温邪引起，温邪郁肺，故见鼻流稠涕，出气烘热；热扰心神，故见烦躁啼哭；热盛伤津，故见口渴喜饮；小儿罹患肺炎，传变甚速，最易化热入里，肺与大肠相表里，邪热失于清解，则往往循经而下移大肠，故临床常壮热、喘嗽、下利臭秽并见；舌脉为本证的佐证。方选麻杏甘石汤合葛根芩连汤加减治疗，方中麻杏甘石汤辛凉解表，葛根芩连汤清热止泻兼解表。《伤寒论》载葛根芩连汤既治"喘而汗出"，又主"利遂不止"。加薄荷、金银花辛凉解表，滑石清热利湿。本案温凉并用，苦寒兼施，表里双解，上下并治，故能建功。

[主诊：湖南省辰溪县中医院胡学刚；胡学刚.巧配麻杏甘石汤治疗小儿肺炎.辽宁中医杂志，1988（1）：34.]

宣通兼用治疗肺肠热壅喘嗽案

陈某，女，4岁。

初诊（1983-05-03）：患儿发热、咳嗽、气促3天。当地医院用青霉素、链霉素、红霉素、卡那霉素和输液等治疗未效，病情危重。刻诊：患儿精神倦怠，面色青紫，呼吸急促，烦躁不安，唇舌紫暗，鼻翼扇动，喉中痰鸣，目睛微红，口干但不欲多饮，大便黄糜，一日三至五行，小便黄；舌苔黄垢，脉滑数。体温39.6℃，心率160次/分，呼吸46次/分，血常规：血红蛋白14g/L，白细胞6.7×10⁹/L，中性粒细胞56%，淋巴细胞46%，嗜酸性粒细胞1%。

辨证：痰热壅肺，气失清肃，肺热累及大肠。

治法：宣肺通肠，上下兼治。

主方：宣白承气汤合三子养亲汤。

处方：生大黄6g，生石膏20g，瓜蒌壳6g，桃仁5g，苏子5g，莱菔子5g，白芥子3g，前胡6g，甘草3g。3剂。

进上方3剂后，大便一日七八行，奇臭，夹有黏液。大便检查，未见异常。患儿喉中痰鸣消失，体温降至38℃，面色转红，病情转危为安，但仍见咳嗽不爽，口渴。此乃肺胃津伤，用竹叶石膏汤调理1周，痊愈出院。

按：患儿高热，大便黄糜且次数多，此乃肺热下传大肠，宜清肺通肠，采用宣白承气汤清上通下，釜底抽薪。患儿鼻翼扇动，喉中痰鸣，痰热壅肺之象明显，故以三子养亲汤降气化痰。患儿面色青紫，唇舌紫暗，口干但不欲多饮，可知患者有瘀热之象，故以桃仁活血通脉。肺主宣发肃降，肺失清肃，气机不利，而致咳嗽，故以前胡、甘草降气止咳。诸药合用，上下兼治，清降并用，气血同调，并行血中郁滞，故收效迅速。急则治其标，缓则治其本。虽患儿首诊有气津两伤之精神倦怠、口干等症，尤应先解肺热，而后恢复患者气津。若患者高热之时，猛进凉水，势必会导致湿热互结，徒劳无功，反增烦恼，故待高热得解后，以竹叶石膏汤清除余热，益气生津和胃，恢复机体功能，培土治本。后于患儿病后恢复阶段，足足调理一周，旨在治病求本。

［主诊：湖南省安仁县中医院龙慎仪；龙慎仪.风温重症治验一例.湖南中医学院学报，1983（2）：41.］

通腑泄热治疗痰热壅肺咳喘案

丁某，女，7岁。

初诊（1982-01-07）：咳嗽气喘5天。5天前因感冒发热、咳嗽气喘，经某地医院诊断为支气管肺炎，用西药抗炎、止咳、平喘等治疗数日后好转。近5天来又发热、喘咳，午后尤甚，时有自汗，复用西药抗炎、止咳平喘无效。症见：发热（口温40℃），喘咳，鼻翼扇动，喉中痰鸣，大便五日未解，腹部胀满，小便短赤；听其两肺有较多湿啰音及少量哮鸣音；舌红少津，苔黄燥，脉数有力。

辨证：痰热壅肺，津伤化燥。

治法：通腑泄热，清肺化痰定喘。

主方：大承气汤加味。

处方：厚朴15g，芒硝5g（另兑），大黄、枳实、杏仁、贝母、桑白皮各10g。

药进1剂，大便泻下硬粪数枚，稀水数次，热退，喘咳亦减大半。体温正常，喘咳不甚，能进饮食；舌红苔黄润，听其两肺尚有少量湿啰音。乃改用生脉散加百部、贝母，3剂而收全功。

按：小儿肺炎是儿科常见疾病之一，以发热、喘咳、喉中痰鸣为主症，临床中常伴有出汗、腹满、便秘等症。其病机多为外邪犯肺，肺失清肃，气机宣降失职所致。若外邪入里，伤津化燥，易致燥屎内结大肠，腑气不通，浊气上逆，则加重喘满。此种证候若单纯治肺，只是"扬汤止沸"，疗效不佳。余对此证则采用"釜底抽薪"法，以通腑泄热为主，兼以清肺平喘，每获良效。曾治30余例，确是屡验不鲜，故敢介绍。然小儿肺炎，病位在肺，若里热不盛，燥屎未成者，又非本法所宜。此法一用，若大便得通，则不必尽剂，免伤正气。

［主诊：湖南省桃源县八字路乡卫生院周汉清；周汉清.大承气汤治小儿肺炎.新中医，1986（7）：19.］

滋养胃阴治疗胃阴不足厌食案

柳某，女，3岁。

初诊（1985-10-13）：患儿厌食将近1年。经六君子汤、参苓白术散、保和丸及干酵母、蜂乳、宝宝乐等治疗，罔效。现仍不思饮食，每餐用饭，边哄边吃常达1~2小时之久，食物进入口内，良久不能咽下，父母甚为苦恼，稍不如意则烦哭异常，大便常干，小便少，形体消瘦，腹软，唇红；舌淡红，苔白腐，间有剥苔，脉细数。

辨证：胃阴不足。

治法：滋养胃阴。

主方：麦门冬汤加减。

处方：麦门冬10g，沙参15g，大枣10g，天花粉6g，砂仁3g，法半夏3g，石斛10g，陈皮5g，甘草2g，生地黄6g，石决明6g。5剂。

二诊（1985-10-18）：食纳稍有好转，烦躁减轻；舌淡红，腐苔转薄，脉细数。守原方去天花粉，加怀山药10g。

三诊（1985-10-23）：已思食，烦躁除；舌淡红，苔薄白，无剥苔，脉细缓。上方去生地黄、石决明。5剂。

四诊（1985-10-28）：服完5剂，食纳已好，精神面容均有好转。嘱其注意饮食，以清淡易消化、富有营养为原则。

按：六君子汤、参苓白术散为健脾之剂，今患儿舌淡红，苔白腐、间有剥苔是胃乏津液、釜中无水，方拟麦门冬汤加减。原方去粳米加天花粉，沙参代人参，以滋养胃阴；再加生地黄、石决明滋肝潜阳；合少量砂仁、半夏、陈皮，既可芳化开胃，又可防滋养碍脾之弊，消补并行，相得益彰。叶天士说："食不甘味，舌苔颇浊，宜和阳明。""胃为阳土，宜凉宜润。"验之临床，确是至理。

［主诊：湖南省衡山县中医院唐国衡；唐国衡.麦门冬汤治疗儿科病症举隅.湖南中医杂志，2002（6）：47.］

健脾醒神治疗脾虚神昧嗜食泥土案

杨某，男，2岁。

初诊（1994-02-11）：嗜食泥土约1个月。常弄得满嘴是泥，家长打骂、恐吓皆无济于事，曾服阿苯达唑无效。刻诊：患者发结如穗，肚腹胀大，青筋暴露，叩之如鼓，食欲不振，形体消瘦；舌淡苔白，指纹正常。

辨证：脾胃虚弱，神明蒙昧。

治法：健脾醒脑开胃。

主方：嗜食散。

处方：鸡内金、石菖蒲、麦芽、山楂、山药各50g。炒焦为末，调于菜汤或米粥内。

治疗1周，患儿不再嗜泥土。随访2个月未发。

按：嗜食泥土、炉渣、火柴，此症多见于小儿，常伴食欲不振、发结如穗、肚腹胀大、面色萎黄、形体消瘦等症。一般多认为与虫积有关，常采用驱虫化积的方法治疗。但验之临床，疗效并不理想。考小儿脏腑娇嫩，形气未充，神经系统功能尚不健全，大脑对食物和味道的喜恶尚未定型。同时小儿"脾常不足"，胃阴易亏，加之喂养不当或感染诸虫，伤及脾胃，气机紊乱，则可发生嗜异症。可见小儿嗜异症与脾常不足、形气未充和神明蒙昧有关。其治当以健脾醒神为首务。余常以鸡内金、石菖蒲、麦芽、山楂、怀山药各等分，炒焦为末，组成"嗜异散"治疗此证，每每获效。本方以鸡内金消食积壅滞，麦芽醒脾开胃消谷积，山楂醒脾开胃消肉积，石菖蒲醒脑开窍、化湿开胃，山药滋补脾肾、养阴生津。各药炒焦，气味芳香，调于菜汤或米粥内，儿童乐于接受。若感染蛔虫者，再配以使君子化积驱虫，则嗜异可除。

[主诊：河北省行唐县屹塔头乡卫生院杨承岐；杨承岐.三十年基层临证得失录.北京：中国中医药出版社，2013.]

解表升清治疗小儿风寒泻案

董某，男，5岁。

初诊（2011-12-10）：家长代述，患儿于半月前因出汗后受凉，出现发热、咳嗽、鼻塞、流涕等症状，入某西医院诊断为"急性支气管炎"。经西医治疗热退咳减，患儿继于10天前出现腹泻，经中西医治疗效果不显，由他人引荐前来我处就诊。刻诊：腹泻，一日七八行，便质清稀，夹有泡沫，色淡不臭，肠鸣腹痛，无发热，无汗，鼻塞，流清涕；舌淡红，苔薄白，脉浮。血常规示：白细胞 6.54×10^9/L。大便常规检查未见异常。

辨证：风寒泻。

治法：解表散寒，升清止泻。

主方：葛根汤加减。

处方：葛根10g，紫苏叶5g，桂枝5g，白芍5g，大枣3枚，炙甘草5g，生姜3片。5剂，1剂/日，水煎服，早、晚分服。

药进1剂，鼻塞、清涕除，腹泻减。服3剂泻止而痊愈。

按：现代医学认为，小儿腹泻多由肠道内细菌或病毒感染而致，但感冒、支气管炎、肺炎或尿路感染等肠道外感时多伴发腹泻、腹痛、呕吐等消化道症状，对于这种肠道外感伴发的腹泻，称为肠道外感性腹泻。呼吸系统感染是肠道外感性腹泻的重要病因，临床表现通常为发热、鼻塞、咽痛、流涕、头痛、全身不适、食欲不振、呕吐、腹泻、腹痛等。按六经辨证，本病多为"邪客阳明"的太阳与阳明合病。《伤寒论》曰："太阳与阳明合病者，必自下利，葛根汤主之。"《医宗金鉴》云："太阳与阳明合病者，表里之气，升降失常，故下利也。治法解太阳之表，表解而阳明之里自和。"可见运用葛根汤治疗"邪客阳明"之肠道外感性腹泻切合病机，故收捷效。

[刘璐佳，刘志伟，刘进哲，等.经方治疗儿科疾病验案举隅.环球中医药，2019，12（5）：767-769.]

通利州都法治疗暑湿内蕴泻泄案

金某，男，2岁。

初诊（1984-06-08）：其母代诉，腹泻水样便1天。患儿昨日起病，水泻如注，日行十余次，腹不痛，口渴喜饮，烦躁不安，尿少色黄；舌苔白，脉濡略数。

辨证：暑湿内蕴，脾受其困，清浊不分，水趋大肠。

治法：雷氏通利州都法。

方药：白茯苓10g，泽泻6g，炒苍术5g，炒白术5g，车前子10g，白通草3g，滑石10g，桔梗3g，葛根、山楂炭各10g，鲜荷叶1角。2剂。

数日后，母来院告云，是日购药回，患儿泻利不止，烦躁口渴愈甚，急将药煎好，即以药汁作茶尽其饮，患儿渴急，亦不识其药，遂畅饮之。至夜半，得小便数次，泻利渐止，神疲而卧。翌日泻止思食，米粥调养数日而愈。

按：通利州都法见于清·雷少逸《时病论》，为"湿胜则濡泻"而设之专法。其曰："湿侵于脾，脾失健运，不能渗化，致阑门不可泌清别浊，水谷并入大肠而成泄泻矣。"本案取《景岳全书》"治泻不利小水，非其治也"之意，使湿从膀胱而走，则泻自得止。方中茯苓甘淡平和，通利州都为君；泽泻咸寒下达而走膀胱，苍术、白术燥湿健脾，滑石、车前子、通草甘淡渗湿，山楂炭止泻，葛根、荷叶升发清阳、鼓舞脾胃阳气上升，共为臣药；桔梗之开提，能通天气于地道，为佐药。全方大队渗利，重在祛湿，所谓利小肠则实大肠也，妙在桔梗一味，上开肺气以宣湿邪，下则升提以制泻利，制方严谨，颇具匠心。

［主诊：湖南省辰溪县中医院胡学刚；胡学刚.通利州都法治疗小儿腹泻.四川中医，1986（3）：22.］

甘寒滋润治疗肺胃津伤呕泻案

胡某，女，2岁。

初诊（1986-04-07）：呕吐并腹泻5天。患者于4月2日骤发呕吐、腹泻。腹泻一日五六行，质稀如水，量多气臭。呕吐每天3~4次，多为食物残渣及清水，不欲饮食。经服无味氯霉素等药，呕泻渐止。但今晨呼吸浅促，神疲嗜睡，遂来我院门诊。症见：呼吸微弱，短而声低，似喘而无声，皮肤干皱，口干欲饮，不思食纳，睛半露，眶稍陷，腹平软，唇干红；舌质红干，苔薄白无津。

辨证：肺胃津伤，液伤气耗。

治法：甘寒滋润。

主方：麦门冬汤。

处方：麦冬10g，人参须10g（蒸兑），扁豆6g，法半夏3g，石斛10g，芦根10g，甘草3g。2剂，文火煎，少量频频喂服。

二诊（1986-04-08）：服药1剂，气息即有好转，呼吸均匀有力，稍能进食，唇舌较润，拟人参须6g（蒸兑），麦冬5g，法半夏3g，甘草2g，大枣5g，扁豆5g，芦根10g，石斛10g。3剂，1剂/日。

三诊（1986-04-11）：服药后，患儿嬉笑如常；舌红而润，苔薄白。拟方：麦冬5g，沙参10g，扁豆5g，怀山药10g，陈皮5g，麦芽粉6g（泡服），甘草3g，大枣5g。3剂，以善后。

按： 此例呼吸浅促，乃呕泻失液，胃津骤耗，不能供肺所致。培土生津，肺金得柔，则气有所主。方选麦门冬汤加减治疗。方中麦冬甘寒滋润，养阴清热，生津润燥；人参、甘草健脾补气，与麦冬相配，阳生阴长；半夏辛温，降逆下气，和胃化痰，与麦冬相配，滋而不腻，温而不燥；扁豆健脾化湿，与半夏配伍，调和脾胃，培土生金；石斛、芦根养阴生津，与麦冬、人参相伍针对根本，直补气液。加之少量频服，以图迅速补足气液，恢复机体功能。服1剂即显效。后续仍以补气生津、培土生金之法为主治疗，虽未用输液疗法，亦能很快恢复健康。

［主诊：湖南省衡山县中医院唐国衡；唐国衡.麦门冬汤治疗儿科病症举隅.湖南中医杂志，2002（6）：47.］

和胃安肠治疗寒热错杂吐泻案

刘某，男，14个月。

初诊（1990-03-18）：呕泻并发热2天。日泻黄色水样便十余次，内夹不消化之食物残渣，气味腥臭，呕吐为胃内容物，量不多，发热（肛温38.5℃），烦躁啼哭，口渴索饮，面黄肌瘦；舌红，苔白厚，指纹隐含不显。拟诊小儿急性胃肠炎。胃有热，故呕吐烦渴；肠有寒则下利腥臭，完谷不化。

辨证：寒热错杂，呕利成痞。

治法：和胃安肠。

主方：半夏泻心汤加味。

处方：法半夏5g，黄连3g，黄芩5g，党参10g，炮姜3g，炙甘草3g，葛根10g，车前子6g，白术10g，茯苓10g，苏叶2g，大枣3枚。2剂。

二诊（1990-03-20）：服药2剂，呕吐、发热得止，腹泻减至一日三四行。改用理中丸（汤）加葛根、桔梗、赤石脂、山药收功。

按：小儿发热又伴呕泻，如不及早阻截治疗，则每致伤津耗液，变成坏症。半夏泻心汤调和肠胃，止呕止泻，每有奇效；加葛根、苏叶外解表邪以退热，白术、茯苓、车前子健脾利湿以止泻。全方寒热平调，升清降浊，扶正祛邪，遣药恰当，故疗效显著。

［主诊：湖南省辰溪县中医院胡学刚；胡学刚.儿科急重症治验.湖南中医杂志，1991（6）：22.］

五倍子涩肠止泻外治久泻脱肛案

杨某，男，3岁。

初诊（1989-08-06）：痢疾后脱肛5天。因患细菌性痢疾久治不愈，并引起脱肛。现肛门坠脱不收，腹部虚胀，精神倦怠，面黄肌瘦；舌淡苔白。

辨证：气虚不固

治法：补气固脱。

主方：补中益气汤加减（处方不详）。

服药4剂后，虽余症明显好转，但仍肛门脱出。又以薏苡仁、大枣、糯米纳猪直肠内炖服，因拒食未效。遂改五倍子30g煎水坐浴，每天3次。次日可将直肠轻轻托回，第3天仅大便时脱出，改为便后坐浴。第5天便后脱出能自行回缩，第6天痊愈。至今随访未复发。

按：本案乃久泄脱肛之症，世人只知补中益气之法，岂不知内外合治效果极佳。本案中以补中益气汤内服升阳举陷，以五倍子坐浴涩肠止泻，效如桴鼓。五倍子味酸涩，性寒，归肺、大肠、肾经。功效：敛肺降火，涩肠止泻，涩精止遗，敛汗止血，收湿敛疮。本品收涩作用较强，且涩中有清，滑脱证兼热者尤宜。

［主诊：湖南省醴陵市中医院周健雄；周健雄.外用五倍子治疗某些儿科病证.实用中医内科杂志，1994（3）：47.］

固表止汗外治卫表不固漏汗案

甘某，女，2岁。

初诊（1993-04-10）：药后汗多2天。因受寒而鼻塞流涕，发热咳嗽，神疲纳呆，无汗。服诺氟沙星、速效感冒冲剂、蛇胆川贝液等药后热退咳止，但多汗，不分昼夜时时汗出，诊为"漏汗"。

辨证：卫表不固。

治法：固表止汗。

主方：五倍朱砂散。

处方：五倍子15g，朱砂3g。共研细末。每晚临睡前用3g，醋调填脐，上盖纱布，以胶布固定，次日除掉。

药后3天出汗明显减少，5天而愈。

按：本例患者因过服或滥服抗感冒药后，使肺气大虚，卫表不固，故出现多汗之症。患者汗出不分昼夜，为自汗。阴虚之象不显，以气虚为主。应以益气固表，止汗为主治疗。但治疗并未用益气药，而用朱砂，何故？因患者症轻，病程短，故只要睡眠充足，气血就可得以恢复，再伍以五倍子固表止汗，故速效。可见临床只要辨证精准，药证相符，可获立竿见影之效。

［主诊：湖南省醴陵市中医院周健雄；周健雄.外用五倍子治疗某些儿科病证.实用中医内科杂志，1994（3）：47.］

温阳固涩治疗脾肾阳虚小儿遗尿案

张某，男，8岁。

初诊（2001-07-03）：遗尿4年余。患儿4年来几乎夜夜尿床，经多次治疗，收效甚微。刻诊：患儿面色淡白，少气懒言，食欲不振，畏寒肢冷，便溏；舌淡苔白，脉无力。查血、尿常规均正常。

辨证：脾肾阳虚，固摄无权。

治法：温补脾肾，益气固涩。

主方：缩泉汤加味。

处方：益智仁10g，山药15g，乌药10g，桑螵蛸10g，党参15g，补骨脂10g，黄芪15g，白术10g，吴茱萸6g，大枣3枚，甘草3g。6剂，每剂服1.5天，2次/日，水煎服。

二诊（2001-07-09）：遗尿次数明显减少，胃纳转佳，但睡后不易醒。原方加石菖蒲10g，远志10g。又服6剂，遗尿停止。

随访6个月，未再遗尿。

按： 小儿遗尿症指3周岁以上小儿睡中小便遗出不觉，醒后方知，且经常发生者。中医学认为，引起遗尿的原因最常见的为脾肾阳虚，固摄无权。膀胱气化功能与肺、脾、肾三脏的功能有密切关系，如三脏功能失调，即水液的源、流失治，均可影响膀胱的气化，而致遗尿。以温补脾肾、益气固涩为治法。方用加味缩泉丸。此方在缩泉丸基础上，加入补骨脂、白术、黄芪、桑螵蛸，4味药分属补阳药、理气药、补气药、收涩药，各司其长，协同发力，再加吴茱萸助阳，党参、大枣、甘草加强补中补气作用，共施温补下元、固精缩尿之功。

［ 主诊：辽宁省阜新市中医院于荣艳；于荣艳.缩泉汤加味治疗小儿遗尿36例报道.甘肃中医，2006，19（4）：17.］

益气养阴治疗气阴两虚花剥舌案

杨某，女，2岁。

初诊（1986-02-12）：舌苔花剥1年余。形瘦纳差，舌右侧见两处椭圆形舌面光剥无苔，舌质淡红，脉细数无力。

辨证：脾胃气阴两虚。

治法：益气养阴。

主方：叶氏养胃方加减。

处方：沙参10g，麦冬10g，玉竹8g，扁豆8g，炙甘草5g，白芍、木瓜、莲子肉各6g，谷芽10g。

患儿仅服3剂，剥苔复生而愈。

按： 剥苔为特殊舌象之一，说明人体气血两虚和气阴两虚。舌边局部光剥无苔说明肝胃津液大伤，必有纳差。舌苔为胃阴汇聚之所，无苔者胃阴大亏，苔少者胃阴亏少，花剥苔者较轻，说明阴伤时日尚短。又查患者形瘦，脉细数无力，为气阴两虚。叶天士说："太阴湿土得阳始运，阳明阳土得阴自安，以脾喜刚燥，胃喜柔润也。"此即为"柔剂养阳"，与前人重于升清阳而养胃、祛湿和胃之方义不同，现代也常将此意用于临床。方中沙参、麦冬、玉竹甘润养阴，莲子肉、扁豆、甘草健脾益胃，配白芍、木瓜酸甘合化，再佐谷芽启脾进食。全方两补气阴，大具生化之性。

　　［主诊：湖南省辰溪县中医院胡学刚；胡学刚.加减叶氏养胃方治疗小儿花剥舌.中医药研究，1987（4）：40.］

十、皮肤科病证

调和营卫治疗营卫不和瘾疹案

陈某，女，33岁。

初诊（1974-03-12）：荨麻疹反复发作4年。患者近4年来，每到冬春季节，因天气寒冷，或吹北风，或接触冷水时，则从肢端迅起遍身突起的红白相兼的疹块，有的融合成片如掌大，痒甚。经当地医院治疗多次，罔效。症见：面色青白，头、面、四肢端及胸、背、腹部遍布红白色疹块、丘疹，并见搔抓痕。触其疹较硬，且高出健康皮肤；舌淡红嫩润，苔薄白，脉浮缓。此次发作已历时1周。

辨证：营卫不和，风寒袭表。

治法：调和营卫。

主方：桂枝汤加味。

处方：桂枝8g，白芍、蝉蜕各10g，炙甘草6g，生姜3片，大枣6枚。4剂，水煎服。

服上药3剂时有明显效果，4剂服完未再现疹块，仅有少量丘疹，微痒。察舌切脉未见其他异常。仍守上方4剂，并以人参养营丸药后温开水送服，2次/日，每次10g。随访至今未复发。

按：桂枝汤为《伤寒论》方，是仲景为太阳中风而设。柯韵伯誉其为"仲景群方之魁，乃滋阴和阳、调和营卫、解肌发汗之总方也"。方中以桂枝为君，味辛性温，辛能发散，温通卫阳；

白芍为臣，味酸性寒，酸能收敛，寒能走营，于和营中有调卫之功；生姜助桂枝解肌泄邪；大枣佐白芍和营益阴；甘草调和诸药，以安内攘外；特加入蝉蜕，咸、甘、寒而入肺肝，以散风息风直达病所，故收效颇佳。

［主诊：湖南省常德县中医院（现常德市第二中医院）吴忠文；吴忠文.经方运用三则新中医，1988（2）：19-20.］

外疏内泄治疗热毒内结瘾疹案

肖某，女，18岁。

初诊（1999-05-13）：自1995年起，每逢春末夏初时，全身出现高出皮肤、状如针尖大小的紫红色颗粒，呈片状分布，瘙痒难忍，遇热更甚，按之不褪色，口渴，咽干，心烦，大便干结，小便黄；舌红，苔黄，脉滑数。

辨证：风湿热邪，郁遏肌肤，日久不愈，热毒内结。

治法：疏风除湿，宣泄热毒。

主方：防风通圣散加减。

处方：防风、赤芍、连翘、黄芩、当归、牡丹皮、僵蚕各10g，大黄、麻黄、栀子、苍术、荆芥、薄荷各6g，生石膏、六一散、金银花、大青叶各15g。4剂。

二诊（1999-05-17）：大便通利，瘾疹消失，皮肤有时发痒；舌红，苔黄，脉滑数。以原方去大黄、苍术，续进5剂，瘾疹未见复发。

按：防风通圣散出自刘完素所著的《黄帝素问宣明论方》，为治风热壅盛、表里俱实之良剂。本案患者由于风湿热邪，郁遏肌肤，热毒内结，发为瘾疹。用防风、荆芥、麻黄、薄荷、金银花疏风解表；大黄通腑泄热；生石膏、黄芩、连翘清解肺胃之热；大青叶、牡丹皮凉血解毒；苍术燥湿；栀子、滑石清热利湿；当归、芍药养血活血润肠；僵蚕祛风止痒；甘草和中。二诊大便通、瘾疹消，原方去大黄、苍术，以巩固疗效。

[主诊：湖南省溆浦县龙潭镇卫生院张寿华；张寿华.防风通圣散临床运用举隅.实用中西医结合临床，2004（6）：62.]

清热燥湿治疗湿热浸淫奶癣案

陈某，男，8个月。

初诊（1993–10–3）：出生后耳周泛发斑疹3个月。出生后3个月头面、耳壳及耳后折缝处起红斑、丘疹，瘙痒剧烈，随后糜烂，渗出黄色液体，浸淫成片，对称性分布。以后逐渐蔓延扩大，尿赤。曾内服中西药、外搽肤轻松（醋酸氟轻松）等无效。查体：皮损见于头面、耳壳、耳后、胸背、肘弯、腘窝、会阴、臀部等处，有糜烂，有黄色渗液；舌红，苔黄腻。

辨证：湿热浸淫。

治法：清热解毒，燥湿收敛，生肌止痒。

主方：五倍青黛散。

处方：五倍子30g，青黛20g，枯矾15g，炉甘石15g。共研细末。先用苦参煎水洗净患处，再以香油调上药末外涂，每天换药2次。

3天后瘙痒减轻，黄色渗液减少。继用3周而愈。后未再复发。

按：婴儿湿疹是发于1～2岁婴儿的过敏性皮肤病，又称"奶癣"。《外科正宗》云："奶癣，儿在胎中，母食五辛，父餐炙煿，遗热与儿，生后头面遍身发为奶癣，流脂成片，睡卧不安，搔痒不绝。"多为禀性不耐，脾胃运化失职，内有胎火湿热，外受风湿热邪，蕴阻肌肤所致。本案用五倍子、炉甘石收湿敛疮；苦参清热燥湿兼以利尿；青黛清热解毒，凉血消疹；枯矾清热解毒燥湿；诸药研末，以润肤生肌止痒之香油涂抹，神效。

　　[主诊：湖南省醴陵市中医院周健雄；周健雄.外用五倍子治疗某些儿科病证.实用中医内科杂志，1994（3）：47.]

温经活血治疗阴寒凝滞身痛痈疽案

　　王某，女，32岁。

　　初诊（1983-07-11）：下半身疼痛7天。自述恶寒、腰以下悉痛，前医从风湿论治，反卧床不起，时历1周，复见右腰部白色肿块，根盘散漫。体温39℃，血常规示：白细胞16×10^9/L，中性粒细胞85%，淋巴细胞15%。投青霉素、链霉素、庆大霉素等多种抗生素，以及激素、对症治疗，逾旬而呻吟不已，寝食俱废，乃转中医治疗。症见：炎暑盛夏，身着重衣，蒙被蜷卧，犹呼寒冷，云履冰霜，冷彻骨髓，右腰部肿块达20cm×8cm之大，左踝通肿，内侧尤甚，身如重物压然，弗可小动，口渴得沸汤则快，面色㿠白带青；舌质淡暗而苔白，六脉沉紧。询之，病前右臀部生一疖子，不治而愈。

　　辨证：阴寒凝滞，气血不行。

　　治法：温经活血。

　　主方：麻黄细辛附子汤加味。

　　处方：麻黄10g，细辛6g，制附片15g，当归12g，桂枝15g，炙甘草10g。2剂，水煎，频饮。

二诊（1983-07-13）：服药2剂，疼痛不减，舌脉如前，怯声呻吟，左肩胛区又见4cm×6cm之肿块。于原方加入生黄芪50g，增附片为30g、细辛为10g。1剂/日。外以本方各味等分研末，酒调热熨。

三诊（1983-07-16）：用药3天，疼痛减轻，知饥索食。病有起色，击鼓续进，冀其出险入夷。效不更方，继用上方7剂。

四诊（1983-07-24）：7剂已，肩胛、踝部肿势基本消退，腰部穿刺出暗色恶臭脓液22mL。嗣后隔天抽脓1次。并遵张景岳之补阳必于阴中求阳之训，原方减量，加熟地黄30g，10剂。

五诊（1983-08-04）：进药10剂，下肢温，脓液已净，肿块缩小，可离榻活动。微阳初振，气血大虚，易十全大补汤收功。

随访10个月，未见复发。

按：正如《疡医大全》中所说："凡诊视痈疽，施治必须先审阴阳，乃为医道之纲领，阴阳无谬，治焉有差！"察其肿部，色白，根盘散漫；察其全身情况，时值炎夏，畏寒至盛，喜热饮，此乃阴肿，舌脉均为佐证。遵前贤"骇人之病，必服骇人之药"之说，时令酷暑，仍以辛热为治，以开腠理、散寒凝为主。方选麻黄细辛附子汤加减治疗。方中麻黄温补开腠；附子最善补火助阳，细辛善祛寒化饮，附子伍细辛能散诸疾之寒；当归补血活血，桂枝温阳通脉，二药合用可散血中寒凝凝滞；炙甘草补脾益气，缓急止痛，调和诸药。二诊，疼痛不减，左肩部又见一肿块。窃思未效者，非遣药之有误，实急证重证，非大剂无以拯其危也。为加强温阳托毒之功，加生黄芪50g，以益气托毒；附片增至30g，细辛增至10g，辛温大热以散彻骨之寒。并用本方热敷患部，直达病灶，以期内外合治，增效矣！三诊，因腰部脓肿较深，恐仅凭药力难以奏效，故施以针刀之术，排出大量脓液。因脓液乃精血所化，故此时加入熟地黄滋阴补血，填精益髓。四诊，患者此时脓液已尽，然气血大虚，机体重创，非当归补血汤能奏效，唯十全大补汤方能收其功。

〔主诊：湖南省隆回县中医院魏道善；魏道善.麻黄细辛附子汤治疗阴疽.云南中医杂志，1986（4）：41-43.〕

十一、癌病

祛痰化瘀治疗痰瘀阻滞肺癌术后肺积案

陈某，男性，52岁。

初诊（2011-05-09）：肺癌术后咳痰2个月。患者1年前因受凉后反复咳嗽、咳白色泡沫痰，右胸痛。当地医院行X线检查，摄片示"右上肺感染"。给予抗炎，对症（药物不详）治疗后，上症稍有好转，但咳嗽、胸痛时轻时重，未再诊治。近2个月又因受凉后上症加重，在当地医院予抗炎、对症治疗，症状无缓解，故到肿瘤医院就诊。肺CT示，右上肺占位性病变。纤维支气管镜检查，病理活检示，肺鳞癌。2011年3月在某肿瘤医院全麻下行右肺癌切除术，术后病理活检示，低分化鳞癌，区域淋巴结0/5。未行放疗、化疗。患者术后间断咳嗽，咳白色稠痰，右胸闷痛或刺痛。现症见：右胸闷痛或刺痛，咳嗽，咳白色稠痰，口干多饮，纳差食少，二便正常；舌质紫暗，苔黄，舌下脉络瘀曲，脉涩。患者平素喜食烟酒。

辨证：癌毒犯肺，痰瘀阻滞。

治法：祛痰化瘀，解毒抗癌。

主方：血府逐瘀汤合瓜蒌薤白半夏汤加减。

处方：桃仁15g，红花12g，当归15g，土鳖虫6g，川芎15g，八月札15g，桔梗10g，瓜蒌皮15g，薤白15g，法半夏15g，半枝莲30g，白花蛇舌草30g，甘草6g。3剂，水煎服。

二诊（2011-05-14）：咳嗽、咳痰基本消失，右胸部闷痛或刺痛有所减少，仍感口干，纳差食少，继以原方去桔梗，另加用郁金20g，延胡索20g。5剂，水煎服。

三诊（2011-05-19）：胸闷痛或刺痛明显好转，仍纳差食少，继以原方去川芎、八月札，另加炒麦芽、炒山楂各15g。5剂，水煎服。

四诊（2011-05-24）：胸痛基本消失，纳食增加，二便调。效不更方。

后又复诊多次，随症加减。服汤药数剂，诸症消失。

按：本案以咳嗽右胸闷痛或刺痛，咳嗽，咳白稠痰，舌质紫暗，舌下脉络瘀曲为主症，此乃癌毒犯肺、痰瘀阻滞所致。患者感受外邪，侵袭肺脏，肺气失司，气滞血瘀，瘀久化成癌毒，癌毒犯肺，肺失宣降，加之患者喜食烟酒，损伤脾胃，痰浊内生，故致咳嗽、咳白色稠痰；患者久咳伤及肺气，肺气虚弱，胸阳不振，气机阻滞，故见胸闷痛；气滞血瘀，络脉不通以致胸刺痛；脾虚失运，则见纳差食少。血府逐瘀汤活血通络，瓜蒌薤白半夏汤理气祛痰，配以土鳖虫、八月札活血行气，半枝莲、白花蛇舌草解毒抗癌，药已对症，咳嗽、咳痰、胸痛得以缓解。而后配以延胡索、郁金以加强行气活血和止痛之力，炒麦芽、山楂化食消导。药证相符，诸症自愈。

［主诊：重庆市江北区中医院向仿君；向仿君.中医辨证治疗癌性疼痛.中国中医急症，2012，21（10）：1707.］

益气生津治疗气阴两伤肺癌发热案

杨某，男，73岁。

初诊（2014-08-20）：肺癌，反复发热20天。2014年3月无明显诱因出现咳嗽，以刺激性干咳为主，后逐步出现胸闷、气短，自行于当地诊所治疗，给予对症治疗后症状稍好转。2014年5月出现咳嗽气促，偶有咯血，伴胸闷气短，经某医院CT及病理诊断为"左肺周围型肺癌伴纵隔淋巴结转移（鳞癌）"，建议手术及放疗、化疗，患者因年高不愿接受手术及放疗、化疗，只要求给予对症治疗。2014年8月出现发热，午后明显，体温37.9～38.4℃，伴周身疲倦，给予小柴胡颗粒等药物治疗，体温均未恢复正常。现症见：咳嗽，咳痰色白质稀，纳食差，夜间休息差，大便干，小便黄；舌质淡苔白腻，脉细。

辨证：气阴两伤。

治法：益气生津。

主方：当归补血汤、清暑益气汤合桑菊饮加减。

处方：当归15g，黄芪30g，太子参30g，麦冬18g，五味子8g，青皮10g，陈皮12g，山楂18g，黄柏12g，知母12g，葛根20g，苍术15g，白术18g，白花蛇舌草30g，板蓝根18g，升麻6g，泽泻10g，桑叶18g，菊花15g，桔梗15g，甘草6g。7剂，水煎服。

二诊（2014-08-27）：体温恢复正常，咳嗽、咳痰及胸闷气短明显减轻，食纳增加。予以健脾益气养血、清热解毒之品，病情控制良好。

按：癌性发热属中医学"内伤发热"的范畴，主要为气血阴阳久亏，脏腑功能失调，毒邪积聚化热化火导致。主要治疗原则为补虚泻实，调理阴阳，再针对血瘀、血虚、气滞、气虚、阴虚等不同证候给予不同的治疗。癌病日久，正气耗伤，气血不足，暑热侵袭，加重热势；而气阴两伤为其病机关键，故选用当归补血汤、清暑益气汤合桑菊饮加减。方中黄芪甘温补中、益气升阳，太子参、陈皮、当归、甘草健脾益气，麦冬、五味子养阴生津清热，白术、苍术、泽泻淡渗利湿，山楂健脾消食，青皮破气，升麻、葛根解肌清热，黄柏、知母清热补肾水以滋化源，桑叶、菊花、桔梗宣肺止咳，白花蛇舌草、板蓝根清热解毒，甘草调和诸药。方药对证，故收效满意。

[主诊：重庆市垫江县中医院刘灿容；刘灿容.癌性发热治验一则.实用中医药杂志，2016，32（7）：731.]

化痰逐瘀治疗痰瘀交阻食管癌噎证案

刘某，男，70岁。

初诊（1992-09-26）：进食发噎进行性加重1年余。既往有结肠癌手术史。1991年12月发现进食发噎，继而吞咽困难进行性加重，进干食难下，进流质尚可。于1992年4月在解放军白求恩国际和平医院治疗，1992年4月28日进行食管造影，结果示：贲门变窄、僵硬，贲门口以下可见钡剂分流，呈不规则状。印象诊断：贲门癌。1992年5月4日在河北医学院附属医院进行电子胃镜检查，结果示：贲门大弯侧可见溃疡状新生物，约4cm×4cm，基底附污苔，边缘略隆，界尚清，上侵食管下段至左壁贲门线上约2cm；十二指肠乳头充血水肿，约1cm隆起，质软，表面不平。诊断：贲门癌侵及食管下段，十二指肠乳头炎。活体组织检查，诊断为"腺癌"。经住院抗癌化疗及服中药等治疗4个月，病情进行性加重，饮水亦难通过，食管完全梗阻，每日靠输液维持。医生建议施造瘘插管法以解决进食问题，患者拒绝手术而出院。患者已靠输液维持生命20余日，水饮点滴难下，试进水，水入即吐，并带出许多痰涎，形体消瘦，大便不行；舌质暗红，苔厚腻，脉弦滑。

辨证：痰瘀交阻，气津两伤。

治法：化痰逐瘀，补气润燥，开闭降逆。

主方：大半夏汤加味。

处方：法半夏70g，白参15g，威灵仙40g，代赭石40g，昆布30g，海藻30g，瓜蒌皮30g，丹参30g，当归30g，薏苡仁30g，三棱15g，莪术15g，浙贝母15g，僵蚕15g，郁金15g，白蜜100mL，云南白药4g（分两日冲服），蒲公英30g。2剂，水煎服。初服时药入即吐，并带有大量痰涎，再吐再服，坚持不懈，频频饮之。

二诊（1992-09-30）：1天后便能进入部分药液，2剂服完，饮水即能通过；4剂后，大便通，梗阻好转，进流汁饮食能顺利通过。再以本方加减进退（加乌梢蛇、红花），1剂/日，或2天服1剂。

三诊（1992-11-30）：服药2个月后，患者能进水饺等普通食物。再以本方加减。

四诊（1992-12-15）：继服半个月，患者能进鱼、肉、大饼等干食，食量同病前，体重增加，面色红润，体渐丰腴，仅偶有进食发噎、呃逆等轻微症状。

后患者听一乡医介绍"碱干"可治疗胃癌、食管癌，言疗效若神，患者信之。于是改服"碱干"而停服本方。半个月后病转重，复不能饮食，再投以本方，病情又逐渐好转。

按：大半夏汤出自《金匮要略》，原方由半夏二升（约200g），人参三两（约45g），白蜜一升（约200mL）组成，为治胃反呕吐之名方。后世医家多以半夏性燥伤津而弃之不用，即或用之，也减半夏之量，导致力微难以见效。遵经旨，在原方的基础上加味，用以治疗食管贲门癌性梗阻，疗效显著。仲景书中半夏的用量是有一定法度的，用于和胃，其量半升，如小柴胡汤、半夏泻心汤；用于化痰止呕、散结行气，用量为一升，如小半夏汤、半夏厚朴汤；而唯有用于化痰消瘀，平冲降逆，以治疗胃反呕吐之重症的大半夏汤则重用至二升。按《金匮要略》大半夏汤服法：煮取二升半，温服一升，余分再服。据此，按半夏200g计，治疗胃反呕吐，半夏用量一次不得少于60g，但这与《中国药典》（2020版）所载半夏常用量（3~9g）相距甚远。近代医家用大半夏汤治噎膈不收显效的原因，大概是用量不足所致。

[主诊：河北省大城县北魏卫生院田逸之；田逸之.大半夏汤加味治疗晚期食道贲门癌梗阻.浙江中医杂志，1994，29（3）：128.]

温阳攻积治疗阳虚寒积胃癌肠梗阻案

某，男，70岁。

初诊（2002-06-05）：大便未行1月余。腹痛、腹胀、停止肛门排气、小便困难5天。患者患有胃窦癌2年。查体：T 37.7℃，P 72次/分，R 18次/分，BP 90/60mmHg。发育正常，形体消瘦，神志清楚，痛苦面容，面色灰黄晦滞，唇色紫暗，全腹膨隆以脐以下为甚。舌淡苔滑，舌面可见少许白腻苔，脉滑实。全腹压痛较轻，无反跳痛，腹壁紧张，脐以下可触及大量直径3~4cm大小的条状包块，呈结节状，推之不移，与皮肤无粘连，脐以上叩诊呈鼓音，脐以下叩诊呈实音，听诊未闻及肠鸣音。肛门指诊：前列腺触诊不满意。血常规示：WBC 7.1×10⁹/L，L

14.8%，N 85.2%，红细胞（RBC）2.8×10^{12}/L，血红蛋白（Hb）61g/L。腹部B超示：左肝囊肿（1.54cm×0.96cm），胃窦实性占位（4.97cm×3.36cm），腹腔淋巴结肿大。西医诊断：机械性肠梗阻；胃窦癌并腹腔淋巴结转移。入院后于当日下午及次日上午分别给予肥皂水灌肠各1次，患者随即排出淡黄色水样液体，大便仍不通畅；给予持续导尿，仅导出少量尿液，小便仍不通畅。患者感龟头胀痛难忍，遂考虑中药治疗。详细询问得知患者平素胃寒喜暖，喜热饮而饮量不多，手足欠温；舌淡苔腻，脉滑。

辨证：阳气虚弱，寒积中阻。

治法：益气温阳，攻下寒积。

主方：温脾汤加减。

处方：熟大黄15g（后下），红参6g（先煎），芒硝10g（冲服），炙甘草6g，熟附子10g（先煎），当归10g，桂枝10g，桃仁10g，槟榔、厚朴10g。水煎服。

二诊（2002-06-06）：患者18：00服药，18：30便意强烈，但未排出大便，嘱再服药1次；20：00患者排出长约8cm的干燥粪块1枚；21：00仍有便意，但未排出大便，触诊可感腹部包块较前软化，再服药1次；22：00患者腹部包块软化，触诊可感到包块周围有波动感；23：30排出大量黄色干燥粪块约1000g，其中最大者直径7cm。患者腹痛、腹胀消失，小便通畅，遂拔尿管。患者腹部由膨隆变为轻度凹陷，触诊可感散在包块、质软，听诊肠鸣音活跃。

三诊（2002-06-07）：患者01：30排出大量黄色稠厚稀便约750mL，夹有少量粪块；03：30再次排出大量黄色稠厚稀便约750mL。患者全腹呈舟状腹、柔软、无压痛，未触及硬块；04：10排出少量稀薄黄色液体，听诊肠鸣音稍活跃，已趋于正常。患者面色较前红润，唇色变淡，脉象缓和，自觉神清气爽。

按： 本例患者年老久病，气血两虚，无力排便，故以《备急千金要方》之温脾汤温阳攻积。人参、甘草大补元气以助排便；附子温补脾阳，桂枝温通经脉，助阳化气，上两味与人参、甘草配伍，则阳气渐旺，且可制大黄、芒硝之寒性，使之下不伤正；芒硝、大黄软坚散结，泻下通腑；槟榔、厚朴行气导滞，消胀除满；桃仁、当归润肠通便。全方配伍严谨，遣药恰当，使大便得下、腑气得通。患者年老久病体弱，故用熟大黄、熟附子，且合甘草以缓和药性。有形之物最易阻滞气机，妨碍血行，患者大便不通日久，肠道气滞血瘀，故加桃仁、当归活血，且当归又可养血补血，与人参、甘草相配以收气血双补之功。年老久病之人，用药当处处顾护正气，勿犯虚虚实实之戒，谨防下后正气大伤变生他证，甚或死亡。如下后不止，应及时给予静脉输液以防水、电解质紊乱。

［主诊：山东省东营市东营区人民医院王明林；王明林.晚期胃窦癌并机械性肠梗阻1例治验.中国中医急症，2005，14（1）：87-88.］

攻补兼施治疗邪实正虚胃癌癌痛案

李某，男，77岁。

初诊（1997-09-10）：患者于1989年4月13日因胃痛去某市医院查治，诊为"慢性萎缩性胃炎伴肠化生"，服药无效。1993年3月11日由同一医院确诊为"胃小弯高位溃疡型癌"，病变范围为1.0cm×0.8cm，建议手术治疗。患者拒绝手术，服用中药。1994年5月3日胃镜检查示：病变范围为1.5cm×1.0cm，略见增大。1995年2月9日经某县医院再次确诊为"高位胃体、贲门下中-低分化腺癌"(病理号:972517),治疗不详。因胃痛加剧,不能控制,难以忍受,遂请余诊之。症见:面色无华,红丝走窜,多处见老人斑及色素斑,形容消瘦,体虚乏力,胃中刺痛常作,必强忍而不致呻吟,按之尤甚,嘈杂如焚,腹肌拘急,嗳气频作,吐酸不饥,纳食不馨,每餐仅食稠粥一小碗(约50g大米),口渴喜饮,二便正常;舌绛多裂纹,舌边多瘀斑及丘疹样赘生物,苔黄厚而燥,脉尚平和。

辨证:邪实正虚。

治法:清火解毒以抗癌,益气养阴以扶正,理气化瘀以止痛。

主方:益胃汤合失笑散加减。

处方:北沙参20g,麦冬10g,生地黄20g,黄芩10g,栀子10g,川黄连5g,蒲公英20g,八月札20g,降香10g,甘草5g,酒芍药10g,五灵脂10g,生蒲黄10g,延胡索10g,乌梅20g,藤梨根50g。每日1剂,水煎2次,分2次服。

二诊(1998-01-05):患者擅自将每剂药分4天服用,致量少而力薄,症状无明显改善。遂将藤梨根加至150g,再加党参30g,白花蛇舌草50g,以增扶正抗癌之力。

三诊(1998-06-30):服药逾100剂,胃痛始见轻,口渴减,纳食馨。然饭量未见增,多食则胃胀满不舒,又加山楂肉30g,麦芽10g,鸡内金10g,黄芪30g,红参须10g,以开胃进食,益气止痛。

四诊(1998-09-23):调治经年,胃痛近愈,仅按压时有轻度疼痛,面色见润,但纳食仍未见增。1999年4月30日胃镜检查显示:病变范围为1.5cm×1.0cm,与1994年5月3日相比未见增大。此后加用重楼30g，山慈菇10g，枳壳10g，神曲10g。一直坚持治疗。

2001年春节后病情恶化，因噎膈而不能进食。2001年4月15日死亡，但癌痛一直未复发。在带癌生存的8年多中，不仅生存质量明显提高，且一度尚有工作能力，获得了较好的治疗效果。

按： 癌性疼痛65%与癌症有关，25%与治疗有关，10%为其他原因所致。故治疗癌痛的策略首先要除去癌痛病因，进行抗癌治疗。即便是晚期患者也绝不放弃抗癌治疗，力图控制癌症，乃为求本之治。又因癌症治疗，非一朝一夕所能奏效，必须立足"持久战"，要步步为营，稳扎稳打，故扶正固本、健胃进食在治疗中占有重要地位。唯正气不衰，胃气尚健，保持一定的体重，方能长期耐受癌症的消耗和抗癌药物的攻伐，此乃患者能长期带癌生存的物质基础。

本案患者年迈正虚，气阴两亏，癌毒内蓄，阻碍气机，气滞血瘀，脉络壅阻，不通而痛，不荣亦痛。处方中所用藤梨根为民间常用之抗癌药，屡有效验，于方中加用，疗效尤著。其用量宜大，每剂常用100～150g，俾量大力宏。该药不仅抗癌效佳，对胃癌所致上腹部疼痛亦有良好的止痛作用。扶正药的运用，非独补气养血健脾，尚须增强机体的免疫功能。如人参、黄芪、白术、甘草、赤芍、枸杞子等可补气养血健脾，黄芩、黄连、沙参、麦冬、蒲公英、薏苡仁、山楂肉、白花蛇舌草等能增强机体免疫功能，也可视为扶正药物而酌情选用。

［丁禹占，杨金英.晚期癌痛辨治两例.中国医药学报，2003，18（4）：225-226.］

清养兼施治疗湿热久蕴胰头癌胃痛案

陈某，男，64岁。

初诊（1972-05-08）：胃痛反复发作4年余。4年前始觉中脘胀痛，饮食不香，嗳气不舒，经某院诊为"慢性胃炎，肝大待查"。曾服多种中西药治疗均无效。1个月前，患者突然上腹部呈阵发性剧痛，大汗淋漓，面目略黄，恶心呕吐，吐物为绿水，两小腿浮肿，急送医院诊治。住院1周病情逐日加重，全身发黄，又转他院诊治。查肝功能，结果示：黄疸指数84U，谷丙转氨酶750U/L，麝香草酚浊度14U，絮状沉淀6U。腹部B超示：肝肿大。X线钡餐示，十二指肠弯曲增宽且厚。十二指肠引流涂片检查示：找到癌细胞。最终确诊为胰头癌。不宜手术。现症见：形体消瘦，精神不振，上腹部阵发性剧痛，低声呻吟，全身面目俱黄，呈黑绿色，皮肤瘙痒，恶心呕吐，频频吐绿水，汤水难下，腹胀，上腹部可扪及包块，坚硬拒按，便秘，数日不解，小便黄赤刺痛；舌质紫暗，苔黄腻而燥，脉弦滑。

辨证：湿热蕴结，瘀毒壅滞。

治法：清热利湿，解毒化瘀，佐以通腑。

主方：茵陈蒿汤合龙胆泻肝汤加减。

处方：茵陈、车前子（包煎）各30g，半枝莲30g，代赭石30g（先煎），美人蕉30g，白花蛇舌草40g，六一散20g（包煎），丹参15g，虎杖15g，龙葵15g，延胡索15g，生大黄12g（后下），龙胆草10g，柴胡10g，黄芩10g，三棱10g，莪术10g。7剂，水煎服。

二诊（1972-05-15）：病情稍有好转。上腹部阵发性剧痛缓和，精神略振，稍能进食，不呕，大便隔日一行。苔黄腻已十去三四，舌质紫暗，按脉弦滑。邪有外泄之兆。前方减龙葵、三棱，加失笑散10g。10剂，水煎服。

三诊（1972-05-25）：黄染基本消退，上腹剧痛已止，身痒亦瘥，胃纳渐增，无呕吐，二便正常；舌质紫，苔薄白，脉小弦略滑。此乃险期已脱。因病日久，瘀毒根深，正气亦衰，治宜标本兼顾，扶正祛邪，以得胃气回复之机。法当生津益胃、清热解毒，佐以化瘀。处方：白术10g，川石斛10g，知母10g，泽泻10g，生蒲黄10g，当归10g，黄柏10g，玉竹20g，北沙参20g，茵陈20g，益元散15g，花粉15g，虎杖根15g，猪苓12g，生薏苡仁30g，半枝莲30g，紫石英30g，白花蛇舌草40g。10剂，水煎服。

四诊（1972-06-05）：饮食大增，精神转佳，声音洪亮，肿块缩小，唯觉身软乏力，食后中脘饱胀；舌质红，苔薄白，脉小缓。宜以补养气血，健脾和胃。处方：潞党参10g，当归10g，白术10g，白芍10g，陈皮10g，茯苓12g，大腹皮12g，玉竹15g，北沙参20g，生鳖甲20g，黄芪30g，白花蛇舌草30g，半枝莲30g，广木香3g，砂仁6g（后下）。10剂，水煎服。

五诊（1972-06-15）：面色红润，全身有力，中脘舒适，肿块消失。为固其本，以前方去半枝莲、白花蛇舌草，加炙甘草3g，熟地黄15g，怀山药20g。30剂，水煎服。

按：胰头癌主要表现为上腹部阵发性或放射性剧痛，伴有汗出、呕恶、吐绿水、面目俱黄、腹胀、便秘等。初诊根据大便秘结、小便黄赤、脉弦滑、苔黄腻而燥，辨证为湿热蕴结，日久成毒，瘀阻胸膈之疾。用大剂清热利湿、解毒化瘀、通腑之品，使得病机转好，化险为夷。二诊大便通畅，剧痛缓和，精神稍振，以前方稍加更改。三诊险期已脱，二便正常，腹痛已止，黄染十退八九。本着久病必虚之意，以生津益胃为先，佐以化瘀解毒，使胃气健旺，药气四达，标本兼顾。四诊、五诊肿块消失，面色红润，精神大振，判若两人，能自行来院门诊。用药60余剂，竟收全功。

[主诊：浙江省德清县秋山卫生院李笔怡；李笔怡.胰腺头癌一例治验.辽宁中医杂志，1986，13（7）：34.]

清胆利湿治疗少阳湿热腹部癌肿黄疸案

熊某，男，66岁。

初诊（1982-09-19）：皮肤黄染3个月。患者于3个月前因巩膜、皮肤黄染及发热而住院，经成都某医院检查诊断为"壶腹周围癌"，不宜手术。入院时体征：T 38.3℃，P 108次/分，R 25次/分，BP 114/68mmHg。神志清楚，慢性病容，面黄体瘦，巩膜及皮肤黄染，心肺（-），腹部平坦，右上腹稍有隆起，可扪及4.0cm×3.0cm×1.5cm的囊性包块，且有压痛，肝肋下3.0cm，质硬。实验室检查示：黄疸指数30U；凡登白试验示，直接立即阳性、间接强阳性；硫酸锌浊度10U；麝香草酚浊度6U；谷丙转氨酶正常；HBsAg（-）。血常规示：WBC 11.3×10^9/L，N 91%，L 9%。现症见：往来寒热，右肋疼痛，目黄肤黄，皮肤瘙痒，头晕汗出，食纳不振，大便干燥，小便黄；舌质红苔少，脉弦。

辨证：邪郁少阳。

治法：和解少阳。

主方：清胆汤加减。

处方：柴胡10g，知母10g，青蒿12g，黄芩12g，乌梅15g，白芍18g，麦冬18g，火麻仁30g，南沙参30g，生甘草6g。3剂，水煎服。

二诊（1992-09-24）：大便畅通，体温降至36.9℃。WBC：6.9×10^9/L。右肋疼痛，目黄，皮肤瘙痒，食纳尚可，小便黄；舌质红，苔薄白，脉弦。治宜疏解少阳，利胆退黄。以蒿芩清胆汤化裁。处方：柴胡10g，连翘10g，陈皮10g，青蒿12g，法半夏12g，刺蒺藜15g，郁金20g，茵陈20g，滑石36g（包煎），生甘草6g。7剂，水煎服。加针刺阳陵泉、外关以疏利少阳，足三里扶正祛邪。每日1次，7天为1个疗程，每1个疗程后间隔10天再针刺。

三诊（1992-10-03）：治疗后患者自觉精神好转，胁痛减轻。药切病机，守方继进。住院期间，除两次发热用青霉素和半乳甘露聚糖肌内注射外，皆用蒿芩清胆汤加减，复加针刺治疗。

患者共住院120天，服药98剂，针刺6个疗程，诸症悉除。肝功检查正常。随访7年，精神、食纳皆可，未复发。

按： 壶腹周围癌属中医学"黄疸""胁痛"范畴。本案系湿热阻滞胆腑、少阳失于疏泄所致，故紧扣疏泄少阳、利胆退黄、扶正祛邪为治，遣用蒿芩清胆汤加减结合针刺治疗，使少阳疏利、胆液得泄、邪去正复，则疾恙自除。蒿芩清胆汤源于《重订通俗伤寒论》，有清胆利湿之功，主治少阳湿热证。可见临证不应囿于成见，徒用治癌之专品，而当以辨证论治为首务，于平和之中见奇效。

［主诊：四川省眉山县人民医院（现眉山市第二人民医院）夏绩恩；夏绩恩.壶腹周围癌治验.四川中医，1992，10（4）：31-32.］

益气温阳法治疗脾虚阳越直肠癌发热案

杨某，女，53岁。

初诊（2010-03-07）：间隔发热1年就诊。患者两年前无明显诱因出现脓血便，排便次数增多，腹胀。遂于当地医院就诊，查结肠镜检提示：直肠癌。行直肠癌造瘘术，术后进行病理活检示：高分化腺癌。术后行FOLFOX方案化疗3个周期（奥沙利铂130mg/m^2，第1天；亚叶酸钙200mg/m^2，第1～5天；5-氟尿嘧啶500mg/m^2，第1～5天）。化疗后间断发热，夜热早凉，体温37.6～38.9℃。曾予环丙沙星、头孢哌酸舒巴坦、头孢唑肟钠等抗生素交替静脉滴注抗感染，并口服地塞米松，发热无缓解，遂停用抗生素，单纯采用中药治疗。现症见：夜热早凉，体温最高38.9℃，四肢不温，少气懒言，倦怠乏力，食少便溏；舌淡胖，有齿痕，苔白润。

辨证：脾虚阳越。

治法：益气温阳。

主方：补中益气汤合理中汤加减。

处方：黄芪30g，太子参15g，白术15g，柴胡15g，当归15g，陈皮10g，升麻6g，桂枝10g，知母15g，黄柏10g，白芍15g，附子9g（先煎），干姜15g，炙甘草10g。7剂，水煎服。

二诊（2010-03-14）：精神、饮食明显改善，但夜间仍时有发热。遂续服7剂，水煎服。

三诊（2010-03-21）：患者未再发热，饮食、活动均正常。

按：方中黄芪、附子、干姜为君。黄芪甘温，入脾、肺经，补中气，升清阳，益肺气，实皮毛，所谓"甘温以除大热"；附子大辛大热，为纯阳之性，走而不守，为通行十二经之要药，能上助心阳以通脉，中温脾阳以助运化，下补肾阳以益火，外固卫阳以祛寒，为温里、扶阳、祛寒之第一要药；干姜辛热，温中回阳，大热无毒，守而不走；附子、干姜合用，相得益彰，使阴寒得散，阳气来复，所谓"附子无姜不热"。桂枝、白术、太子参、陈皮为臣。桂枝辛甘温，辛甘养阳，可通三阴气血外达于毫端，引阳气，开散结；白术、太子参补中益气、生津养血而不燥，可加强甘温除热、益气助运之力；脾主升清降浊，脾气虚则清浊相干，气乱于胸中，陈皮可理气、和胃、醒胃，使中焦气机畅通，既能助清阳之气上升，又可使诸药补而不滞。柴胡、升麻、白芍、当归为佐，脾胃气虚则营血亦不足，补气则血能自生，白芍、当归养血合营，协助太子参、黄芪补气养血；柴胡引阳明清气上升，升麻引少阳清气上升，阳升则万物生，清升则阴浊降，又引黄芪、太子参、甘草甘温之气味上升，益气升阳，补卫气而固其表。知母、黄柏为使，少制君药之热。炙甘草调和诸药，亦为使药。诸药合用，配伍精当，功专效宏，共奏补火助阳、甘温除热之效。

［鹿根启，高怀林.益气温阳法治疗癌性发热临床体会.中医学报，2011，26（1）：15-16.］

分段论治痰湿瘀阻多发肉瘤案

高某，男，48岁。

初诊（1985-10-08）：右胸肋、背部多发皮下肿块5年。1980年2月发现右胸、胁、背、腰部皮肤有大小不等的多处包块，逐渐增大，大如拳头，小如核桃，经某医院病理检查诊断为"多发性脂肪肉瘤"。患者右胸胁、乳房及背部有大小不一的肿块11个，小肿块约3cm×5cm×3cm，大肿块约6cm×8cm×5cm，呈圆形或椭圆形，质坚硬，基底及边界清楚，皮色不变，自感局部不舒，着床时压痛明显，形瘦面黄，纳食及二便正常；舌质淡苔薄白，边有瘀斑小点，脉沉细。X线、B超、血液检查均未见异常。

辨证：寒湿凝滞，痰瘀阻络。

治法：温散寒湿，化痰活血，软坚散结。

主方：阳和汤加减。

处方：熟地黄30g，生牡蛎30g，白芥子10g，浙贝母10g，昆布10g，海藻10g，鹿角胶10g（烊化），夏枯草15g，丹参15g，玄参15g，板蓝根20g，肉桂3g，麻黄3g，姜炭3g，甘草3g。12剂，水煎服。

外用：川乌15g，草乌15g，干姜15g，丁香10g，荜茇10g，蟅虫10g，雄黄10g。共为细末，用醋适量调如糊状，摊在布上，贴患处，用胶布固定。3天换药1次。

二诊（1985-11-19）：瘤体大小如故，但质较前变软，卧床时压痛减轻，精神好转，面色红润，脉舌同前。治法：调和营卫、活血化痰，软坚散结。方用桂枝加葛根汤加味。处方：王不留行30g，丹参15g，玄参15g，葛根15g，桃仁10g，赤芍10g，当归10g，白芥子10g，浙贝母10g，桂枝6g，红花6g，川芎6g，大枣6g，生姜3g，甘草3g。18剂，水煎服，间日服药1剂。

三诊（1985-12-18）：瘤体缩小三分之一。近日来情绪急躁，胸胁不舒，善太息；舌淡苔薄白，脉沉弦。治法：疏肝健脾，痰瘀同治，软坚散结。方用丹栀逍遥散加减。处方：当归10g，赤芍10g，柴胡10g，茯苓10g，白术10g，枳壳10g，白芥子10g，桃仁10g，生牡蛎15g，丹参15g，王不留行30g，牡丹皮6g，栀子6g，红花6g，甘草3g。20剂，水煎服。

四诊（1986-03-10）：诸症好转，纳增，小的肉瘤消失5个，大的肉瘤缩小2/3；舌脉同前。为了服药方便，改服散剂。处方：当归30g，浙贝母30g，玄参30g，白术30g，茯苓30g，柴胡30g，䗪虫30g，红花30g，血竭30g，儿茶30g，穿山甲30g，昆布30g，海藻30g，王不留行150g，丹参100g，牡蛎100g，板蓝根100g，桃仁40g，赤芍40g，延胡索40g，白芥子80g，栀子20g，牡丹皮20g，蜈蚣10条，甘草10g。共为细末，每服6g，每日3次。

五诊（1986-10-15）：服药7个月后剩余3个肉瘤，且明显缩小，其他全部消失；舌脉同前。仍予原方加生地黄60g，苏木30g。共为细末，炼蜜为丸，每服10g，3次/日，开水送下。

1987年8月至1988年10月共服原方丸、散剂三料，肉瘤全部消失。

按：阴阳气血不和，脏腑功能失调，肝郁脾虚，湿痰内生，壅塞经络，气机阻滞，以致气与痰、血、津液互结，瘀久凝结成块而发为"多发性脂肪肉瘤"。本病属中医学"脂瘤"之范畴。采用辨证结合辨病，以内服药为主，外敷药为辅的治疗方法，分为三个阶段治疗。第一阶段用阳和汤加减，温散寒湿，化痰活血，软坚散结；第二阶段用桂枝加葛根汤、桃红四物合消瘰丸加减，调和营卫，化痰活血，软坚散结；第三阶段用丹栀逍遥散加减，疏肝健脾，痰瘀同治，软坚散结。随其病情变化，加减用药。外敷药主要是温经散邪，直达病所。据证论治，着眼整体，注重局部，扶正攻邪，汤、散、丸剂分段用药，故获良效。

［主诊：陕西省陇县中医院刘汉兴；刘汉兴.多发性脂肪肉瘤治验.实用中医内科杂志，1996，10（4）：42.］

软坚散结治疗痰湿瘀结石痈案

安某，女，34岁。

初诊（1970-06-26）：颈背部肿块4年余。患者于1966年左耳后下方之颈部及背部肺俞与厥阴俞穴之间起杏核大小硬核，逐渐增大。颈部约7cm×9cm×5cm，背部约13cm×15cm×5cm，坚硬如石，于1970年5月经当地医生切开，流血不止，遂到宝鸡、西安等地治疗，病理切片检查，确诊为"脂肪肉瘤"。视其切口未愈，患部疼痛，消瘦神萎，面色萎黄，忧思不安，纳呆；舌红，边尖有瘀斑小点，苔薄白，脉沉细弦。

辨证：营卫不和，痰瘀阻滞。

治法：调和营卫，祛湿化痰，活血化瘀，软坚散结。

主方：桂枝加葛根汤合消瘰丸、桃红四物汤加减。

处方：王不留行30g，牡蛎20g，葛根12g，玄参12g，桃仁10g，赤芍10g，贝母10g，白芥子10g，当归10g，川芎6g，大枣6g，红花6g，甘草3g，生姜3g。5剂，水煎服。

二诊（1970-07-05）：药后痛减，食欲稍增，余症同前。继予前方5剂，水煎服。

三诊（1970-07-12）：伤口愈合，疼痛已止，纳增，精神好转，面色淡润；舌诊同前，脉沉弦。前方加血竭6g。3剂，水煎服。

四诊（1970-07-20）：诸症好转，但肿瘤大小、形状、硬度如故，为服药方便，改服散剂，仍以上法为方。处方：牡蛎120g，白芥子90g，延胡90g，桃仁90g，赤芍90g，王不留行150g，枳壳60g，生地黄60g，贝母60g，苏木60g，血竭45g，儿茶45g，桂枝40g，葛根40g，当归30g，川芎30g，红花30g，穿山甲30g，玄参30g，甘草30g，乳香30g，没药30g，大枣15g，生姜10g。共为细末，每日服3次，每次服5g，开水送下。

五诊（1971-04-08）：服药8个月后，肿瘤缩小2/5，质较前变软，过劳则微有疼痛，面色红润，精神好转，纳进，二便自调；舌质淡，少瘀点，苔薄白，脉沉缓。处方：赤芍10g，葛根10g，当归10g，桃仁10g，苏木10g，贝母6g，川芎6g，桂枝6g，大枣6g，红花6g，儿茶6g，血竭6g，甘草3g，生姜3g，王不留行30g。5剂，水煎服。

散剂处方：王不留行150g，生地黄120g，牡蛎120g，赤芍90g，葛根90g，延胡90g，苏木90g，白芥子90g，桃仁90g，桂枝60g，当归60g，贝母60g，怀山药60g，红花45g，穿山甲45g，血竭45g，儿茶45g，川芎30g，乳香30g，没药30g，大枣30g，生姜15g，甘草15g，蜈蚣10条。共为细末，服法同前。

六诊（1972-02-25）：断续服药10个月，肿瘤已缩小3/5左右，能参加一般劳动，患者心情舒畅，要求再服药。遂以散剂原方加板蓝根、丹参各90g。

七诊（1972-05-07）：服药两个多月，背部肿瘤已全消，仅左颈部遗留一2cm×3cm×2cm大小瘤根，再予原方散剂1剂。外用川乌、草乌各30g，共为细末，用水醋适量调如糊状，敷于患处。

八诊（1974-03-10）：肿瘤全部消失。随访至今患者健康，病未复发，照常参加劳动。

按：脏腑功能失调，以致表里不和，气滞血瘀，湿痰内生，游溢于经络肌肉之间，腠理气血空虚之处，凝成癥块，逐渐长大。本病属于中医学"石痈"范畴。采取辨证结合辨病，治疗以内服药为主，外敷药为辅。用桂枝加葛根汤直达颈背之病所，调和营卫，通行周身血脉，增强机体的抗病能力；桃红四物汤活血化瘀，消瘰丸软坚散结；随其病情变化先后加入乳香、没药、延胡索、血竭、儿茶、苏木、穿山甲等活血化瘀之品，以增强止痛作用；白芥子、王不留行化痰祛湿，通行脉络。除调和营卫，活血化瘀，软坚散结外，还应考虑内有毒邪流连不去，故加板蓝根、蜈蚣以清热搜剔瘤毒。用川乌、草乌外敷以温经散邪，直达病所。本案着眼于整体，注重局部，扶正攻邪兼顾得当。汤剂、散剂结合守方长服，不需手术而治愈此症。

[主诊：陕西陇县中医院刘汉兴；刘汉兴. 脂肪肉瘤治验. 新中医，1984，16（8）：17.]

滋补肾阴治疗阴虚火旺骨肉瘤案

王某，女，13岁。

初诊（1994-10-03）：左小腿肿痛半年。6个月前左小腿上端疼痛，肿胀，不发热。至某医院诊治，经X线检查诊为左胫骨骨肉瘤。实验室检查：Hb 12g/dL，WBC 9.2×10^9/L，血小板（PLT）180×10^9/L，碱性磷酸酶（ALP）253U/L（正常值30～100U）。患者因年龄小，不愿接受放疗、化疗，回到当地要求中药治疗。现症见：神疲倦怠，乏力，面色萎黄，食少纳呆，咽干舌燥，入夜为甚，五心烦热，午后潮热，盗汗，左腿膝关节疼痛、肿胀，走路跛行，感觉沉重，左腿比右腿细1cm；舌质红，苔少而干，脉细数。

辨证：阴虚火旺。

治法：滋补肾阴，填精益髓。

主方：六味地黄丸加减。

处方：熟地黄40g，山萸肉25g，山药40g，牡丹皮30g，茯苓30g，泽泻15g，杜仲30g，龙骨30g，牡蛎20g，制何首乌30g，巴戟天10g，枸杞子20g，黄芪30g。70剂，水煎服。

二诊（1994-12-12）：症状明显改善。X线摄片复查，左胫骨骨肉瘤明显缩小，未见转移病灶。

现仍继续服中药治疗，身体状况很好。

按：本病例发生、发展的关键在于正气亏虚，体内外各种致病因素乘虚而入，导致脏腑及气血功能失常，造成气滞、血瘀、痰凝、毒聚，最后形成结而不散的肿块。肾为先天之本，肾主骨，主藏精，而精能生髓，髓居于骨中，骨赖髓以充养，肾精充足则骨髓生化有源，骨骼得到充分滋养则坚韧有力；若肾精虚少，骨髓的化源不足，不能滋养骨骼，则枯萎；若受到体内外各种致病因素侵袭，则生他变。六味地黄丸是补肾阴的祖方，是宋代钱乙为主治小儿五迟（发育不良）而设，现广泛用于肾阴亏虚型的各种病证。六味地黄丸为纯阴之药。方中熟地黄，以滋肾填精为主；山萸肉养肝肾而涩精；山药能滋肾固精，其性平和，宜于长服。三药合用，以达到三阴并补之功。茯苓淡渗脾湿，泽泻清泻肾火，并防熟地黄之滋腻；牡丹皮清泻肝火；枸杞子补肾益精；黄芪可助气壮骨，长于补血，强筋骨；巴戟天补肾缓和持久；杜仲补肝肾、强筋骨；龙骨、牡蛎平肝潜阳，软坚散结；制何首乌补肝肾益精血，通便，解毒。诸药合用，使滋补而不留邪，降泄而不伤正，补中有泻，寓泻于补，从而达到滋补肾阴、填精益髓之效。

［朱宪河，陈连喜，王君.中药治疗骨肉瘤1例报告.中医药学报，1995，23（5）：42.］

破血消癥治疗气滞血瘀癥块案

祝某，女，39岁。

初诊（1966-05-03）：小腹包块进行性增大1年余。1965年始自感小腹有一包块，时有微痛，1966年4月逐渐增大，随之疼痛加剧，遂到县医院检查。印象诊断为"子宫肌瘤恶性变"，嘱到上级医院进一步检查。当月下旬到重庆医学院进行病理活检，诊断为"卵巢黏液性囊腺癌"，结论为"子宫附件癌，已向盆侧壁转移，无法手术"。嘱回家调理，以冀带病延年。现症见：消瘦，面色晦暗，卧床呻吟，小腹胀痛且有一包块，约为两拳大小，扪之凹凸不平，发热微汗，五心烦热，夜间口干咽燥，纳差，七八日未解大便；舌质偏红，苔少薄，脉沉细略数。

辨证：气滞血瘀。

治法：活血止痛，软坚通便。

主方：桃仁承气汤加味。

处方：桃仁15g，赤芍12g，大黄12g（后下），芒硝12g（冲服），延胡索12g，五灵脂12g，当归12g，木通12g。5剂，水煎服。

二诊（1966-05-08）：症状未减，患者悲伤忧郁，致胁肋胀痛，乃于上方中加入疏肝解郁之柴胡、陈皮，服后胁肋胀痛减轻，余症如故，且出汗增多，舌欠红润，苔剥，可能为柴胡、陈皮辛燥伤津所致。遂改用增液承气汤加味，3剂，水煎服。并另用高丽参10g（炖），嘱其在欲便前服，以防汗出气脱。服药次日解大便二次，腹痛稍减，汗出已止。

三诊（1966-05-11）：舌红少津，脉细数无力。即改用固本与扶脾养胃法调治，十余剂后，食欲增强，舌苔已转润，脉沉细数，但较前有力。见其胃气已起，即以抵挡汤加味。处方：三棱15g，莪术15g，土鳖虫10g，大黄10g（后下），当归10g，赤芍10g，红花10g，桃仁10g，枳壳10g，川牛膝12g。5剂，水煎服。

四诊（1966-05-16）：未见好转，嘱继服上方外，加用云母石90g，阳起石18g。生研为末混匀，每次用汤药送服12g。3剂，水煎服。

五诊（1966-05-19）：患者阴道有少量恶血流出，色紫黑极臭，小腹阵痛递减。处方：三棱90g，莪术90g，土鳖虫90g，桃仁60g，红花60g，当归60g，赤芍60g，大黄60g，阳起石60g，川牛膝60g，枳壳30g，云母石120g。共研细末饭糊丸，每日服3次，每次服18g，温开水送服。

针对病情，拟用养脾胃、滋肝肾为治，前后共服汤药30余剂，丸药四料。共用云母石950g，阳起石430g。治疗2月余，小腹包块逐渐缩小，饮食如常，后患者因久病厌药，自行停药。小腹包块尚残存如鸡卵大，但无任何不适。后年余复诊，残块不药自消。继两次催促复查，于1968年春脱落细胞检查，未发现癌细胞。现历17年仍健在。

按：《本草纲目》载："云母……身皮死肌。""阳起石……破子脏中血，癥瘕结气。"此例两药合用起到较大作用，在抗癌中草药中，以植物类和动物类为多，矿物类药尚少报告。两类药是否具有抗癌作用，值得进一步研究验证。

［主诊：四川省岳池县罗渡区医院周慕白；周慕白.卵巢癌验案一则.新中医，1984，16（10）：17.］

十二、急症

温阳解表急治少阴外感高热案

刘某，女，50岁。

初诊（2017-08-15）：突发发热畏寒1小时。上午突发畏寒发热，周身酸痛，头痛如裂，自测体温39.5℃，服布洛芬混悬液10mL后汗出湿衣，体温却不降反升，由家属送至急诊室。现症见：形体偏胖，面色少华，精神疲软不振，昏昏欲睡，回答问题缓慢，发热，体温39.7℃，恶寒，微微出汗，头身疼痛，上午无尿，口咽干，欲饮热水但不多，愠愠欲吐，四肢不温；舌淡胖，苔滑腻，脉浮弱数。查体：咽淡红，心、肺未见异常。血常规示：WBC 5.1×10⁹/L，N 40%。超敏C反应蛋白（hs-CRP）15mg/L，血清淀粉样蛋白A（SAA）109mg/L。甲型流感、乙型流感抗原检测（−）。尿常规正常。

辨证：阴盛格阳，水饮内停。

治法：温阳解表，利水化饮。

主方：真武汤合桂枝汤。

处方：制附子15g，茯苓20g，炒白术20g，白芍15g，干姜20g，桂枝10g，炙甘草10g，大枣20g。免煎颗粒，热水冲服，1剂分4次，隔1小时服1次。

16：20体温降至38.5℃，17：20热退身凉。两小时后感体虚自汗，身重乏力，纳食不香，予四君子汤合生脉散调理善后。

　　按：急性发热属中医学"外感热病"范畴,《伤寒论》开创了六经辨证治疗外感病的先河。此患者属少阴感冒,多见于阳虚体质者。肾阳衰弱,呈现一派"慵懒"之象,正是"但欲寐"之症,可选用桂枝汤加附子,考虑患者有尿少、呕吐,故选用真武汤合桂枝汤扶阳抑阴,散寒除湿。

　　[张滨滨,屠鸿萍,叶呈广,等.真武汤急症应用探析.中国中医急症,2019,28(1):164-165.]

疏风清热治疗阳明气分热盛战汗案

　　刘某,男,42岁。

　　初诊(2002-05-14):高热10余日。咽干、微咳、无痰,于外院静脉滴注青霉素等药物,发热未减。现症见:发热,不恶寒,咽干口渴,无汗,面红目赤;舌红,苔黄,脉数。T:39.2℃,P:106次/分,余查体无异常。既往有消渴病史2年余。

　　辨证:气分热盛。

　　治法:疏风清热。

　　主方:银翘散合白虎汤加减。

　　处方:金银花15g,连翘15g,板蓝根30g,生石膏30g,白茅根30g,芦根20g,知母10g,甘草10g,蝉蜕10g,牛蒡子10g。水煎取汁300mL,分2次服。针刺十宣、大椎放血。予清开灵等药物静脉滴注。

　　至次日清晨时,患者突然烦躁,胸闷,气喘,连呼烦热,赤足奔出病房。旋即颤栗磕牙,卧于病床,体温40.3℃,虽加棉被,仍抖衣而颤栗,更加烦躁,异常不安,呼吸急促。见其头上蒸蒸汗出,既而周身汗彻,约10分钟后神色转安,高热亦去,脉静身凉。未予特殊处理，患者安然入睡。晨起未再发热，病告痊愈。

按：战汗指寒战与汗出同时出现，是正邪交争的一种临床表现。本例患者素有消渴之疾，素体阴虚，复外感热邪，流连于气分，高热不退，经治得汗而解。叶香岩《外感温热篇》曰："若其邪始终在气分流连者，可冀其战汗透邪……邪与汗并，热达腠开，邪从汗出……此时宜令病者安舒静卧，以养阳气来复，旁人切勿惊惶，频频呼唤，扰其心神，使其烦躁。"本例战汗过程与叶香岩的记载颇为吻合，患者虽患消渴，素体阴虚，然正当壮年，得药力相助，故得战汗而驱邪外出，霍然痊愈。

〔主诊：天津市武清区中医院田立军；田立军.高热治验1则.浙江中医杂志，2004，39（5）：10.〕

清热息风急救热动肝风急惊风案

李某，女，2岁。

初诊（2010-03-07）：高热、抽搐、昏迷4小时。入某医院诊治，经抗炎、抗感染等治疗2天，患儿病情不减，遂求救于我院。现症见：高热（T：40.5℃），烦躁不安，咳嗽流涕，咽红，神昏惊厥，四肢抽搐；舌红，苔黄，脉数。诊断为"急惊风"。

辨证：外感风热，肝风内动，逆传心包。

治法：疏风清热，息风镇惊。

主方：银翘散合竹叶石膏汤加减。

处方：黄连3g，栀子8g，黄芩8g，连翘8g，金银花8g，麦冬6g，玄参6g，生石膏12g，菊花6g，淡竹叶8g，生石决明15g（先煎），甘草2g。1剂，急煎服，以药代水。

二诊（2010-03-08）：热退（T：38℃），咳嗽减，神志转清，无惊厥。患儿已获救，上方去菊花、生石决明，加生地黄6g，芦根8g。2剂，以药代水。

三诊（2010-03-10）：病愈。

按：此例属中医学之急惊风，病情凶险，变化迅速，常常威胁小儿生命。《东医宝鉴·小儿》曰："小儿疾之最危者，无越惊风之证。"由于本病多因感受时邪，易从热化，热极生风；或因饮食不洁，留而化火，火盛生痰，而发惊生风。故治疗时当谨守病机，抓住病因，施以清热、镇惊、息风、豁痰之法，审慎用药，方可从容救急。脉证合参，以疏风清热、息风镇惊之法，同时本着治未病的原则，加入清营凉血之品，使邪有出路，另佐以透热转气之药，让热得从外解。

［**主诊**：贵州省大方县中医院牛义贵；牛义贵.中药治疗儿科急症临床举隅.中国乡村医生，1997，13（3）：35.］

清热利湿治疗三焦湿热持续高热案

谢某，女，22岁。

初诊（1990-04-17）：高热持续15天。4月2日淋雨后出现高热、咳嗽、纳差，2天后因病情加重入外院住院治疗。体温39.6℃，两肺呼吸音粗糙，可闻及少量湿啰音，满腹压痛，有移动性浊音。尿常规示：红细胞（＋），脓细胞（＋）。血常规示：白细胞18.6×10^9/L，血沉增快。胸部X线片示：粟粒型肺结核。曾予抗结核、抗感染、激素等西药治疗，仍高热不退。刻诊：身热不扬，午后热盛，头重肢困，口干口黏，咳嗽咳痰，胸闷腹胀，尿黄、刺痛，大便稀溏；舌边尖红，苔黄腻，脉濡数。

辨证：湿热弥漫三焦。

治法：清利湿热，通利三焦。

主方：三仁汤加减。

处方：杏仁9g，白蔻仁6g，薏苡仁25g，厚朴9g，法半夏9g，生石膏30g，竹叶9g，滑石15g，通草9g，黄连5g，白茅根15g。2剂，水煎服。

二诊（1990-04-19）：口干口黏、胸闷腹胀消失，身热不扬等症均缓减。原方再进3剂。

三诊（1990-04-21）：自觉症愈。肺部湿啰音、满腹压痛、移动性浊音均消失，舌淡红，苔薄白，脉缓。原方加减再进6剂。

四诊（1990-04-28）：舌脉正常，心、肺、腹部等无异常，脑脊液、血沉，以及血、尿、便常规均正常。

1年后随访，病未复发。

按：三仁汤出自《温病条辨》，主治湿温初起及暑温夹湿之湿重于热证。薛生白言："太阴内伤，湿饮停聚，客邪再至，内外相引，故病湿热。"故治宜清利湿热，通利三焦，方用三仁汤加减。本案患者诸症，显系湿热弥漫三焦所致，治法宜宣畅气机，清热利湿。三仁汤方中杏仁宣通上焦肺气，使气化有助于湿化；白蔻仁开发中焦湿滞，化浊畅中；薏苡仁益脾渗湿，使湿热从下而去，三药为主，故名"三仁"。辅以半夏、厚朴除湿消痞、行气散满；通草、滑石、竹叶清利湿热；生石膏清热泻火、除烦止渴；黄连清热解毒；白茅根清热生津、凉血止血。诸药合用，共成宣上、畅中、渗下之剂，而奏清热利湿、宣畅泄浊之功，随症加减，药证合拍，疗效颇佳。

〔主诊：湖南省耒阳市中医院谢云桂；谢云桂.疑难急症三则.湖南中医杂志，1992（6）：18-19.〕

温阳利水治疗心肾阳虚咳喘案

宋某，女，75岁。

初诊（2001-05-21）：咳喘反复20余年，复发加重7天。患者既往有肺源性心脏病20余年，于1周前不慎受凉而复发。经西医治疗，症状无明显改善。现症见：气喘不能平卧，张口抬肩，心悸，面唇青紫，胸脘痞闷，腹胀，双下肢水肿，小便短少；舌紫暗，脉沉细。

辨证：心肾阳虚。

治法：温阳利水平喘。

主方：真武汤加味。

处方：附片10g（先煎），茯苓15g，白术15g，白芍15g，丹参15g，葶苈子15g，生姜6g，炙甘草10g。3剂，水煎服。

二诊（2001-05-24）：咳喘减轻，能平卧，小便增多，双下肢水肿好转。效不更方，仍以上方续服5剂，水煎服。

三诊（2001-05-29）：诸症悉平，仅微咳喘。

按：患者虽病初起于肺，然因失治，迁延日久，损及心肾，心肾阳虚乃不能制水，上凌心肺。故用仲景真武汤温阳利水，丹参活血宁心，葶苈子泻肺利尿、强心平喘，炙甘草补中而收效。

［刘立华，杨隆奎.运用仲景方治疗急症举隅.中国中西医结合急救杂志，2006，13（2）：126-127.］

温阳开窍治疗太少两盛感冒暴哑案

王某，女，26岁。

初诊（2013-01-03）：音哑3天。患者3天前受凉后出现暴哑，口服阿奇霉素片2天无效。现症见：声音嘶哑，伴干咳心烦，口干明显，流黄涕，夜间多而影响睡眠，纳食不香，平素畏寒，二便可；舌暗红，苔薄白，脉沉细无力。

辨证：少阴中寒。

治法：温经解表开窍。

主方：麻黄细辛附子汤加味。

处方：生麻黄10g，淡附片12g，细辛6g，甘草6g，生石膏15g，辛夷12g，桔梗10g，杏仁10g。中药颗粒剂，2剂。

服用2剂后，病愈。

按：麻黄细辛附子汤出自《伤寒论》第301条，主治少阴阴盛阳虚兼表证，即太少两感证。原文指出："少阴病，始得之，反发热，脉沉者，麻黄细辛附子汤主之。"本例患者平素阳气不足，突然感受寒邪，太阳直达少阴，阳气损伤较重，导致肺气郁闭，而出现暴哑。方中麻黄辛温发汗，开宣肺气；附子壮元阳，逐寒邪；细辛走经窜络，启闭开窍；桔梗、甘草宣肺止咳；杏仁润肺止咳；辛夷宣通鼻窍；生石膏止渴。诸药合用，共奏启闭开窍、温阳宣肺散寒之功。

[主诊：北京市房山区中医医院张天星；张天星.经方治验举隅.中国中医急症，2013，22（12）：2154-2155.]

益气活血急救心瘀欲脱心痛案

康某，男，68岁。

初诊（1994-04-10）：卒然心痛彻背2小时。现症见：胸痛彻背，其痛欲绝，胸闷气短，面色苍白，汗出肢冷，唇舌青紫，脉微沉细。既往有冠心病心绞痛病史。心电图示：Ⅱ、Ⅲ及aVF导联有异常Q波，ST段弓背样上抬。

辨证：心脉瘀阻，阳气欲脱。

治法：温阳益气，活血化瘀。

主方：补阳还五汤加味。

处方：黄芪30g，当归尾9g，桃仁10g，红花10g，赤芍15g，地龙10g，川芎9g，丹参20g，炮附片10g（先煎2小时），龙骨15g，牡蛎15g，人参10g（另煎，兑服）。1剂，水煎服，频服。

二诊（1994-04-11）：痛止，再守原方加薤白10g，桂枝6g。5剂后症状基本消失。

按：患者以心脉瘀阻，阳气欲脱为病机，故见胸痛彻背，其痛欲绝，胸闷气短，面色苍白，汗出肢冷，唇舌青紫，脉微沉细。治宜温阳益气，活血化瘀。方用补阳还五汤加减。补阳还五汤出自王清任的《医林改错》。方中黄芪既能益气以助气血之行，又能"逐五脏间恶血"；当归尾活血通络而不伤血；赤芍、川芎、桃仁、红花、丹参活血祛瘀；地龙通经活络，力专善走，周行全身，以行药力；附子回阳救逆，温补脾肾，散寒止痛；加入龙骨、牡蛎收敛固涩，镇静安神，强心；人参大补元气，复脉固脱。全方益气以行血，活血以通络，对气虚血瘀之证有显著疗效。

补阳还五汤的临床应用范围颇广，但是治疗时需要注意以下几点：①注意方证对应。无论什么疾病，只要存在气虚血瘀证，就可以应用补阳还五汤；只要存在以血瘀为主的证候，也可以用补阳还五汤为主进行加减治疗。偏寒者，加桂枝、附片、川乌、草乌等温经散寒药；偏热者，去黄芪，加忍冬藤、桑枝、川楝子等清热通络药；兼气滞者加柴胡、郁金、枳壳、佛手等理气止痛药；兼痰湿者，加法半夏、瓜蒌壳、薏苡仁、石菖蒲等化痰利湿药。②要重视黄芪与活血化瘀药的比例。补阳还五汤的原方用黄芪达120g，是活血化瘀药物总量（54g）的2倍。临床应用本方时，黄芪用量可不必达120g，但最少也需在30g以上。③要注意煎药方法。由于黄芪质地致密，加之用量较大，因此煎药用水要多，一般加水超过药面约3cm，并且煎药时间要稍长，可至水沸后再煎20分钟，以利于药物有效成分的煎出。

[主诊：湖南省新化县中医院曾介绥；曾介绥.补阳还五汤临床应用体会.湖南中医杂志，1996（增刊2）：6-7.]

活血顺气急治下焦瘀热腹痛案

胡某，男，21岁。

初诊（1980-10-01）：因患"急性阑尾炎"行手术治疗，病愈出院。同年10月18日因受凉、饮食不节而再度诱发，出现往来寒热，周身疼痛，口苦心烦，恶心呕吐，右下腹部剧痛，大便二日未行，小便黄。经某县人民医院检查，诊断为"粘连性肠梗阻"。曾用解痉等对症处理，疼痛获暂时缓解，数小时后疼痛如故。刻诊：患者面色苍白，痛苦病容，头额冷汗如珠，呻吟不止，呕吐频繁，精神差，右下腹疼痛拒按；舌质边有瘀点，苔薄黄，脉弦紧。

辨证：瘀热结于下焦，腑气不通。

治法：活血通络，顺气宽肠。

主方：桃核承气汤加当归、白芍、莱菔子、厚朴、川木香。

处方：桃仁，大黄，桂枝，甘草，芒硝，当归，白芍，莱菔子，厚朴，川木香（原文未载剂量）。

服1剂后疼痛缓解，面色红润，精神转佳，呕吐停止，大便已通，腹部仍有隐痛。守原方再进2剂，诸症平复。追访2年，未见复发。

按：桃核承气汤出自《伤寒论》，先贤用以治疗"太阳病不解，热结膀胱，其人如狂"之蓄血证。笔者在临床运用中，遵循辨证论治的原则，对不同的急症，用此方治疗收到满意效果。此方中桃仁能破血活血行瘀血，并能除蓄血、通腑结，疏肤腠之瘀血，散肝经之血结；大黄破积滞、行瘀血、推陈致新、调血脉、利关节、泻诸壅滞；桃仁与大黄相伍，增强活血化瘀之力。桂枝温经通络，宣阳行气，血得热则行，遇寒则凝，所以活血化瘀中，温经通阳的药物是必不可少的；芒硝软坚散结、化积、消痈肿、消恶血；甘草缓急止痛，并有通经脉、利气血的作用。此方具有苦寒泻下、导瘀热下行、通腑气、下热结之功，可达通则不痛之目的，临床如能正确掌握，辨证论治，灵活加减运用，其效甚捷。

[主诊：湖南省芷江侗族自治县中医院张祥福；张祥福.桃核承气汤治疗急症.湖南中医杂志，1989（4）：23-24.]

清热化瘀治疗热毒瘀滞肠痈案

侯某，男，38岁。

初诊（2000-05-03）：脐周疼痛3天。饮食不慎致脐周痛，休息后未见缓解，随后来诊。视其表现痛苦，面红汗出，触其麦氏点周围有手掌大腹壁挛急，疼痛剧烈，有反跳痛，呈持续性，大便秘结；舌苔黄，脉迟紧。实验室检查：WBC 15×10^9/L，N 88%，L 12%。T：38℃。

辨证：热毒瘀阻。

治法：清热解毒，活血化瘀，理气止痛。

主方：大黄牡丹汤加减。

处方：大黄10g，牡丹皮10g，桃仁10g，芒硝10g，青皮10g，陈皮10g，炒枳壳10g，金银花10g，连翘10g，蒲公英10g，炒乳香10g，炒没药10g，地鳖虫5g，炙甘草10g。2剂，水煎，分2次服。

服药2剂，症状缓解，压痛渐减，精神恢复正常，脉渐平和。上方续服5天，诸症皆除。随访2年未复发。

按：阑尾炎属于中医学"肠痈"范畴，为肠痈的未成脓期。肠痈最早记载于《黄帝内经》。《素问·厥论》曰："少阳厥逆……发肠痈不可治。"汉代张仲景所著的《金匮要略》总结了汉代以前治疗肠痈的经验，首先奠定了肠痈辨证施治的基本原则，重用清热解毒，通里攻下。大黄牡丹汤加减体现了清热解毒、活血化瘀、通里攻下的作用，能直接影响急性阑尾炎的感染、梗阻和血运障碍3个基本病理环节，故能取得较好疗效。

〔刘志贤，兰孝成，谭淑玲.急性阑尾炎的中医治疗.黑龙江医药，2001，14（3）：232.〕

通腑泄热急救湿热中阻腹痛便秘案

李某，男，43岁。

初诊（2010-07-11）：腹剧痛，伴大便干燥10天。阵发性上腹疼痛10小时，四肢麻木4小时。因饮酒、进食油腻食物后出现上腹部阵发性剧痛，向腰背部放射，出汗，发热，恶心，呕吐2次，呕吐物1次为清水，1次呈洗肉水样。在当地诊所治疗无效而转院。入院查体：T 40℃，P 110次/分，R 23次/分，BP 130/70mmHg。神清，精神差，痛苦病容。皮肤、巩膜无黄染及出血点，各浅表淋巴结不大。咽不红，颈软无抵抗。心、肺查体无异常。腹软，上腹部压痛（＋），无反跳痛，未触及包块，肠鸣音正常。双下肢不肿，四肢肌力、肌张力正常，病理反射（－），四肢浅感觉减退。舌质红，苔黄腻，脉滑数。血常规示：WBC $19.7 \times 10^9/L$，N 90%；血淀粉酶565U/L，尿淀粉酶3911U/L；上腹部CT示：胰腺水肿毛糙；腹部B超示：轻度胆囊炎；肝功能、肾功能、电解质、心肌酶谱、血糖、血脂、心电图均未见异常。入院治疗，采用禁饮食，抗炎，止痛，抑酸，抑制胃液、胰液分泌，维持水、电解质平衡，全身支持治疗。每天补液量为3500～4000mL。治疗后次日，腹痛、四肢麻木消失，无呕吐，体温正常，四肢浅感觉正常。3天后多次发生低血糖现象。入院后第8天，血淀粉酶、尿淀粉酶正常。嘱患者全流食，进食后无不适，无低血糖发生。1天后又出现血淀粉酶、尿淀粉酶显著升高。已10天未解大便。查体：腹胀痛，上腹部、左下腹压痛（＋）；舌红，苔黄，脉弦。

辨证：湿热中阻。

治法：通腑泄热。

主方：大柴胡汤加减。

处方：柴胡12g，白芍12g，黄芩10g，大黄10g（后下），枳实10g，法半夏10g，厚朴10g，延胡索10g，大枣10g，木香6g。水煎服。

服药后大便即解，每日2次以上，腹胀、腹痛消失。2天后血淀粉酶、尿淀粉酶正常。继予全流食。1周后随访，患者饮食正常，无不适。

按：急性胰腺炎是各种因素造成胰酶在胰腺内被激活后引起胰腺组织自身消化的化学性炎症。临床表现为急性腹痛，以恶心呕吐、发热，以及血淀粉酶、尿淀粉酶升高为特点。急性胰腺炎属中医学"胃脘痛""腹痛"等范畴，常因暴饮暴食、肥甘厚味、饮酒、蛔虫内扰等导致肝、胆、脾、胃功能紊乱，气机升降失调，湿热阻于中焦，腹气不通而发病。"六腑以通为用"，不通则痛。治疗以疏肝利胆，清热，利湿，通里攻下。大柴胡汤是治疗胰腺炎的常用方剂。方中柴胡、黄芩清热和解少阳之邪；大黄、枳实以泻阳明热结，行气消痞，通里攻下；白芍柔肝缓急止痛；木香、延胡索、厚朴理气止痛；半夏降逆；大枣补中。诸药合用，共奏理气止痛、内泄热结、和解少阳之功。现代药理研究证实，大黄具有抑制胰液分泌的作用。此外，大黄中的游离蒽醌具有抗菌消炎作用，能保护胰腺细胞，改善胰腺血循环，促进胰腺炎的恢复。大黄还可以促进肠蠕动，有利于体内毒素排出，降低组织氧耗，减轻胰腺泡坏死，并且具有免疫调节、提高机体免疫力的作用。

［主诊：陕西省三原县中医医院兰亚娟；兰亚娟.大柴胡汤治疗急性胰腺炎1例.陕西中医，2011，32（3）：358.］

通养结合治疗虚实夹杂老年顽秘案

高某，女，82岁。

初诊（2014-01-30）：未排便，腹胀痛5天。患者5天前由于饮食不节致厌食、嗳腐吞酸、脘腹胀满、疼痛，且逐渐加重，渐至恶心、呕吐、腹胀如鼓、不排气排便，遂来就诊。症见：腹部膨隆，未见胃肠型及蠕动波，全腹压痛，叩诊为鼓音，听诊肠鸣音亢进，可闻及气过水声；舌红，苔黄厚，脉沉数有力。腹部立位平片示：可见多个液气平面。腹部彩超示：肠管增宽，腹部肿瘤除外。

辨证：阳明腑实。

治法：消食导滞，通里攻下。

主方：保和丸合大承气汤加减。

处方：法半夏12g，陈皮15g，炒山楂15g，神曲15g，茯苓15g，炒莱菔子15g，连翘15g，芒硝10g（冲服），大黄15g（后下），枳实15g，厚朴15g。每日1剂，分4次从胃管注入，每次50mL。注药后关闭胃管，2小时后开放，胃肠减压。同时，用肥皂水清洁灌肠后用中药100mL保留灌肠，每日2次。

连续用药3天，每天排出黑色黏液样大便，腹胀、腹痛逐渐减轻，精神好转，恶心呕吐消失，有饥饿感。听诊未闻及气过水声；舌红，苔薄黄。根据其症状、体征在原方的基础上加减用药调理12天后痊愈。

二诊（2014-04-17）：恶心呕吐，腹胀，腹痛，口干，肢体倦怠乏力，气短懒言，大便3天未解。精神差，由平车推入病房，腹略膨隆，可见肠型，脐周轻度压痛，腹部叩诊为鼓音，听诊可闻及高调肠鸣音；舌光红无苔，脉细弱。腹部B超示：肠管增粗，内容物呈回旋式蠕动。立位腹平片示：可见多个液气平面。初步诊断：肠梗阻。辨证：气阴两亏，胃肠积滞。禁食水，胃肠减压，补液。治以益气滋阴，导滞通便。方用新加黄龙汤加减。处方：麻子仁20g，苦杏仁10g，太子参30g，麦冬20g，生地黄20g，当归15g，枳实15g，生大黄10g（后下），厚朴15g，炒莱菔子15g，旋覆花10g（包煎），黄芪15g，炙甘草6g。服药1剂后呕吐止，排气未排便，腹胀减轻。服2剂药后排出黄色软便2次，腹痛、腹胀消失，共服药5天痊愈。

三诊（2014-06-27）：饮食过量致反复恶心、呕吐、腹痛、腹胀，大便不调3天。腹膨隆，可见阶梯状肠型及蠕动波，腹软，全腹轻压痛，听诊肠鸣音亢进；舌质暗红，苔薄黄腻，脉沉涩。腹部B超示：结肠内径增宽，内容物呈回旋式蠕动。初步诊断：高位肠梗阻。治疗先予禁食水，肥皂水灌肠、静脉滴注补液、抗感染等治疗，入院前3天每日排出黄色或黑绿色稀便，恶心、呕吐消失，但仍腹痛。第5天查腹部平片示：上腹部可见多个液气平面，呈阶梯状排列，肠管扩张。下消化道造影示：排除结肠病变。舌质暗红，苔薄黄腻，脉沉涩。辨证：气滞血瘀，腑气不通。治以理气活血，通里攻下。方用桃核承气汤加减。处方：桃仁15g，红花10g，丹参30g，当归15g，生大黄10g（后下），炙甘草10g，厚朴15g，枳实15g，炒莱菔子30g，蒲黄15g，五灵脂15g，延胡索15g，白芍15g。水煎服，每日1剂，每次50mL，每日4次，从胃管注入；另用100mL保留灌肠，每日1次。用药5天后，腹痛、腹胀缓解，病愈。

随访1年未复发。

按：肠梗阻是普外科常见疾病，属中医学之"关格""肠结"。主要临床表现为痛、吐、胀、闭，虽然手术能快速解决梗阻，但是复发率高。对于不能进食者，胃管注入中药加保留灌肠，可取得满意疗效，缓解患者痛苦，提高生活质量。本案患者为老年女性，年事已高，患病之初，由于饮食过饱导致饮食积滞、脘腹胀满不通，胃以降为顺、以通为用，故治疗以通里攻下为首务，祛邪气即是保正气，有形之邪既祛，无形之热邪亦随之而清。由于脾胃气机通畅，患者食欲好转，进食逐渐增多，过多则易导致旧病复发。故二诊用大剂益气滋阴加泻下通里之剂，扶正兼祛邪。三诊虽然患者仍因饮食不节导致肠梗阻，但是腹部疼痛部位固定不移，舌质暗红，脉象沉涩，是脏腑气机阻滞之象，有引起肠坏死之虞，故治以理气活血、通里攻下，用桃核承气汤加减治愈。

[刘秀振，石红霞.肠梗阻的辨证施治.中国中医急症，2016，25（3）：558，564.]

标本兼治急治脾虚肝热重症黄疸案

蔡某，女，39岁。

初诊（2006-03-11）：全身黄染1个月。患者面色黑黄，身黄，小便黄如橘子汁，目黄，消瘦。自诉大便稀溏，每天5次以上，腹胀，无腹痛，全身瘙痒，皮肤已抓破并流黄水；舌质淡红，苔黄腻，脉滑数。查体：触诊肝脏不大，肝区叩痛，腹部叩诊为鼓音。肝功能：血清总胆红素217μmol/L，ALT 232mmol/L。HBsAg（+），抗-HBs（+），HBeAg（+），抗-HBc（+），抗-HBe（+），抗-HAV-IgM（-）。B超提示：肝脏密度增强，胆囊壁粗糙。

辨证：肝胆湿热，肠胃寒湿。

治法：清利肝胆湿热，温化脾胃寒湿。

主方：茵陈蒿汤合五苓散加味。

处方：茵陈40g，栀子10g，大黄5g，茯苓30g，桂枝10g，猪苓10g，泽泻20g，白术10g，牡丹皮10g，赤芍10g，桃仁10g，红花10g，泽兰20g，薏苡仁15g，柴胡12g，黄芩10g，焦三仙各10g，炙甘草8g。5剂，水煎服。

二诊（2006-03-16）：全身瘙痒症状明显减轻，目黄、身黄症状亦减，大便次数明显减少，一日二三行，大便仍稀；舌质淡红，苔白，脉滑。肝功能显示总胆红素降至112μmol/L，ALT 38U/L。效不更方，部分药量改动。茵陈30g，栀子8g，柴胡10g，其余药量不变。10剂，水煎服。

三诊（2006-03-26）：身黄、目黄、小便黄、皮肤瘙痒症状消失，大便一日一二行，已成形，色黄；舌质淡红，苔白，脉滑。肝功能示：总胆红素17.1μmol/L以下，ALT正常。Hb-sAg（–），抗-HBs（+），HBeAg（–），抗-HBc（+），抗-HBe（+），抗-HAV-IgM（–）。B超示：肝脏未见异常，胆囊壁粗糙。予清利肝胆湿热，重用健脾化湿巩固疗效。处方：茵陈30g，栀子8g，大黄5g，牡丹皮10g，赤芍10g，桃仁8g，红花8g，柴胡10g，黄芩8g，党参10g，白术10g，茯苓15g，焦三仙10g，泽兰15g，炙甘草8g。15剂，水煎服。

四诊（2006-04-05）：肝功能显示总胆红素17.1μmol/L以下，ALT正常。HBsAg（–），抗-HBs（+），HBeAg（–），抗-HBc（–），抗-HBe（–），抗-HAV-IgM（–）。B超提示，肝脏未见异常，胆囊壁粗糙。患者已痊愈。嘱禁生冷油腻食物，服人参健脾丸善后。

按：《金匮要略·黄疸病脉证并治》云："然黄家所得，从湿得之。"患者脾虚失运，湿邪内蕴，脾胃升降失常，影响肝胆疏泄功能，致使胆汁不循常道，渗入血液，溢于肌肤，发生黄疸，并出现皮肤瘙痒，抓破并流黄水；湿胜则濡泻，大便稀溏每天5次以上，湿阻气机则腹胀。因此，在治疗上必须以清泄肝胆湿热治其标，以健脾化湿治其本，方能取效。故以茵陈蒿汤合五苓散加味，以达清泄肝胆湿热与杜其生湿之源目的。又，患者病程月余，久病入络，加入赤芍、牡丹皮、桃仁、红花、泽兰等活血化瘀药改善肝脏血液循环，促进胆汁排出。全方配伍严谨，用药恰当，故疗效显著。

[佟秀芳，张国江.重症黄疸治验1例.中国中医急症，2012，21（2）：331.]

温阳化饮治疗寒饮上逆眩晕案

蔡某，女，38岁。

初诊（2017-06-02）：眩晕反复发作10余年，突发1天。患者有"眩晕"病史10年，反复发作，每次发作须到医院静脉滴注扩张脑血管类、活血化瘀类药物数日，并卧床1周才能下床活动。今晨睡醒后即感头晕目眩，如坐舟车，闭目休息几分钟后勉强坐起，下地走路如踩棉花，头重脚轻，有欲倒之势，不敢睁眼和转头，否则会加重天旋地转的感觉，伴有恶心呕吐，呕吐清水。患者由家属送至急诊。现症见：形体中等，面色暗淡，紧闭双眼，神疲倦怠，不想理人，眩晕不止，呕吐清水痰涎，口中和，手足冷，冒冷汗，二便调；舌淡胖，有齿痕，苔水滑，脉沉弱。头颅CT平扫示：未见异常。

辨证：下焦虚寒，痰饮上逆。

治法：温阳镇水，化饮降逆。

主方：真武汤。

处方：制附子15g，茯苓30g，炒白术20g，白芍20g，干姜20g。免煎颗粒，热水冲后少量频服，以免吐药。

当天10：00感眩晕已去大半，呕吐止，敢睁眼。效不更方，继服3剂，诸症悉除。

按：本例头晕目眩，步态不稳，如踩棉花，正是"振振欲擗地者"，方证对应，效如桴鼓。真武汤可治疗阴证之眩晕，表现为腹部柔软无力、颜色苍白、手足厥冷、脉亦软弱。古有"无痰不作眩""无虚不作眩"之说，可见眩晕一症与痰、虚密不可分，而真武汤正是治疗阳虚水泛、痰饮上冲的良方。

［张滨滨，屠鸿萍，叶呈广，等.真武汤急症应用探析.中国中医急症，2019，28（1）：164-166.］

泻浊开窍急治湿浊蔽窍中风阳闭案

张某，女性，82岁。

初诊（2001-07-21）：剧烈头痛伴呕吐20天。家属代诉：患者20余日前无明显诱因出现剧烈头痛伴呕吐，遂到医院就诊。CT检查示：蛛网膜下隙出血。家属考虑患者年事已高，未让患者住院治疗，在家请医生诊治。1天后患者出现高热，继而神志不清，已20余日，其间经多名西医专家诊治，早期给予降颅压及抗生素治疗，后予补液及多种抗生素静脉滴注，疗效不佳，转求中医诊治。现症见：面红如醉，神志昏蒙，时清时昧，呼之能应，时有谵语，家属喂稀饭时，尚可少量饮食，大便五日未行，下午体温偏高，吸氧。查体：颈项微硬，双下肢肌力、肌张力正常，双侧巴宾斯基征阴性，体温39.3℃；舌质淡红，苔白厚腻，脉滑数。

辨证：湿浊蒙蔽清窍。

治法：芳香化湿，通腑泻浊，开窍醒神。

主方：三仁汤合小承气汤加味。

处方：杏仁10g，薏苡仁15g，白蔻仁10g，法半夏10g，滑石12g，厚朴12g，通草8g，竹叶8g，枳实10g，大黄6g，郁金15g，石菖蒲20g，钩藤20g。3剂，水煎服。

二诊（1994-04-14）：药进3剂患者神志转清，大便已通，体温正常，语言低微，每餐能食1碗稀饭，但患者较虚弱，只能平卧于床；舌质淡红，苔黄厚而干，脉细数。治以益气养阴通腑中药调理善后。处方：太子参10g，麦冬10g，五味子10g，石斛10g，黄精10g，大黄5g，枳实10g，焦三仙各10g。3剂，水煎服。

后随访患者，健康情况优于病前。

按：《素问·调经论》云："血之与气，并走于上，则为大厥，厥则暴死，气复反则生，不返则死。"中风阳闭证主要应用安宫牛黄丸、至宝丹、羚羊角汤治疗，此乃常法。中医学精髓在于辨证论治，有是证用是方。据患者症状舌脉，亦可诊断为湿温证，故用三仁汤合小承气汤加味治疗。

[才迎春，张国江.中风急症治验2则.中国中医急症，2011，20（12）：1907，1913.]

敛元固脱急救气血虚脱中风案

符某，男，72岁。

初诊（1987-05-04）：突然昏仆13天。患者因突然昏仆，不省人事，送某医院抢救。诊断为"高血压，脑出血"。经西医治疗11天，疗效不佳，遂出院准备后事。出院两天后，家属见其一息尚存，又送我院救治。入院时，患者深度昏迷，闭目张口，舌缩息微，面色潮红，头面汗出如油，手撒肢冷，左半身瘫痪，小便失禁，大便13天未行；舌质红且胖，苔厚腻花剥，脉浮大，重按无力。

辨证：气血虚脱，其阴大亏，虚阳浮越。

治法：敛元固脱。

主方：地黄饮子加减。

处方1：熟地黄15g，麦冬9g，五味子9g，山茱萸12g，胆南星6g，肉桂5g，制附片9g，巴戟天9g，茯苓9g，肉苁蓉15g，石菖蒲9g，三七末6g。水煎，于白天鼻饲。

处方2：红参10g，山茱萸20g，熟地黄20g，代赭石20g，黄芪10g，龙骨15g。水煎，于夜间鼻饲。二方昼夜分服。

服药两天后患者神志清醒，能简短对话，可自行进食。遂先后拟地黄饮子、消风汤、补阳还五汤等方，随症加减，1剂/日；并输液支持治疗。16天后专施中药煎服，住院32天，精神、饮食、二便均正常，遗有语言欠利、左半身不遂出院。

按：本例先由西医抢救11天，未能苏醒，后经中医辨证，法拟敛元固脱、补阴系阳，按昼夜阴阳消长的规律疏方，施治2天苏醒。足见元气在人体内的镇摄之力，对决定生命的存亡是具有至关重要作用的。

［主诊：湖南省永顺县人民医院 黄生杰；黄生杰.培元固本法治疗内科急症.湖南中医杂志，1988（5）：21-22.］

温补心肾治疗心肾阳微水气案

宋某，男，22岁。

初诊（2017-07-11）：胸闷、心悸进行性加重15天。患者4周前受凉后出现鼻塞、流涕、轻微咳嗽，基本痊愈。2周前出现胸闷心悸，活动后加重，在本院查心肌酶谱显示肌酸激酶（CK）、肌酸激酶同工酶MB（CK-MB）、乳酸脱氢酶（LDH）升高，肌钙蛋白0.31ng/mL，呼吸道病毒检测阴性。心电图示：正常心电图。

超声心动图示：二尖瓣、三尖瓣少量反流，左室射血分数50%。诊断为"病毒性心肌炎"，卧床休息并予营养心肌治疗，好转出院。近5天劳累后出现胸闷气急、心悸，由家属送至急诊。现症见：形体瘦高，面色㿠白，颜面浮肿，神情紧张，端坐呼吸，气喘，心慌胸闷，咳少量泡沫样白痰，口唇发绀，颈静脉怒张，形寒怕冷，手足湿冷，头汗如洗，足背水肿，口中和，小便少，大便调；舌淡嫩，苔白腻，脉沉细弱数。查体：P110次/分，律齐，心尖区可闻及Ⅱ级吹风样收缩期杂音，心界向左扩大，两肺满布细湿啰音。脑钠肽（BNP）480pg/mL。心电图示：窦性心动过速，S-T段压低，频发室性早搏。考虑急性左心衰，予吸氧、强心、利尿后仍喘促同前。

辨证：阳虚水泛，水饮凌心。

治法：振奋心肾阳气，利水豁痰降逆。

主方：真武汤加味。

处方：制附子25g，茯苓30g，炒白术30g，白芍20g，干姜20g，肉桂10g，生龙骨15g，生牡蛎15g。免煎颗粒，热水冲服。

二诊（2017-07-12）：服药当日12:30患者解出大量小便，气喘减轻，汗止。继服3剂，热水冲服。

三诊（2017-07-15）：药后气喘缓解，仅在剧烈活动后感心悸、气短，水肿渐消。予桂枝加龙骨牡蛎汤合生脉散调理善后。

随访半年，无后遗症。

按：本例患者病毒性心肌炎未愈，劳累后引起心脏负荷过大，导致心力衰竭。心力衰竭属中医学"喘证""水气病"范畴。《素问·汤液醪醴论》提出了治水三法，即"开鬼门、洁净府、去宛陈莝"，真武汤为"洁净府"之法。此患者病机为阳虚水泛，凌心射肺，故选用温肾强心、宣痹利水之真武汤，正是取壮火制水之意，乃是治本之大法。加入肉桂、生龙骨、生牡蛎乃是取桂甘龙牡汤之意，加强温补心阳、潜镇心神之力。

［张滨滨，屠鸿萍，叶呈广，等.真武汤急症应用探析.中国中医急症，2019，28（1）：164-166.］

温阳利水急治小儿脾肾阳微膨胀案

翁某，男，3+月。

初诊（2010-05-08）：腹胀如鼓7天，腹泻水样便1周。症见腹胀如鼓，腹部青筋暴露，神萎昏睡，形寒肢冷，完谷不化，脉沉微，指纹青紫透达命关。

辨证：脾肾阳微。

治法：温阳利水，升阳止泻。

主方：五苓散合理中汤加减。

处方：茯苓6g，白术4g，苍术3g，猪苓6g，泽泻6g，肉桂2g，炮姜2g，升麻3g，益智仁4g，炙甘草2g。1剂，水煎，频频喂服。

二诊（2010-05-09）：药服1剂后患儿精神转佳，腹胀大减，腹部青筋少见，腹泻次数减少，思饮食，指纹已回至气关。药中病所，前方去苍术、炮姜，加白芍4g。2剂，水煎服。

药进2剂，病愈。后以培补中州善后。随访3年健康。

按：此例由失治或误治而成。故诊治小儿疾病当诊断明确，处理及时，遣方用药审慎果敢，才能达到疗效。此例患儿因医者之误而损伤气液，进而耗及阳气而成腹泻。经诊脉察颜观色，审虚实，辨寒热，虽为阳微之证，但未投大量温阳救逆之品，唯恐患儿虚不受补，反使病情加重。正如清·吴鞠通所强调："其用药也，稍有呆则滞，稍重则伤，稍不对证，则莫知其乡，捉风捕影，转救转剧，转出转远。"因此，采用温阳利水、升阳止泻之品，而收全功。

[主诊：贵州省大方县中医院牛义贵；牛义贵.中药治疗儿科急症临床举隅.中国乡村医生，1997，13（3）：35.]

寒热并举急治热郁气脱呕血案

岳某，女，48岁。

初诊（1985-09-25）：胃痛反复3年，突发呕血1次。患者素患胃病，曾行胃肠钡餐X线摄片，诊断为"胃溃疡"。2天前胃痛复发，自服"去痛片"等药后，病情加重，反增呕吐，初为食物残渣，昨晚突然呕吐鲜血，夹有血块，吐后冷汗淋漓，畏寒，今晨又吐血一次，突发昏厥。现症见：面色苍白，声低气弱，冷汗淋漓，汗出黏手，口干苦，心下痞满胀痛，但腹部按之柔软，胃脘部有压痛，便干色黑如柏油，棉被裹身，四末厥冷；舌苔黄燥，脉浮大中空。

辨证：邪热内郁，气随血脱。

治法：釜底抽薪，益气温阳。

主方：附子泻心汤加味。

处方：炮附片50g（先煎半小时），黄连15g，黄芩15g，大黄15g，党参15g，黄芪30g，甘草10g。水煎，分3次服。

二诊（1985-09-26）：服1剂后，血止，痞痛诸症均减，能进食稀饭。原方1剂，煎服法同前。

三诊（1985-09-27）：再服1剂后，以参苓白术散加减收功。

随访2年，未复发。

按：附子泻心汤主治心下痞，恶寒汗出者。本方用治呕血，是因呕血之证多由胃来，正如《血证论》所言："况血入胃中，则胃家实，虽不似伤寒证，以胃有燥屎，为胃家实；然其血积在胃，亦实象也。"治疗上又指出："必亟夺其实，釜底抽薪，然后能降气止逆，仲景泻心汤主之。"出血之后，往往气随血脱，导致瘀热郁于内，阳气脱于外，故必须兼以温阳固脱方。本病以呕吐鲜血，心下痞满，冷汗淋漓，脉浮大中空为辨证要点。对吐血之证切记不能急用止血之法，见血止血，反致闭门留寇。现代药理研究证实，大黄含有大量与凝血和造血有关的钙、铁离子。因此不能见有虚脱的现象而惧用大黄，只要审证准确，药物配伍恰当，不但无弊，反而增加疗效。

［主诊：石柱土家族自治县悦来区卫生院李英武；李英武.附子泻心汤治呕血.四川中医，1989，7（2）：22.］

温阳益气急治心肾阳虚咯血不止案

范某，男，73岁。

初诊（1984-06-26）：咯血反复28天。7个月前患者因心累、心慌、双下肢水肿住院治疗。28天前出现咯血，经治疗咯血症状有增无减。现症见：心累、心慌，动则尤甚，面黄少泽，面部及双下肢浮肿，时咳嗽，咳则咯血，血多痰少，血色鲜红与暗红夹杂，以暗红血为主，胸部闷胀，左侧刺痛，固定不移，纳差，便溏，怕冷，腰酸胀，夜尿每晚3次以上，色清白；舌胖嫩色淡，苔白腻而滑，脉结代，双尺弱。P：113次/分。心电图示：心房纤颤，低电压，心肌劳损，偶发性早搏及室内差异传导。X线检查示：心脏全面扩大，尤以左室增大明显，肺静脉瘀血。

辨证：阳虚血瘀。

治法：温补心脾，益气化瘀。

主方：真武汤加味。

处方：丹参30g，制附片30g（先煎），白术15g，黄芪15g，红参15g，白芍15g，茯苓25g，炙甘草10g，生姜3片。7剂，水煎服。

二诊（1984-07-03）：自觉心累、心慌大减，下肢浮肿减轻，咯血量减，已无鲜红色血液。守方改黄芪为20g，茯苓15g。其余随症加减。

三诊（1984-07-15）：咳止，无咯血，纳增，畏寒肢冷、便溏、水肿均已得愈，夜尿每晚仅1次。P：92次/分。心电图示：房颤，偶发性早搏及室内差异传导消失，心肌缺血有改善。X线透视示：未见肺静脉瘀血。仍用温补心肾、益气养阴化瘀之法以善其后。

随访半年，未复发。

按：本病系心肾阳虚而致，寒凝血瘀甚，血瘀又成为新的出血之因，故咯血以新鲜血液与陈旧血液共存。《类证治裁》云："血得寒则凝，不归经络，色必黑暗，脉必沉迟，身必清凉。若此者，不用姜桂而用寒凉之剂，殆矣。"以温补心肾、益气化瘀之法论治。方中红参、附子温补心肾之阳，茯苓、白术、甘草、黄芪、生姜健脾行水，助温补之力，丹参、白芍活血化瘀，共起温阳益气化瘀之功，故阳回、瘀祛。不用止血药而血得止，诸症得减。

［主诊：雅安卫校张开荣；张开荣.真武汤治疗咯血.四川中医，1989，7（2）：22.］

益气生津治疗肺燥气虚咯血案

章某，男，32岁。

初诊（1998-10-12）：咯血1天。患者患支气管扩张已多年，日前因感冒复发。现症见：咳嗽，气短，咯血，血色鲜红，神疲乏力，口渴，胸背隐痛；苔薄黄，脉细数。

辨证：肺燥气虚。

治法：益气降逆，清热生津。

主方：竹叶石膏汤加味。

处方：竹叶12g，知母12g，生石膏20g，天花粉20g，党参15g，白及15g，白茅根15g，麦冬30g，甘草5g。3剂，水煎服。

二诊（1998-10-15）：服药3剂，咯血显著减轻。原方3剂，水煎服。

三诊（1998-10-18）：原方续服3剂，诸症消失，病愈。

按：患者肺燥气虚不能摄血，故血无所主而外溢。此乃虚中夹实，其本为虚。竹叶石膏汤为仲景治胃热津伤气逆证，故借其益气降逆、清热生津之功。热清则肺安，益气则津生，逆降则血归经，故自可愈也。诚如《景岳全书·血证》所云："凡治血证，须知其要……察气者，但察其气虚气实……而得其所以，则治血之法无余义矣。"

［刘立华，杨隆奎.运用仲景方治疗急症举隅.中国中西医结合急救杂志，2006，13（2）：126-127.］

清热凉血治疗燥热迫血呕血案

陈某，男，24岁。

初诊（1998-05-05）：酒后呕血1天。患者因前晚赴宴，饮白酒约300mL，即感胃中灼热不适，回家休息至凌晨1：00，更觉心中烦热，胃脘部灼痛，随即呕吐鲜血约200mL，并伴有食物残渣，遂自服云南白药（用量不详），清晨又呕吐鲜血120mL左右，伴有少许紫暗瘀块。来诊时面容憔悴，口干口臭，喜冷饮，述大便常二三日一行，小便短黄；舌红少津，苔黄腻，脉滑数有力。

辨证：燥热炽盛。

治法：清热泻火，荡涤实热，佐以凉血止血。

主方：三黄泻心汤加味。

处方：大黄10g，黄连10g，黄芩15g，栀子15g，白茅根30g，藕节30g，白及18g，鲜侧柏叶25g，生地黄30g，甘草6g。大黄用沸水浸泡30分钟后，兑上药煎汁，凉服，3次/日，每次50mL。便下即止。

二诊（1998-05-06）：患者自诉服药后未再呕血，并泻下大便4次，质稀、味臭秽，心中烦渴、胃脘部疼痛减轻。上方改大黄为大黄炭6g，加天花粉20g，葛花15g，白芍30g。2剂，水煎服，3次/日，每次50mL。

三诊（1998-05-08）：上症基本解除，微感口干，神倦，心烦，小便黄；舌淡红，苔薄黄，脉和缓有力。此为余热未尽，处以竹叶石膏汤加减2剂而病愈。

按：患者素有热结，又因饮酒过量而燥热炽盛、迫血妄行以致吐血。予三黄泻心汤加味治疗。方中重用生大黄，取其清热泻火、荡涤肠胃积热之功，达上病下取之意；配以黄连、黄芩、栀子以增强清热泻火之力；佐以生地黄、白茅根、侧柏叶、藕节、白及养阴清热，凉血止血；甘草清热缓急，调和诸药为使。诸药共奏清热泻火、荡涤实热、凉血止血之功，药证合拍，故收捷效。

［主诊：云南省威信县中医院刘明君；刘明君.三黄泻心汤治疗呕血.中国中医急症，2003，12（4）：379.］

补中益气救治中气不足内痔喷血案

宋某，男，60岁。

初诊（2008-10-10）：便血喷发反复1年。患者5年前因劳累过度后出现便血，甚至呈喷射状，时发时止。间断服用中西药止血对症治疗，病情时好时坏。曾于2007年1月及4月两次因突发大量便血而急诊入院，患者因惧怕手术，均予止血及输血治疗后好转出院。7天前再次出现便血，1天前加重，出现喷射样出血，今日急诊入院。给予止血治疗后，患者拒绝进一步手术治疗。血常规示：Hb 58g/L。现症见：便血，每天1~2次，每次约60mL，血色淡，面色少华，纳差，头晕，腹胀痞满，畏风自汗；舌质淡，苔薄白，脉细弱。

辨证：中气不足。

治法：补中益气，养血止血。

主方：补中益气汤加减。

处方：黄芪30g，党参15g，炒白术15g，白芍15g，茯苓15g，升麻12g，生地黄12g，柴胡10g，陈皮10g，甘草10g，阿胶10g（烊化），川芎10g。3剂，水煎服。

二诊（2008-10-15）：出血大减，无喷射情况出现，诸症缓解。原方再进4剂。血常规示：Hb 88g/L。大便已无明显出血。

原方继服10剂后，血常规示：Hb 100g/L。诸症消除后停药。随访半年未见发作。

按：内痔是临床常见病，内痔出血多由粪便擦破或便时用力怒责，导致扩张的血管破裂出血。本病属中医学的"血证"范畴，病机主要包括5个方面。①饮食失节。辛辣香燥食物摄入过多，或者外感火热邪毒，内结于肠道，日久则灼伤肠道脉络，迫血妄行。②外感湿热。湿热毒邪滞留肠道，或肥甘厚腻之物损伤肠道，聚湿生痰，损伤肠络。③思虑过度，脾气受损，中气不足则气不摄血。④久病体虚，脾胃受损，中阳不运，统血无权。⑤素体阴虚，房劳过度，或者情志不随，气郁化火，阴虚火旺，损伤血络。本案患者久病体虚，长期损失血液，必然气血亏虚，损伤脾胃，致中气不足，不能统血，血不循经而出现便血。治疗上应以补中益气为主，养血止血为辅，对症下药，效如桴鼓。

［主诊：宁夏回族自治区银川市金凤区丰登镇卫生院邹飞云；邹飞云.中药治疗内痔出血急症1则.中国中医急症，2014，23（3）：419.］

补益心脾救治心脾血虚子宫癌晚期大出血案

黄某，女，78岁。

初诊（1995-10-02）：阴道出血15天，加重3天。患者患子宫内膜癌1年余。半个月前阴道出现不规则出血，近3天出血量突然增加，仅入院后24小时内出血量达500mL左右，血色暗红有块，夹杂烂肉样组织和脓性分泌物，腐臭难闻，伴下腹隐痛，腰膝酸软，全身乏力，头晕目眩，心悸气短，食少纳呆，面色萎黄；舌淡苔白，脉细弱无力。查体：患者腹部膨隆，压痛，肿瘤已充满宫腔，并从子宫颈口突出，表面凹凸不平，可见溃疡及坏死，附有脓性分泌物。肿瘤已转移到卵巢、输卵管等盆腔组织。双侧腹股沟淋巴结肿大、变硬，有的已融合成块。血常规示：Hb 50g/L，RBC 2.5×10^{12}/L，WBC 3.5×10^9/L，N 54%，L 46%。血沉40mm/h。血压83/45mmHg。给予输血、补液支持治疗，安络血（肾上腺色素缩氨脲水杨酸钠）肌内注射，纱布填塞压迫止血，仍不见好转，遂改用中药治疗。

辨证：心脾两虚，脾不统血，冲任不固。

治法：补脾止血，固摄冲任。

主方：归脾汤加减。

处方：人参10g（另炖），白术10g，黄芪30g，当归12g，木香6g，炒酸枣仁15g，茯苓15g，枸杞子12g，杜仲炭10g，仙鹤草30g，地榆炭30g，阿胶10g（烊化），海螵蛸15g，生地黄炭20g，炒栀子10g，甘草6g。6剂，2剂/日，水煎服。云南白药1g（冲服）。

二诊（1994-10-05）：出血渐止，仍以上方加减，1剂/日，以资巩固。西药以补血药及补液支持治疗。调治10余天，身体状况好转而出院调养。

1年后随访，未再发生大出血。

按：出血乃子宫内膜癌晚期临床常见症状之一，常出血量大，难以止血。本例患者病至晚期加之年老体弱，手术治疗已不是最佳方案，但仍应及时救治。在单纯西医治疗效果不佳的情况下，中药治疗当是可取之法。冲为血海，任主胞胎，脾统血。患者久病体虚，脾虚气弱，冲任受损，制约无权，血溢于脉外。故治疗当从补脾益气、固摄冲任入手，复加大剂止血塞流之品，标本兼顾，使脾气健旺，冲任固摄有权而获佳效。

[叶长青，赵尚荣.子宫内膜癌大出血救治1例.山西中医，1997，13（4）：29.]

清下热毒治疗热毒壅肾肾痈案

唐某，男，16岁。

初诊（1982-09-09）：右腰部持续性疼痛5天。患者10天前因右大腿中后侧深部脓肿，经抗生素、切开排脓等治疗后，创口愈合。近5天来右侧腰部持续性疼痛，畏寒发热，用庆大霉素、青霉素、链霉素、红霉素等治疗5天，症状改善不明显，患者父母要求转我院中医治疗。查体：T 39.5℃，P 120次/分，R 30次/分，BP 110/80mmHg。急性高热重病容，神清，心、肺、肝、脾均无异常，肠鸣音存在，右侧腰部肾俞穴及上缘处腰肌强直，局部红肿隆起，患者喜向左侧屈曲而卧，稍伸展右下肢则腰痛加剧。实验室检查：WBC 21.5×10^9/L，N 90%，L 10%；尿蛋白（-），白细胞（+）。X线检查示：腰椎向右侧弯曲，右肾阴影增大，肾界不清。诊断为"肾痈（右肾周围脓肿）"。入院时患者壮热不寒，时有汗出，口干咽燥，渴不欲饮，右侧腰部疼痛拒按，入夜尤甚，纳差，腹部胀满疼痛，小便短赤，大便秘结3天未解；舌质绛红，苔黄燥，脉实数。此乃因流注发于右下肢，余毒瘀热流窜经脉，内阻肾络，气血壅滞，而发肾痈。

辨证：热毒壅肾。

治法：清热解毒，活血化瘀，通里攻下。

主方：仙方活命饮合桃仁承气汤加减。

处方：金银花30g，炮穿山甲5g，乳香5g，没药5g，浙贝母10g，桂枝8g，甘草5g，皂角刺10g，天花粉10g，赤芍10g，桃仁10g，当归尾10g，芒硝15g（后下），生大黄10g（后下）。1剂，水煎服。

二诊（1982-09-10）：大便已通，腰痛、腹痛减轻，体温降至38℃。药既取效，原方去大黄、芒硝。8剂，水煎服。

三诊（1982-09-13）：腰痛、腹胀基本消失，精神一般，饮食尚可，二便通畅，体温正常，脓毒瘀血渐退。原方8剂，水煎服。

四诊（1982-09-16）：诸症悉减，唯觉腰酸腿软，神疲乏力；舌质淡红，苔薄白。复查血常规、尿常规均正常。治法：益气养血，清热解毒。处方：黄芪30g，当归10g，党参15g，白术10g，茯苓10g，甘草5g，炮山甲5g，皂角刺10g，金银花10g，连翘10g，紫花地丁20g。5剂，水煎服。同时服六味地黄丸，每天3次，每次1丸。

五诊（1982-09-22）：诸症全消，一般情况好，痊愈出院。

随访8年余，未复发。

按： 肾痈（肾周围脓肿）在《医宗金鉴·外科心法要诀》"内痈"中有相关记载，《蒲辅周医案》中也载有治愈病案。针对不同证型和分期，可分别采用消、托、补等治法。消法用于病之早期，有阻止疾病发展的作用，故有"以消为贵"的说法。托法是用透脓托里的药物托邪外出，其作用是促使疮疡邪毒移深就浅，早日成脓，早日破溃，使毒随脓泄，以防脓毒旁窜，或内陷走黄。体虚者用托补法，体健者用透托法，补法能益损补虚，扶助正气。黄芪、当归、白术等补益药物不仅能提高人体的免疫功能，增强抵抗力，并有调节代谢、促进机体功能恢复等多种作用。药证相符，疗效则佳。

［主诊：湖南省道县中医院何进阶；何进阶.肾痈治验2例.湖南中医学院学报，1987，7（3）：25-26.］

托里排毒治疗热毒下陷肾痈案

蒋某，女，33岁。

初诊（1981-11-26）：右腰持续胀痛10天。患者分娩后半个月，右腰部胀满疼痛，继则红肿发热，持续10天，逐渐加重，于1981年10月21日住医院治疗，诊断为"右肾周围脓肿"，次日行脓肿切开引流术，并用多种抗感染、水解蛋白、能量合剂等西药治疗35天，疮口仍流脓不止（每天流脓约500mL），病情日益恶化，遂转我院治疗。现症见：头昏目眩，时有汗出，畏冷，精神疲乏，形体枯瘦如柴，面色灰暗无华，双颧微红，颧突目陷，两颊凹陷，嘴唇干焦而红；舌质瘦红，苔白而花剥，脉沉细数。胸廓对称，双肺未闻及干湿啰音，P 120次/分，律齐，心音低，心尖区可闻及Ⅱ级收缩期吹风样杂音。腹似舟状，肝脾未触及，右下腹部深压时疼痛，右髂后上棘上方2cm处有一长约1cm的疮口，脓液色白、质稍稠，四末欠温。实验室检查：Hb 72g/L，WBC 13×10^9/L，N 80%，L 20%；尿蛋白微量，尿白细胞0～2/HP，尿上皮细胞0～2/HP，尿红细胞0～1/HP；大便培养可见大量霉菌生长。西医诊断：右侧肾周围脓肿；口腔肠道霉菌感染；营养性贫血。西医予以切开引流、抗感染、输液等对症治疗，仍经久不愈，遂转中医治疗。

辨证：气血亏虚，热毒下陷。

治法：大补气血，托里排毒。

主方：四妙汤加减。

处方：红参6g，黄芪30g，麦冬20g，当归10g，金银花10g，茯苓15g，连翘10g，白芷10g，炙甘草5g。3剂，水煎服。

二诊（1981-11-29）：已不畏寒，无汗出，精神好转，脓液明显减少，但双颧仍微红，嘴唇干焦，口渴，饥而不欲食。药既取效，上方加石斛、天花粉、黄柏各10g。4剂，水煎服。

三诊（1981-12-03）：精神一般，脓液基本干净，口不渴，每餐能少量饮食，但仍口中无味，嘴唇干燥，双颧略红；舌尖红，脉细。原方去黄柏，加胡黄连、地骨皮、麦芽各10g。4剂，水煎服。

服药后病情继续好转，后用补中益气汤随症加减，内服12剂。1981年12月20日，脓口愈合，诸症全消。查血红蛋白上升到105g/L，大小便常规检查正常。痊愈出院。随访4年未复发。

按：本例患者为产后气血亏虚，湿热之邪趁虚而入，循经上犯于腰，注于右肾，血肉腐败而发病。产后患者气血大失，加之调养不当，损及阴阳，阴阳两虚，又湿热之邪入侵，发为肾痛，虽经西医学对症治疗后，仍未痊愈，此乃正气虚弱无以托邪外出，故见头昏目眩、时有汗出、畏冷、精神疲乏、形体枯瘦如柴、面色灰暗无华等症。治宜大补气血，托里排毒。方用四妙汤加减治疗。方中红参大补元气，复脉固脱，益气摄血；黄芪益气固表，托毒生肌；麦冬养阴生津，清心；女子以血为用，当归其味甘而重，气轻而辛，既可补血又能行血，养血敛阴而不致血滞，行血活血而不致动血劫阴，为补血活血之妙药；金银花气味芳香，能清热解毒，消肿散结；连翘味苦，其气芳香，能清热解毒，消肿散结，为疮家圣药；白芷活血排脓，消肿生肌；茯苓益心脾，利水湿，补而不峻，利而不猛，既能扶正，又可祛邪；炙甘草调和诸药。全方共奏气血双补、托里排毒之效。服药后患者症状好转，在原方基础上加石斛、天花粉、黄柏以清热养阴生津，后根据患者复诊情况随症加减。气血亏虚为产后百病始生之根本，待患者病情继续好转，余毒已清时，则改用补中益气汤加减，连服12剂以固其本。

［主诊：湖南省道县中医院何进阶；何进阶.肾痛治验2例.湖南中医学院学报，1987，7（3）：25-26.］

解毒散瘀治疗毒邪瘀阻阴阳毒案

骆某，女，67岁。

初诊（2013-04-12）：咽喉肿痛，全身疼痛半个月。患者咽喉肿痛，声音嘶哑，全身疼痛，尤以背、腰部及双足底部痛甚，入夜尤甚，不能入睡。口腔黏膜溃烂；舌质暗红，苔白，脉细涩。患者于2013年3月18日，主因"体癣"于某村卫生所以轻粉（氯化亚汞）及中药粉（黄连、苍术、白鲜皮）点燃吸入（将药物混合均匀平铺纸上，卷成柱状点燃将烟气直接从口腔吸入，2次/日）。连续治疗半个月后发现体癣显著好转，但出现咽喉肿痛，声音嘶哑，全身疼痛，停止上述治疗。1周后仍无缓解，在某医院以"急性汞中毒"用二巯丙磺钠治疗（每次0.25g，肌内注射，2次/日），治疗1周后未见好转。

辨证：毒邪蕴结，瘀血阻络。

治法：清热解毒，散瘀止痛。

主方：升麻鳖甲汤加减。

处方：升麻15g，当归12g，蜀椒9g，生甘草12g，醋鳖甲15g，醋山甲9g，醋三棱12g，醋莪术12g，金银花12g，玄参

15g，通草3g。5剂，水煎取汁300mL，分早、晚口服，并口腔喷双料喉风散（广东嘉应制药股份有限公司，每瓶2.2g）。

二诊（2013-04-17）：口腔溃烂及咽喉肿痛较前缓解，声音嘶哑好转，身痛较前稍缓解。原方加醋延胡索12g，川楝子9g，醋三棱3g，醋莪术3g。5剂，水煎服。

三诊（2013-04-22）：口腔溃烂及咽喉肿痛好转，无声音嘶哑，身痛较前明显缓解，能安然入睡。停口腔喷双料喉风散，去金银花、玄参。服药7剂后症状消失，全身无不适。

按：《金匮要略·百合狐惑阴阳毒病脉证治》中曰："阴毒之为病，面目青，身痛如被杖，咽喉痛，五日可治，七日不可治，升麻鳖甲汤去雄黄、蜀椒主之。"此为毒邪侵袭血脉，瘀血凝滞，阻塞不通，血液流行不畅，故身痛如被杖，毒邪结于口腔、咽喉，故口腔溃烂、咽喉肿痛。本方重用升麻，凭其升散之力以达透邪解毒之功，《神农本草经》谓其"主解百毒"。鳖甲既可行血散瘀，又可领诸药入阴分以搜邪毒；蜀椒既可解毒止痛，又可透邪；当归、三棱、莪术活血止痛；穿山甲消痈肿，搜风活络止痛；甘草、金银花、玄参清热解毒，利咽；通草利小便，解毒，使毒邪从小便而解，《本草图经》谓其"利小便，兼解诸药毒"；醋延胡索、川楝子理气止痛，使周身经络气血通畅，身痛缓解。

[张学平，张怀印，蔡静，等.升麻鳖甲汤治疗急性汞中毒1例.中国中医急症，2013，22（12）：2152.]

疏肝清热治疗肝经郁热睾丸肿痛案

龚某，男，25岁。

初诊（1986-11-12）：右侧睾丸肿痛6天。1986年11月6日始右侧睾丸肿痛，行走痛剧，伴低热，大便调，小便微黄。现症见：右侧睾丸肿大如鸡卵大小，质硬，压痛明显，不红，无波动感；舌质淡红，苔薄黄，脉弦小数。体温37.3℃。

辨证：肝经郁热。

治法：疏肝清热，行气止痛。

主方：四逆散加味。

处方：柴胡10g，赤芍12g，枳实12g，乌药12g，青木香12g，川楝子12g，青皮12g，槟榔12g，牡丹皮12g，橘核12g，甘草6g。2剂，水煎服。

服药2剂后痛减。续进原方4剂，肿消痛失而愈。

按：睾丸属肝经所循行，睾丸肿痛多因肝经郁热所致。本例患者因肝气郁结，郁久化热致局部气机郁滞，气血凝滞，故出现右侧睾丸肿痛，行走痛剧，伴低热等症。舌质淡红，苔薄黄，脉弦小数为肝经郁热之象。从病位、病机来看，治宜疏肝解郁、行气止痛，方用四逆散加减。方中柴胡、赤芍和肝解郁；枳实、乌药、青木香、川楝子、槟榔等疏肝理气止痛；牡丹皮清热凉血化瘀；青皮破肝结气结，善疏达下焦之郁，又具有破瘀之长，与柴胡相伍，升降相宜，气郁可疏，气滞可行，气结可散；橘核理气，散结，止痛；甘草调和诸药，和中缓急。诸药合用，共奏疏肝和胃、透达郁阻之功。不论何病、何证，总的病机为肝脾不和，气机不畅，证属偏热、偏实，且病位在肝、胆、脾、胃、肠者，均可采用四逆散随症加减，灵活运用。

[吴家清，乔光泉.四逆散的临床应用.实用中医内科杂志，1991，5（1）：26-27.]

清热利湿治疗湿热中阻湿温案

谭某，女，31岁。

初诊（1991-05-06）：发热、头痛进行性加重8个月。1990年8月渐起低热，头痛，纳减，神疲。1991年4月10日头痛、身热加重，并伴呕吐，纳差，脘痞腹胀，阵发抽搐，呆滞，两目上视，在当地医院口服清热息风中药和西药抗感染对症治疗，无效。1991年6月20日在耒阳市人民医院住院诊治，查胸片、脑脊液、血沉等确诊为结核性脑膜炎、脑水肿，经西药抗结核、脱水、抗感染对症治疗15天后两目上视消失，但仍阵发抽搐，呆滞，头痛，呕吐，纳差，身热，脘痞腹胀，遂出院转求中医治疗。见患者体胖，素嗜甘腻厚味；舌尖边红，苔黄腻，脉滑数。

辨证：湿热中阻，痰蒙清窍。

治法：清热利湿，涤痰开窍。

主方：三仁汤加减。

处方：杏仁6g，白蔻仁6g，薏苡仁25g，通草3g，竹叶6g，厚朴9g，法半夏6g，郁金9g，石菖蒲9g，天南星9g，茯苓25g，僵蚕9g。3剂，水煎服。

二诊（1991-05-09）：身热、抽搐、呆滞消失，头痛、呕吐等症好转。予原方2剂，水煎服。

三诊（1991-05-11）：脘痞腹胀消失，头痛、呕吐大减，精神、饮食明显好转。原方加减再服6剂，水煎服。

四诊（1991-05-15）：自觉症状消失；舌脉正常。脑脊液、血常规、血沉检查均正常，继续西药抗结核治疗，停用中药。

1年后随访，患者体健，病未复发。

　　按：本案为湿温病，以头痛为主症，并发抽搐、呕吐等，伴纳差身热，脘痞腹胀。视患者整体症状，可见舌尖边红，苔黄腻的湿热证表现，体胖且素嗜肥甘厚味，必有痰浊内阻，故辨为湿热中阻、痰蒙清窍之证，予清热利湿之三仁汤，配伍清热理气、祛痰开窍之品。三仁汤主治湿温初起湿重于热证，对于湿热型湿温轻症效果良好，对本案之痰湿所致诸症确有良效。

　　［主诊：湖南省耒阳市中医院谢云桂；谢云桂.疑难急症三则.湖南中医杂志，1992，8（6）：18-19.］

升清降浊治疗湿热内闭暑温案

　　杨某，男，5岁。

　　初诊（1978-07-15）：高热5天。患者高热5天，伴头痛、恶心呕吐。送某医院检查：T 41℃，P 142次/分，R 34次/分，BP 102/70mmHg，胸背部可见散在针尖大小出血点，双目上视，时而抽搐。神经系统检查：颈项强直，克尼格征（＋），布鲁津斯基征（＋），巴宾斯基征（＋），膝反射亢进。脑脊液检查示：外观混浊，蛋白微量，管型（＋），细胞数440×10⁶/L，N 28%，M 88%。血常规示：WBC 21×10⁹/L，N 84%，L 20%。临床诊断：流行性乙型脑炎（重型）。经冬眠疗法、冰袋、抗生素、解热药、输液、输氧等急救对症处理，病情无好转，仍持续高热（40℃）、嗜睡，患儿家属要求出院。现症见：高热神昏，面红唇干，烦躁口渴，时有抽搐，大便三日未行；舌质红，苔薄黄微腻，脉浮数。

　　辨证：湿热内闭，三焦遏郁。

　　治法：清暑祛湿，淡渗宣闭。

　　主方：升降散加味。

处方：僵蚕 10g（研细），蝉蜕 5g，姜黄 5g，大黄 6g（后下），藿香 5g，佩兰 5g，钩藤 10g（后下），金银花 10g，六一散 15g，黄连 5g。水煎服，1 剂/日，每 2 小时服 1 次。

二诊（1978-07-17）：抽搐已止，神志稍清，体温降至 39.2℃，仍昏睡，时而烦躁；舌红，苔薄黄，脉弦数。用原方加淡竹叶 5g，服 1 剂后身热减（体温 38℃），神志清楚，手足发热，无汗，大便每天 2 次；舌质淡红，苔薄白微腻，脉濡缓。原方去大黄、黄连，加薏苡仁 10g。1 剂，水煎服。

三诊（1978-07-18）：服 1 剂后体温降至 37.4℃，神志已完全清楚，能进流食，神经系统症状消失。仍有神倦乏力，用益气养阴调理善后而痊愈。

按：流行性乙型脑炎属中医学中"暑温""暑厥"范畴。本例患儿高热持续不退，并出现抽搐等症状，系暑湿夹风，暑热内闭，三焦遏郁为患。法当升降散宣泄郁热、升降并施。方用升降散加味。该方源自清代名医杨璿的《伤寒瘟疫条辨》。方中僵蚕、蝉蜕清解郁热，凉散风热，解毒定惊；姜黄行气通络；大黄泻火解毒，荡涤肠胃积滞；藿香、佩兰芳香化湿；金银花、黄连清热解毒；钩藤息风定惊；六一散通利三焦。药中病机，故获良效。

［主诊：湖南省芷江侗族自治县中医院张祥福；张祥福.升降散治疗儿科急症举隅.湖南中医杂志，1983（3）：21-22.］

下清补三法续进治疗春疫内陷春温案

蒋某，女，26 岁。

初诊（1982-04-16）：突然跌扑不省人事 8 天。1982 年 4 月 7 日午夜起床小便后即跌仆在地，第 2 天感右肢不能自主活动。

1982年4月11日某医院以"右侧偏瘫原因待查？癔病、病毒性脑炎、脑血栓？"收入院，共住5天，曾请上级地区医院神经内科会诊，给予抗病毒、控制感染、脱水、护心及对症处理，最后诊为"危重型病毒性脑炎"。现症见：意识丧失，不省人事，两目直视，颈项强直，颜面潮红，呼叫不休，左手循衣摸床，腹胀拒按，小便失禁，7天未大便；舌质老红，苔中心黄厚干燥起芒刺，脉滑实有力。住院期间T 37.3～38℃，BP 110/60mmHg；WBC 7.7×10^9/L，N 40%，L 60%；脑脊液检查示：无色透明，细胞总数17×10^6/L，WBC 10×10^6/L，二氧化碳结合力34.2%；心电图检查结果正常。

辨证：热毒入里，腑气不通，温邪上受，逆传心包。

病情危急，分两步处理。

第一步：治以软坚泄下，护胃救阴。

主方：调胃承气汤。

处方：炙甘草10g（先煎），大黄15g（后下），芒硝12g（冲服）。20小时连服2剂，大便2次，先排下稀臭粪水，后下燥粪10多枚。目渐和、颈软、烦躁顿减；舌质绛、燥裂苔去，舌渐润，脉大而滑。

第二步：治以解毒，通窍，醒脑。

主方：清瘟败毒饮加减。

处方：生石膏60g，生地黄25g，黄芩15g，山栀子15g，知母15g，玄参15g，牡丹皮15g，桔梗10g，赤芍10g，犀角屑8g，川黄连8g，甘草8g，竹叶8g。4剂，同时送服安宫牛黄丸8粒（分4天服，每次1粒，2次/日）。

二诊（1982-04-21）：诸症悉退，神清气爽，仍右侧偏瘫，不能言语；舌红无苔，脉滑稍有力。方用竹叶石膏汤加减。处方：生石膏30g，丹参20g，党参12g，麦冬12g，竹叶8g，炙甘草8g，粳米1匙（包煎）。4剂，水煎服。

三诊（1982-04-25）：服至第3剂时呼之能应，仅语言稍謇涩，右侧偏瘫，按其脉仍滑稍有力，拟指迷茯苓丸（本院加工，米糊、姜汁为丸）与补阳还五汤（水煎）同服，并加强功能锻炼。

两个月后，用虎潜丸善其后。现生活能自理，扶杖而行。经多次随访，基本痊愈。

按：中医学中虽无"病毒性脑炎"病名的记载，但根据临床表现与体征，该病归属中医学"春温""瘟疫"，可概括于"温热病"范畴。本例患者起病急骤，治疗经过三个阶段。温邪病毒随即入里与肠胃中宿食相结不通，浊阴不降，又邪热上受，逆传心包，扰乱神明而昏迷不省人事，此时阴液被劫，危在旦夕，为最危急的第一阶段，必须采取紧急措施，因里实为先，须釜底抽薪，使浊阴得降，邪热之毒随燥粪而泻，胃气尚存，故转危为安。里实虽通，阴液得救，但心包之温邪疠毒未除，故必以大剂清瘟败毒饮送服安宫牛黄丸以解毒、通窍、醒脑，从而达到温邪去、窍开而神清之效。虽神清、窍通但余热（毒）未净，以竹叶石膏汤清复言语为第二阶段。最后乃因温毒之邪久而不去，一伤阴（津），二耗气，三灼液，血、液受煎熬，筋脉失濡养，痰瘀交阻而挛缩乃其三，故出现后遗之症——右侧偏瘫，主以补阳还五汤补气活血祛瘀，送服祛痰之剂指迷茯苓丸，使痰消瘀除，善后以滋阴强筋壮骨之虎潜丸治之而告愈。

［主诊：湖南省常德县中医院（现常德市第二中医院）吴忠文；吴忠文.治愈危重型病毒性脑炎.新中医，1985，17（7）：12.］